公共卫生国际前沿丛书
翻译委员会

"十四五"国家重点出版物出版规划项目

公共卫生国际前沿丛书　　　　　　　　　　　　Springer

丛书主译◎包　巍

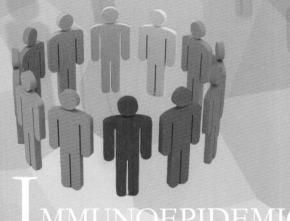

IMMUNOEPIDEMIOLOGY

免疫流行病学

〔美〕Peter J. Krause

〔美〕Paula B. Kavathas ◎主编

〔美〕Nancy H. Ruddle

叶冬青　周荣斌　包　巍◎主译

中国科学技术大学出版社

安徽省版权局著作权合同登记号：第12242153号

图书在版编目(CIP)数据

免疫流行病学 /（美）彼得·克劳斯（Peter J. Krause），（美）普拉·卡瓦萨斯（Paula B. Kavathas），（美）南希·鲁德尔（Nancy H. Ruddle）主编；叶冬青，周荣斌，包巍主译. —— 合肥：中国科学技术大学出版社，2024.10. ——（公共卫生国际前沿丛书）. —— ISBN 978-7-312-06025-0

Ⅰ. R593

中国国家版本馆CIP数据核字第2024RE8270号

免疫流行病学

MIANYI LIUXINGBINGXUE

出版	中国科学技术大学出版社
	安徽省合肥市金寨路96号,230026
	http://press.ustc.edu.cn
	https://zgkxjsdxcbs.tmall.com
印刷	合肥华苑印刷包装有限公司
发行	中国科学技术大学出版社
开本	787 mm×1092 mm　1/16
印张	19.25
字数	480千
版次	2024年10月第1版
印次	2024年10月第1次印刷
定价	118.00元

原著作者名单

Peter J. Krause

Department of Epidemiology of Microbial Diseases

Yale School of Public Health and Departments of Medicine and Pediatrics

Yale School of Medicine

New Haven, CT, USA

Paula B. Kavathas

Departments of Laboratory Medicine and Immunobiology

Yale School of Medicine

New Haven, CT, USA

Nancy H. Ruddle

Department of Epidemiology of Microbial Diseases

Yale School of Public Health

New Haven, CT, USA

译校人员名单

主　译　叶冬青　周荣斌　包　巍

译　者（按姓氏笔画排序）

马洪第　中国科学技术大学

王　剑　中国科学技术大学

王　斌　安徽医科大学

方心宇　安徽医科大学

叶冬青　安徽理工大学

包　巍　中国科学技术大学

李丰银　中国科学技术大学

李博峰　中国科学技术大学

冷瑞雪　安徽医科大学

范引光　安徽医科大学

周荣斌　中国科学技术大学

高大兴　中国科学技术大学

秘　书　冷瑞雪　安徽医科大学

方心宇　安徽医科大学

总 序 一

随着国家经济实力的增强和国民生活水平的提高,我国正朝着"健康中国"的目标稳步迈进。在这一重要历史进程中,公共卫生扮演着至关重要的角色。作为一项关系人民大众健康的公共事业,公共卫生不仅是保障人民生命安全的重要手段,也是维护社会稳定、促进人民健康和福祉的重要基石,更是建设健康中国、筑牢中华民族伟大复兴的健康根基的重要组成部分。

为了促进我国公共卫生事业快速发展,引进学习国际上的新概念、新技术和新方法,中国科学技术大学公共卫生研究院和中国科学技术大学出版社协调组织引进并翻译了一套介绍公共卫生新技术、新方法和国际前沿研究成果的优秀著作,作为"公共卫生国际前沿丛书"出版,该丛书被列入"十四五"国家重点出版物出版规划项目。

英文原著经过业内顶尖专家团队精心筛选,均引自Oxford、Springer和Wiley等国际知名出版社,皆是本专业领域内填补空白的开创性著作或具有权威性的百科全书式经典著作。《免疫流行病学》《精准健康》《暴露组学方法与实践》《以生物样本库为基础的人群队列研究》均为各自前沿领域第一本著作;《ASPC预防心脏病学》是美国预防心脏病学会唯一冠名教材;《传染病流行病学》是美国高校研究生主流教材;《牛津全球妇女、儿童与青少年健康教科书》是牛津大学出版社的经典教科书之一,是英国医师协会(BMA)获奖图书;《牛津全球公共卫生教科书》更是享誉全球的大型参考书,包括上、中、下三卷,被誉为公共卫生和流行病学领域的"圣经",一直是公共卫生领域最全面的教科书,是公共卫生和流行病学专业人士和学生的重要资源,目前已出版第7版。本人应牛津大学出版社邀请,担任了《牛津全球公共卫生教科书》(第7版)英文版原著的副主编,此次又应中国科学技术大学出版社邀请,担任中文版主审并为整套丛书作序推荐,期待丛书的出版能为广泛的公共卫生需求和现代卫生保健的优先事项提供全球化和更全面的视角。

"公共卫生国际前沿丛书"主审、主译团队阵容强大,包括来自中国疾病预防控制中心、国家心血管病中心、北京大学、清华大学、北京协和医学院、复旦大学、浙江大学、西安交通大学、中山大学、南京医科大学、天津医科大学、山西医科大学、华中科技大学、中南大学、吉林大学、厦门大学、山东大学、四川大学、哈尔滨医科大学、安徽医科大学、上海交通大学、南开大学、南方医科大学、首都医科大学、深圳大学、郑州大学、重庆医科大学、中国医科大学、苏州大学、中国人民解放军陆军军医大学、中国人民解放军军事科学院、中国人民解放军海军军医大学、中国人民解放军空军军医大学、安徽理工大学、中国科学技术大学等公共卫生领域顶尖的专家学者。本套丛书的出版是对"名家、名社、名译、名著"出版理念的最好注脚和诠释。

中国在全球公共卫生领域发挥着不可或缺的重要作用,此次翻译工作是促进国内和国际公共卫生与疾病防控接轨的重要举措和手段,对促进我国公共卫生事业发展和广泛传播医学创新知识与成果具有重大意义,将助推高水平公共卫生学院发展、高层次公共卫生人才培养和高层次公共卫生教材建设,并为我国高质量的公共卫生事业发展做出积极的贡献。

李立明

2024年8月于北京大学

总序二

　　人民生命健康是社会文明进步的基础。习近平总书记多次强调，坚持以人民为中心，保障人民生命安全和身体健康，建设健康中国，筑牢中华民族伟大复兴的健康根基，必须构建强大的公共卫生体系。引进出版"公共卫生国际前沿丛书"正是贯彻落实习近平总书记关于保障人民生命健康系列重要讲话、指示精神，引进学习国际上的新概念、新技术和新方法，助力我国公共卫生科学基础和体系建设的具体行动。

　　"公共卫生国际前沿丛书"由中国科学技术大学公共卫生研究院和中国科学技术大学出版社协调组织全国公共卫生与预防医学领域的顶尖专家共同翻译出版。公共卫生研究院由中国科学技术大学、中国科学院武汉病毒研究所和武汉市金银潭医院三方共建，于2022年11月16日正式揭牌成立。公共卫生研究院以国家需求为导向，以新医科建设为抓手，秉持"理工医交叉融合、医教研协同创新"的发展理念，是我校生命科学与医学部的重要组成部分，也是"科大新医学"发展的重要支撑和组成部分。我校出版社作为一流研究型大学的出版社，以传播科学知识、服务高校教学科研和人才培养、弘扬优秀传统文化为己任，实施精品战略，寻求重点突破，在科技、教育、科普、医学等领域形成了特色体系，出版了一批双效俱佳的精品力作，数百种图书荣获国家图书奖、中国图书奖、中宣部"五个一工程"奖、中国出版政府奖、中华优秀出版物奖等国家和省部级奖项。

　　这套丛书的出版得到了我校生命科学与医学部以及杨元庆校友的大力支

持！杨元庆校友长期关心母校发展，2020年他向中国科学技术大学教育基金会定向捐款设立了杨元庆公共卫生基金，在推动我校公共卫生研究院和公共卫生与预防医学学科建设、开展公共卫生与健康系列讲座、专著引进与出版等方面发挥了重要作用。

　　我很欣喜地得知，这套丛书近期入选了"十四五"国家重点出版物出版规划项目。衷心感谢参与这套丛书翻译出版工作的所有专家学者和编辑。希望本套丛书的出版能够助力我国公共卫生事业再上一个新的台阶，为促进我国人民生命健康和人类命运共同体做出重要贡献。

包信和

2024年9月于中国科学技术大学

前　言

　　本书聚焦于新兴领域——免疫流行病学,即探讨个体间免疫反应的差异如何影响传染病、癌症、过敏反应和自身免疫的流行病学。本书的构思源自耶鲁大学公共卫生学院的一门课程,名为"流行病学家的免疫学",这是微生物疾病流行病学系的公共卫生硕士(MPH)专业的必修课。虽然已有许多优秀的教科书阐述了个体对病原体的免疫反应,但这些教科书很少提供关于群体间免疫学差异如何影响疾病流行病学的信息。然而,长期以来,人们已经认识到人群中存在巨大的免疫学多样性,这对疾病的流行病学有着深远的影响。仔细审阅免疫学和流行病学的文献后,我们发现关于免疫流行病学的出版物相对较少,且尚无相关的教科书。因此,本教材旨在填补这一空白,提供一部急需的参考用书,用于全面而高效地教授免疫流行病学。

　　本书的重点,如同启发它的课程一样,集中在传染病、自身免疫和癌症上。我们认识到,许多相同的免疫学原理也可应用于本书未涵盖的慢性疾病。急性和慢性炎症在心血管、代谢和神经系统疾病中的作用正日益受到重视。

　　本书包括了免疫学基本原理的章节,然后将这些原理应用于人群中疾病的具体实例。本书的主要目标读者是公共卫生专业的研究生,也可供流行病学和免疫学的博士生、医学生、全科医生，以及免疫学、传染病、癌症和风湿病学的专业人士参考使用。

Peter J. Krause

Paula B. Kavathas

Nancy H. Ruddle

美国耶鲁大学

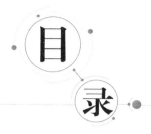

目 录

第1章　免疫学、流行病学和免疫流行病学

❶ 引言

传统的免疫学(Immunology)关注的是个体的免疫系统,而流行病学(Epidemiology)关注的是人群的免疫系统。关于流行病学和免疫学领域之间相互作用的进展促成了本书阐述的一个新的学科方向——免疫流行病学(Immunoepidemiology)。在此,我们将回顾免疫学和流行病学这两个领域的关键概念以及它们的结合如何创造了免疫流行病学这个新领域。

❷ 免疫学

预测性和预防性

免疫学是研究能够保护多细胞生物免受外来物侵害的细胞和物质的学科。所有的多细胞生物都生活在充满微生物的世界中。在某些情况下,多细胞生物与微生物是共生的,但在另外一些情况下,微生物会引起机体的病理变化。为了保护自身免受病原体的侵害,多细胞生物会产生多种应答用以防御,这些共同构成了免疫系统。因此,从实现保护多细胞生物的目的来看,免疫系统被认为是抵御病原微生物的一种防御体系。事实上,任何被认为是异物的蛋白质、核酸或糖类都有可能引起机体的免疫反应,如花粉或肾脏移植。这些引起免疫反应的物质被称为抗原。免疫系统在抵御病原微生物、寄生虫和肿瘤中发挥了重要作用。然而,当免疫功能发生障碍时,免疫系统会攻击自身组织并导致自身免疫性疾病,或对外来抗原产生不当的免疫应答从而引起过敏。免疫系统经过精巧设计,可以对异物做出应答,将其消除,然后返回到基准状态。但在某些情况下,如果控制回归基准状态的调控系统出现了缺陷,则会导致慢性组织损伤。

免疫系统通常被分为固有免疫系统和适应性免疫系统两大类,它们之间相互协调,共同

工作(表1.1)。固有免疫系统存在于所有多细胞生物中,而适应性免疫系统仅存在于有颌脊椎动物中。固有免疫系统和适应性免疫系统的免疫细胞亚群以不同的方式做出应答。固有免疫系统中的细胞包括自然杀伤(NK)细胞、单核细胞、巨噬细胞和多形核白细胞;而适应性淋巴系统中的细胞包括胸腺来源(T)淋巴细胞、骨髓来源(B)淋巴细胞和抗原呈递细胞。近来,发现了一类固有淋巴样细胞,它们可以表现出固有免疫系统和适应性免疫系统的双重特征。免疫系统的细胞存在于骨髓、血液、淋巴管、淋巴器官和固定的组织中。循环流动的免疫细胞被称为白细胞(为了将它们与红细胞区分开来)。免疫系统的细胞来源或形成于特化的初级淋巴器官(例如骨髓和胸腺)或次级淋巴器官(包括扁桃体、腺样体、淋巴结、脾脏和派氏结)。它们也可能存在于有序组织但相对独立于淋巴器官的淋巴细胞聚集体中,这种情况在大肠或非淋巴组织中尤其明显。

表1.1 免疫系统通常被划分为固有免疫系统和适应性免疫系统,它们在免疫应答中协同工作

免疫种类	免疫因子	应答时间	应答类型
固有免疫	表皮/黏膜表面	即时	物理屏障
	巨噬细胞	几分钟到几小时	吞噬作用和细胞因子释放
	树突状细胞	几分钟到几小时	吞噬作用和抗原呈递给淋巴细胞
	中性粒细胞	几分钟到几小时	吞噬作用和细胞因子释放
	自然杀伤细胞	几分钟到几小时	细胞内杀伤和细胞因子释放
	补体	几分钟到几小时	微生物杀灭和炎症
适应性免疫	B淋巴细胞	数天	抗体产生和抗原呈递
	辅助性T淋巴细胞	数天	细胞因子释放和细胞活化
	杀伤性T淋巴细胞	数天	细胞内杀伤和细胞因子释放

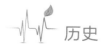 历史

免疫最初被认为是体液免疫或细胞免疫,这是基于其做出防御的介质所划分的。体液免疫的定义是通过血清(血液的非细胞成分)将对感染的保护从一个个体转移给另一个个体。这种所谓的血清疗法是由Emil Behring在1891年提出的。我们现在从许多科学家的工作中得知(包括19世纪后期Paul Ehrlich的工作),血清成分中含有抗体,即识别外来物(抗原)的蛋白质。细胞免疫的定义是细胞能够提供防御能力,并且可以将免疫反应性从免疫个体转移到未免疫个体。然而,使用"体液免疫"和"细胞免疫"这两个术语描述免疫则过于简单化了,因为"体液"中抗体是由细胞产生的,而抗体又可以增强细胞免疫活性。免疫系统也可以根据其固有免疫和适应性免疫的组成成分进行分类。固有免疫系统中的细胞可以识别各种类型的病原体共有的分子结构,而适应性免疫系统的细胞则更具限制性和特异性,每个细胞识别它们所针对的病原体的特定部分。固有免疫系统可立即对入侵的病原体做出防御,而适应性免疫系统则需要数天时间才能启动全部效力并发挥协同作用。

被最广泛引用的关于早期固有免疫系统的发现来自于 Ilya Ilyich Metchnikoff,他在 19 世纪 80 年代后期发现了两种能够吞噬细菌等物质的白细胞[1]。这是人们第一次观察到,一旦微生物突破物理和化学屏障,细胞就会参与其消除过程。这些细胞被称为吞噬细胞(phago-cytes,希腊语衍生词:phago—进食;cytes—细胞),它们会表达模式识别受体(最初由 Charles Janeway 提出,他的同事 Ruslan Medzhitov 进行了描述[2])。模式识别受体位于免疫细胞的表面和一些内部结构上,可以识别微生物抗原。Bruce Beutler[3]和 Jules Hoffman[4]因发现这些受体的特征以及这些受体在识别病原体中所起的作用而被认可。一旦病原体被这些受体识别,细胞就会被激活,然后摄取和杀死病原体,并产生被称为细胞因子的小分子信号物质,激活其他固有免疫细胞,同时改变自身的生理特征以对抗外来的入侵微生物[5]。

如上所述,适应性免疫系统包括细胞免疫机制和体液免疫机制。与固有免疫系统相比,适应性免疫系统表现出免疫记忆能力,即对先前遇到的抗原产生更强大(记忆)反应的能力,特别是对那些可能会多次遇到同一病原体的长寿物种,比如对于人类来说,这种机制具有进化优势。免疫记忆是疫苗接种的基础,个体接种来自灭活或减毒病原体或病原体成分的外来抗原进行免疫。接种疫苗不会引起疾病,但会产生针对病原体的记忆 T 细胞和 B 细胞,当再次遇到病原体时,它们会形成更为强有力的防御。

免疫系统的一个关键作用是将宿主部分的组织(自身组织)与非宿主部分的组织(非自身组织)区分开来,并会对自身产生自我耐受。Ray Owen 指出,异卵双胞胎的其中一只健康牛犊体内流动着来自另外一只双胞胎牛犊的红细胞,这表明它们对来自另一个个体的细胞具有耐受性[6]。Frank Macfarlane Burnet 和 Peter Medawar 在 20 世纪 50 年代验证了耐受的概念。其中,Macfarlane Burnet 主要是在理论的提出方面做出重要贡献[7],而 Medawar 的主要贡献则是通过实验进行证实[8]。后者被认为是"移植之父",因为他观察到如果皮肤或肿瘤移植物移植到基因背景与供体不同的受体小鼠,受体小鼠就会排斥这些移植物。随后他发现,如果小鼠早在胚胎时期就接触过来自另一种品系小鼠的细胞,它们则能表现出对该细胞的"耐受"性。通过皮肤移植实验证实,受体小鼠会对与它同一个品系来源的供体细胞产生耐受,这些发现也最终成就了器官移植领域。理论提出和实验验证两种方法相辅相成,体现了免疫学领域的价值:提出一个出色理论(Janeway/Burnet)后在实验动物模型(Medzhitov/Medawar)中被证实,最终造福人类。Jean Dausset、Baruq Benacerraf 和 George Snell 进行了开创性的工作,他们发现了决定接受或排斥外来抗原的关键遗传差异(在文献[9]中进行了综述)。染色体区域内的一组被称为主要组织相容性复合体(major histocompatibility complex, MHC)的基因决定了组织移植物是否被迅速排斥。这些基因相同的个体之间的移植是耐受的,除非它们在称为次要组织相容性复合体基因的遗传区域有所不同,在这种情况下,移植物会被缓慢排斥。MHC 系统在第 4 章中会有更全面的阐述。

除了宿主细胞表面的 MHC 蛋白外,所有宿主细胞都表达组织特异性的"自身"抗原。个体对他们自己的 MHC 抗原和他们的组织特异性抗原都有耐受性。Paul Erhlich 创造了"恐怖自毒"一词来描述个体对自身抗原有反应的情况[10]。这种对自身抗原耐受性的丧失会导致自身免疫性疾病,宿主错误地将其自身抗原视为外来物,并对表达这些抗原的组织产生反应。自身免疫性疾病(及其被靶向的抗原)的例子包括 1 型糖尿病(胰腺 β 细胞)、多发性硬化症(围绕神经的髓鞘)、类风湿性关节炎(关节组织中的蛋白质)和系统性红斑狼疮(DNA 和 RNA)。

不同个体的血清中存在大量不同的抗体,抗体所识别的抗原是由其所在个体的感染史所决定的。根据抗体的其他特征还可将它们分为五个亚类(IgM、IgD、IgG、IgE和IgA)。几十年来,免疫学家一直在努力探寻机制解释个体是如何产生对抗数百万种从未遇到过的潜在病原体的特异性抗体的。当意识到基因组中只有大约21 000个基因编码包含抗体在内的所有蛋白质时,抗体多样性产生的机制就更加让人困惑了。Porter和Edelman阐明了抗体分子的结构,后来Susuma Tonegawa对这个问题做出了解释,他们证明抗体基因是由可以进行大量重排的基因片段形成的[11]。免疫球蛋白基因片段的重排仅限于B细胞,并且取决于特定类别的酶RAG-1和RAG-2的活性,这是由David Schatz和Marjorie Oettinger在David Baltimore的小组开展研究时发现的[12]。

细胞免疫是通过细胞而不是抗体将免疫反应性从免疫个体转移到未免疫个体的。Jacques Miller在20世纪60年代发现[13],这些细胞存在于血液、淋巴结和脾脏中,由于它们在胸腺中发育,最终被称为T细胞(由于胸腺Thymus的英文首字母是T,因此称为T细胞,编者按)。Bruce Glick描述了法氏囊对鸡产生抗体的重要性。Max Cooper与Robert Good合作,区分出胸腺和法氏囊的作用,并定义了在鸡法氏囊或在其他动物的骨髓或胚胎脾脏中产生的一种细胞,即B细胞(由于法氏囊Bursa的英文首字母是B,因此称为B细胞,编者按)[14]。T细胞不像B细胞那样分泌其受体,因此去理解T细胞识别抗原的机制会有些复杂。实际上,识别抗原的T细胞受体只在细胞上表达。John Kappler,Pippa Marrack,Tak Mak和Mark Davis几乎同时发现了T细胞识别抗原的受体[15]。T细胞受体与B细胞受体的相似性很重要;然而,尚不清楚T细胞受体是否以及如何与外来抗原和MHC蛋白结合。Pamela Bjorkman和Donald Wiley使用X射线晶体学的方法对结合了肽段的MHC蛋白进行了鉴定,这为阐明T细胞识别机制提供了重要解释[16]。MHC蛋白位于抗原呈递细胞上。抗原呈递细胞摄取病原体,将其消化,并将病原体片段呈递在MHC蛋白表面。在抗原结合结构区和区分自身与非自身的能力方面,T细胞受体与B细胞受体有某种程度的同源性。然而,因为T细胞受体不被分泌出去,所以它不具备效应器功能。

被称为细胞因子的分泌分子可介导T细胞的效应功能。尽管这些分子缺乏抗原特异性,但它们的效应功能是通过与其靶细胞上的细胞因子受体结合来实现的。T细胞的生物学活性包括摧毁病毒感染的细胞、预防细胞的病毒感染、帮助B细胞产生抗体、激活巨噬细胞等。而细胞因子不仅仅由T细胞分泌。Lindemann和Isaacs发现的第一个细胞因子被称为干扰素,因为它们可以抑制病毒复制[17]。John David及其同事[18]以及Barry Bloom和Boyce Bennett[19]发现了巨噬细胞迁移抑制因子(MIF),其由T淋巴细胞在结合抗原后产生,可抑制巨噬细胞迁移。随后,Nancy Ruddle和Byron Waksman[20]发现了一种细胞毒因子,被Maury Granger及其小组[21]称为淋巴毒素。在这些发现之后,大量研究在细胞上清液中发现了非常多的生物活性物质,包括新发现的细胞因子。随着分子技术的发展使克隆细胞因子和细胞因子受体基因得以实现,因此可以进一步了解它们的功能特征,该领域的众多疑惑也得到解决。我们现在对细胞因子及其功能有了更全面的了解。某些细胞因子,如GM-CSF,在常规治疗中被用于恢复癌症患者的粒细胞,而细胞和细胞因子抑制剂则用于治疗自身免疫性疾病。

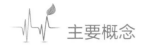 主要概念

免疫学领域的一个关键原则是免疫系统可以区分自我和非自我,以及识别和响应"外来"实体。我们将这一原则称为对自身的成分耐受及对外来的成分产生应答。功能齐全的免疫系统依赖于固有免疫和适应性免疫组成成分之间的相互协作,对特定病原体产生适当的应答。记忆能力的进化使得免疫系统能够对先前遇到的病原体产生快速应答。

我们可以认为免疫系统是分阶段发挥作用的。病原体会激发宿主的自我防御,包括个体的免疫细胞在内的多种免疫组分被组织调动,通过识别、信号传递和效应性反应对刺激做出应答。这个过程开始于细胞上的受体识别刺激物并将该信号传递给细胞,让细胞意识到外来物的存在。细胞通过产生激活免疫系统其余部分的效应分子来做出应答。我们将刺激物称为配体,将识别和响应元件称为受体。效应器的响应因细胞性质而异(图1.1)。配体可以是抗原,受体可以是B细胞受体,效应因子可以是分泌的抗体。我们将在本书中看到许多配体–受体相互作用的例子。

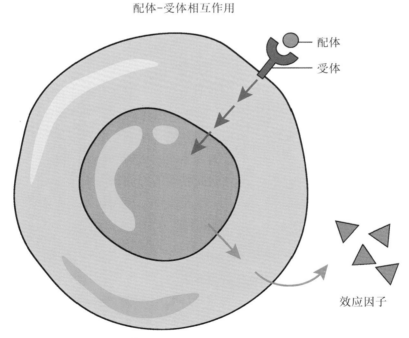

图 1.1 配体–受体相互作用

注:免疫学中一个反复出现的主题涉及配体与受体的相互作用。这种相互作用是由于受体对物质的识别而发生的。一旦发生这种情况,信号就会从受体传递到细胞。该信号告诉细胞做出应答,细胞通过释放预先形成的分子或合成新分子来做出应答。这些分子被称为效应分子。配体–受体相互作用的例子包括抗原–B细胞受体和抗体的合成与释放,以及Toll样受体的抗原模式识别和细胞因子的合成与释放(©Ruddle 2020)。

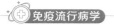 3 流行病学

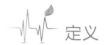 定义

流行病学的一个常用定义是研究特定人群中健康相关事件、状态和过程的发生、分布和决定因素，以及应用这一知识来控制相关的健康问题[22]。流行病学的一个更简明的定义是"在人群水平研究谁生病以及为什么生病"。

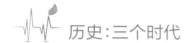 历史：三个时代

起源

希腊医生希波克拉底可能是第一个提出疾病是由行为和环境因素而不是超自然力量引起的人。在他于大约公元前400年发表的著作《论空气、水和地方》[23]中，描述了人群健康可能受到气候和水质等环境因素的影响："无论谁想要正确地研究医学，都应该这样做：首先要考虑一年中的季节，以及它们各自所产生的效果，它们并不是完全相同的，因为不同的季节有不同的特点。然后要考虑风、热和冷等因素，特别是有一些是所有国家共有的，另一些是各个地方所特有的。我们还必须考虑水质，因为不同水域的水在味道和重量上各不相同，在质量上也有很大差别。接下来，他必须继续研究其他的方面。如果一个人对所有都清楚了，他对疾病的治疗就毋庸置疑。"

他还举例说明了不同气候对健康的影响，例如，在"一个暴露在热风中的城市里……居民的头部湿润而多黏液，由于头部的痰流下来，他们的腹部经常发生紊乱；他们的身体形态，大部分是相当松弛的"。他还描述了水质对健康的重要性，"水对健康有很大的贡献。有的水像沼泽一样，停滞不前……因此它们最容易产生痰，导致声音嘶哑；那些喝了这种水的人有大而阻塞的脾脏，他们的肚子很硬"。这种将健康状况归因于行为和环境因素的概念，在希波克拉底的时代是一个新颖的概念。

近代早期

在希波克拉底之后，几个世纪以来几乎没有流行病学的进展。然后，从17世纪开始，有些人开始收集人群水平的数据，以确定可以提供洞察疾病和死亡原因的模式[24]。约翰·格兰特(John Graunt)可能是最早这样做的人之一。他是伦敦的一名男服装店主兼议员。1662年，他发表了一篇具有里程碑意义的死亡率数据分析报告，标题为《追踪随访索引中提到的以及根据死亡率计算的自然和政治观察》。他使用每周死亡人数来总结和定量描述疾病发

生的模式,其部分原因是由于该市暴发了淋巴腺鼠疫。例如,他注意到男性和女性之间的差异、高婴儿死亡率和季节性变化。

在19世纪,威廉·法尔(William Farr)从事类似的工作,系统地收集和分析英国的死亡率和生命统计数据。他的著作于1837年以"生命统计"(Vital Statistics)的章节形式出版,其内容试图证明死亡率是可预测的,并且可以用数学术语来描述。例如,他关注的焦点之一是婚姻状况与死亡率之间的关系,表明已婚人士的寿命更长。与格兰特类似,法尔对现代流行病学领域做出了贡献,他展示了如何系统地收集个体层面的数据,并将其汇总,以描述群体层面的关联,从而提供有关健康决定因素的线索。

在伦敦与法尔一起工作的约翰·斯诺(John Snow)被许多人尊为现代流行病学之父。他是一位从事麻醉学并研究乙醚和氯仿气体使用的内科医生[25]。他还对霍乱感兴趣,因为自1831年霍乱首次出现以来,伦敦就一直发生着这种毁灭性的流行病。他最为人所知的事迹也许是在1854年进行的疫情调查。斯诺有一个假设,霍乱是经水传播的,而不同于当时流行的观念——认为霍乱是由"瘴气"或在空气中的东西造成的。当一系列明显的霍乱死亡事件发生时,斯诺绘制了他们的位置图,揭示了布罗德街上靠近水泵的模式(图1.2)。他对死

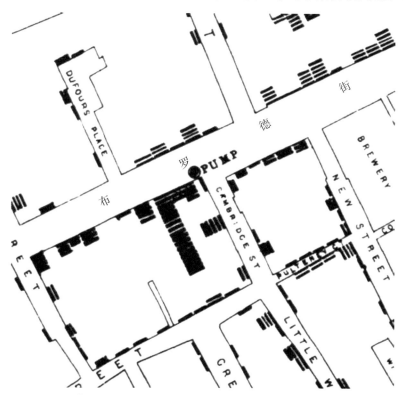

图1.2 斯诺绘制的伦敦布罗德街泵站区的地图

注:约翰·斯诺博士绘制了1854年发生在伦敦的616例霍乱死亡病例的地图。条带代表发生在特定家庭的死亡情况。地图显示,大多数死亡病例都发生在布罗德街的一个水泵附近。对死者饮水方式的进一步调查显示,大多数人的确是从布罗德街的水泵取水。这一发现提示了霍乱疫情暴发的源头是污染的水源,而不是空气中的"瘴气"。

资料来源:Courtesy of the Commonwealth Fund. In: Snow, J. *Snow on Cholera*. New York, NY; 1936.

者饮水方式的进一步调查显示,大多数人的确是从布罗德街的水泵取水。他还调查了居住在水泵附近但没有受到流行病影响的人群的饮水习惯,并了解到他们经常从其他来源获得水(例如,附近啤酒厂的工人每天饮用的是麦芽酒而不是当地水泵的水)。通过比较不同人群(感染霍乱的人和没有感染霍乱的人)的饮水习惯,他能够辨别出一种疾病模式,这种模式与霍乱暴发的原因有关,那就是使用从布罗德街水泵中获得的水的人大都感染了霍乱。斯诺进行了其他以人群为基础的研究,以确认霍乱的源头是被污染的饮用水。例如,在一项研究中,他比较了由不同供水公司提供服务的伦敦社区的霍乱死亡率。他发现,居住在由泰晤士河受污染部分供水的南华克和沃克斯豪尔自来水公司所服务的地区的人群中,霍乱死亡率更高(几乎是两倍),而兰贝斯自来水公司所服务的社区居民则从泰晤士河较为清洁的部分取水。在另一项研究中,他调查了不同供水公司服务的家庭的死亡率,并观察到,与兰贝斯相比,南华克和沃克斯豪尔服务的家庭的死亡率增加了近10倍。总而言之,这些人群水平的研究为霍乱的水传播提供了令人信服的证据。尽管流行病学方法当时并未得到正式的描述,但斯诺清楚地展现了使用基于人群的研究来确定疾病的危险因素的过程。

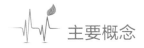 当代

20世纪见证了流行病学教育、著作和方法的大量扩展,这种扩展一直延续到今天。在美国,1915年的《韦尔奇-罗斯报告》(*Welch-Rose Report*)被认为是公共卫生领域有别于医学领域的关键行动的基础[26]。这促成了洛克菲勒基金会支持下的公共卫生学院的成立。最早的一些项目由杜兰大学、约翰霍普金斯大学、哥伦比亚大学、哈佛大学和耶鲁大学发起,都是在20世纪20年代成立的。流行病学教科书于20世纪30年代开始出版。进入21世纪,流行病学的深度和广度继续得到发展,这得益于分子诊断和统计计算等新兴技术的应用。今天,流行病学跨越许多热门领域,如传染病、慢性病、孕产妇健康、伤害等。流行病学使用从分子和遗传到社会决定因素的各种方法。当代社会面临的新问题,如气候变化、新发传染病、生物恐怖主义和枪支暴力,都可以通过应用流行病学方法更好地理解和解决。贯穿这个广阔领域和各种方法的共同主线是对人群健康的关注。

主要概念

与免疫流行病学相关的三个主要流行病学概念是人群、因果推断和基本传染数。

人群

如上所述,在流行病学的定义和演变中,一个关键的焦点是人群健康。因此,研究健康的决定因素(或危险因素)的一个关键方法是通过比较一个人群中两个或两组人群之间的疾病分布来实现的。最简单的形式是比较两个人群("暴露"和"未暴露")之间的疾病(结局变量)的发生频率,如表1.2中的经典2×2表格所示。根据所收集数据的性质,人群层面的疾病频率测量可能是流行率、累积发病率或发病率。例如,暴露于特定危险因素的人群中的疾病流行率可以计算为$a/(a+b)$。随后,通过比较人群中(暴露和未暴露)各组之间疾病频率的测

量,可以对相关性进行评估。例如,如果暴露$[a/(a+b)]$中的疾病频率高于未暴露$[c/(c+d)]$,则相对关联度指标$[a/(a+b)]/[c/(c+d)]$将超过无效值1,表明暴露与结局之间呈正相关,即暴露可能是一个危险因素。同样,重要的原则是,在流行病学研究中,通过在人群中不同群体之间比较疾病频率,以了解危险因素。

表1.2　流行病学中的2×2表格

	患病	未患病	总和
暴露组	a	b	$a+b$
非暴露组	c	d	$c+d$
总和	$a+c$	$b+d$	N

流行病学研究中使用的关键研究设计方法包括队列研究、随机对照试验、病例对照研究和横断面研究。虽然具体方法不同,但它们同样都采用了比较人群疾病频率的基本方法。例如,在一项队列研究中,随着时间的推移,对被分类为暴露或未暴露组的个体进行疾病发病率追踪随访,然后可以用上述方法进行比较。随机对照试验是一种特殊类型的人群研究,其中暴露因素是由研究人员指定的。在病例对照研究中,对照组包括那些患有或未患有疾病的人,同时还要比较过去某种暴露的频率。横断面研究由数据收集的性质定义,因为暴露和疾病是在同一时间点测量的,但是人群中两个或更多组之间的基本比较与其他类型的研究设计相同。因此,从上述关于关联测量和研究设计的简要概述中可以看出,所有流行病学研究都具有的共同特点是衡量人群健康。

因果推断

流行病学主要致力于确定疾病的原因,以便能够预防。虽然因果推断的目标对许多人来说可能是直观的,但是什么真正构成一个"病因",一直是并且将持续是科学家和哲学家们讨论的一个问题。许多流行病学研究集中在检查单个暴露因素和单个结局变量之间的关系(例如,吸烟和肺癌、高脂饮食和肥胖)。这些因素之间的关联已经有现成的方法来衡量,目的是了解哪些关联可能是疾病的真正危险因素或因果决定因素。现在人们普遍认识到,大多数疾病都有复杂的病因,需要采取多因素方法来了解疾病的起因。这反映在因果推断的方法如何随着时间的推移而发展,表1.3列举了一些实例。

当前援引的大多数方法都是以对因果关系网络的早期描述为基础的,这些描述提出了疾病的原因是多种相关因素造成的观点。在建立因果关联模型的统计方法方面已经取得了重要的进展。例如,基于主体的模型(agent-based models)、有向无环图(directed acyclic graphs)和边际结构模型(marginal structural models)是当今使用的一些复杂的方法。显然,因果推断的方法越来越复杂,但所有方法都以包括个体因素和群体因素的多水平方法为基础。这些因素发生在多个层面,包括生物/内源性(如遗传)、个体/行为(如饮食、教育、心理)、环境(如建筑环境、空气质量、食物供应)和社会政治(如社会网络、文化和法律/政策)因素。

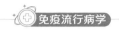

表 1.3　流行病学中的因果推断方法实例

科赫法则（Henle-Koch postulates）（1840）[27]	重点关注传染性病原体及其所致的临床疾病,其病因需符合以下三个标准: 病原体在所有感染病例中都会出现 病原体不引起其他疾病 病原体可以在宿主体内分离、生长和诱发疾病
因果网络（Web of causation）（1960）[28]	基于健康和疾病的人群分布模式,可以由众多相互关联的生物、行为和社会因素的复杂网络来解释的多因素框架
希尔指导原则（Sir Austin Bradford Hill's guidelines）（1965）[29]	这不是一个定义或模型,而是一个用九个"标准"来识别原因的实用方法:关联强度、可重复性、特异性、时间顺序、梯度、合理性、一致性、实验性、类比性
充足组分因果模型（Sufficient-component causal model）（1976）[30]	一个充分的病因,或者说一个完整的因果机制,是引发疾病的一组因素（组分）,这些因素将不可避免地引发疾病,一种特定的疾病将有多种致病机制,每种致病机制都涉及多种组分的联合作用
复杂系统路径（Complex system approaches）（2000）[31]	人群健康可以用一系列相互关联的因素（生物、行为、环境、社会因素）来描述,这些因素的特点是具有反馈回路（正向和负向）、非线性关系和新兴特性

基本传染数

　　基本传染数的关键原则是其对于描述传染病传播和动态特征有特别重要的意义。基本传染数有时被称为基本繁殖率（basic reproductive ratio 或者 basic reproductive rate）,表示为 R_0。对于具有人际传播模式的疾病,这个数字是指一个病例在其他未感染（易感）人群中平均产生的预期新病例数[32]。数学公式如下:

$$R_0 = \beta \times c \times d$$

此处的 β 是指每名接触者的传播系数或传播风险（概率）,c 是指每个单位时间内的人群接触数量,d 是指传染病持续时间。

　　当 $R_0>1$ 时,每个病例将导致一个以上的额外病例,从而导致流行病的传播。当 $R_0<1$ 时,每个病例将导致少于一个额外病例,从而导致流行病灭绝。当 $R_0=1$ 时,每个病例将导致一个额外病例,从而产生一种平衡状态。从概念上讲,这是一项非常有用的措施,它提供了传染病多个方面的总结。与免疫流行病学相关的是,传染病的传播动态既取决于个体的免疫学特征,包括遗传易感性、免疫状态和先前的感染,也取决于人群特征,如人与人之间的混合模式和人群的免疫状态。

④ 免疫流行病学

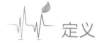 定义

免疫流行病学可以定义为研究人群中免疫反应的多样性以及影响这种多样性的因素的学科。我们对免疫系统组成部分以及它们如何协同工作的理解主要来源于对动物和人类个体的免疫系统的研究。相比之下,免疫流行病学聚焦于动物和人类群体的免疫研究,这两个学科之间有相当大的重叠。

历史

免疫流行病学可以说始于18世纪晚期,现代免疫学之父、乡村医生爱德华·詹纳(Edward Jenner)当时观察到,患有牛痘的挤奶女工通常对天花免疫。詹纳并不了解免疫保护的机制,但他推测牛痘病变的脓液可以预防天花,并利用这种材料开发出一种有效的人痘接种术。他在当时的科学研究人员那里受到的早期训练使他具备能力发表他的研究成果并终其一生推动天花疫苗的接种。

免疫流行病学的正式研究被认为是从20世纪30年代早期开始的,当时,费希尔(AC Fisher)对人蠕虫间插血吸虫感染(血吸虫病)进行了研究。他探讨了刚果社区人群中针对血吸虫病的免疫力的产生情况,解决了人们如何对血吸虫感染产生保护力的核心问题,以及为什么需要这么长时间才能获得免疫力[33]。他发现,虽然对疾病的免疫力是在最初感染之后产生的,但是对感染的防护却需要几十年的时间才能发展起来。对疾病的免疫意味着一个人可能会再次感染血吸虫,但不会出现临床症状,而对感染的免疫意味着再次接触病原体不会导致感染或疾病。随后的免疫流行病学研究继续更多地关注蠕虫和其他寄生虫感染(特别是疟疾),而不是细菌和病毒感染,部分原因是许多寄生生物难以建立动物模型。因此,关于蠕虫感染免疫学的基本情况可以从免疫流行病学研究中推导出来,通常使用建模和血清流行病学工具[34]。这些研究还使人们了解了宿主免疫对减少或根除感染的影响。例如,清洁假说(hygiene hypothesis)认为,发达国家最近通过抗生素和公共卫生措施消灭蠕虫,导致这些国家的人群过敏和自身免疫性疾病明显增加[34]。

免疫流行病学是一个新兴的领域[35]。1959—2018年,已有279篇题目或摘要包含"免疫流行病学"术语(immune epidemiology 或者 immunoepidemiology)的英文论文发表。这些论文的数量逐年变化,但总体呈上升趋势(见图1.3)。由于免疫流行病学不是公认的流行病学或免疫学的分支学科,许多其他涉及免疫流行病学问题的研究已经在没有使用"免疫流行病学"术语的情况下发表。据我们所知,还没有关于这个学科的教科书出版。免疫流行病学的

进一步研究发现将有助于大家更好地理解免疫力在决定人类和野生动物群体流行病学模式中的作用,并有助于针对免疫疾病进行更加有效的诊断、治疗和预防。

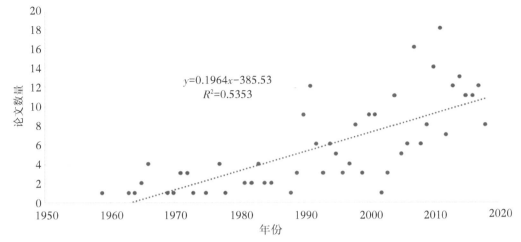

图 1.3　标题或摘要中包含"免疫流行病学"的论文(1959—2018)

注:论文数量是根据文献的系统综述计算出来的,线性回归模型分析证实,论文数量的上升趋势具有
统计学意义($p<0.0001$)(Krause 2020)。

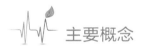 主要概念

　　免疫流行病学的主要观点是,人类免疫系统是高度复杂的,个体和群体之间存在大量不同的免疫反应。事实上,没有两个人对感染有相同的免疫反应。群体免疫力(population immunity)也是可变的,取决于宿主群体的遗传组成、宿主群体的病原体感染史、宿主群体的一般健康状况以及化学药物治疗或疫苗的可用性。虽然许多人可能在大流行病期间死亡,但由于人群内个体的免疫多样性,这样的群体不会灭亡。尽管如此,未免疫的人群可能会因引入新的疾病而大量减员,正如 15 世纪开始欧洲人将麻疹和天花引入美洲原住民时所发生的那样。

　　主要组织相容性复合体(MHC)基因的多态性为免疫系统的变异性如何影响个体和人群提供了一个很好的例子。MHC 蛋白位于所有有核细胞膜上,具有将微生物抗原呈递给 T 淋巴细胞的功能。这种抗原肽的呈递使 T 细胞能够识别并帮助消灭入侵的病原体。每个人都有一组独特的 MHC 蛋白,它们呈递不同传染病病原体抗原的能力各不相同。个体的MHC 基因型将决定它们在细胞表面表达的各种 MHC 蛋白以及由这些蛋白呈递的抗原肽的范围。呈递给 T 细胞的病原体肽的种类越多,产生有效免疫应答的机会就越大。因此,在群体水平上,一些个体可能易感,而另一些个体则可能对某种特定的病原体有抵抗力,这取决于它们的 MHC 基因型。随着时间的推移,这也可能导致人群中 MHC 等位基因频率的变化,因为易感人群将死于疾病,而其他人幸存(见第 7 章)。

　　免疫变异性引起疾病预后显著差异的一个更明显的例子是具有临床上公认的不同严重程度的遗传或获得性免疫缺陷的人,如低丙种球蛋白血症、无脾症、艾滋病、癌症或使用免疫

抑制药。每种类型的免疫缺陷对感染结局的不利影响各不相同。仅举一个例子,对红细胞内原生动物寄生虫巴贝西亚微小体的临床反应的研究表明,在免疫活性从免疫功能低下到免疫功能严重低下的人群中,疾病的严重程度逐渐恶化。那些免疫系统完好的患者经历了轻度至中度的发热性疾病,经过一周的抗寄生虫治疗后症状消失。那些有单一免疫缺陷(如无脾症)的人患有更严重的疾病,需要住院治疗,但经过单一疗程的抗寄生虫治疗后最终痊愈。那些患有多种免疫缺陷(包括利妥昔单抗治疗的B细胞淋巴瘤等抗体功能严重受损)的人发生了严重的急性巴贝斯虫病,随后尽管抗生素治疗持续时间长达2年仍然多次复发[36]。

 免疫流行病学研究的目标和工具

免疫流行病学的主要目标是了解:(ⅰ)个体和人群中对感染(和其他外来抗原)的可变宿主免疫应答;(ⅱ)影响免疫应答多样性的遗传和环境因素;(ⅲ)免疫系统如何随时间演化;(ⅳ)免疫功能障碍如何在人群中发生或解决。这些目标可以通过以下研究来实现:通过血清学调查(serosurveys)来测量抗体以帮助确定感染率,通过遗传学研究(genetic studies)来确定编码多种特定免疫细胞的特定等位基因,通过免疫功能研究(immunologic function studies)来阐明人与人之间单一类型免疫细胞差异,或者通过建模研究(modeling)来预测和更充分地理解人群内部和人群之间的免疫差异。

免疫流行病学研究促进了对许多疾病的病因、治疗和预防的理解。根除天花和控制脊髓灰质炎、霍乱、鼠疫、麻疹以及过去许多其他的灾难在很大程度上得益于免疫流行病学研究。经历反复感染的严重免疫缺陷的个体很容易被识别出来,但是我们还没有开发出能够常规地和前瞻性地识别更不明显的免疫缺陷的方法。医生没有像每年检查体重、血压、胆固醇和血脂状况一样对健康个体的免疫状况进行定期评估[37]。公共卫生官员也没有像调查人群吸烟和饮酒的情况一样对人群的免疫状况进行定期调查。对个体和人群进行免疫学评估可能对感染的治疗和预防非常有用。这为流行病学家、免疫学家和医生更密切地合作以确定哪些免疫特征将从常规分析中受益,并为开发相应的检测和筛选程序提供了有力的论据。

在这本书中,我们将阐述免疫流行病学研究如何帮助理解人群水平上感染、癌症和自身免疫性疾病的发生率和严重程度的差异,以及遗传和环境因素如何影响免疫功能。我们将首先介绍个体中的基本免疫学过程作为背景,然后陆续阐述免疫流行病学领域的相关主题。

免疫流行病学工具

研究人员在免疫流行病学调查中使用了许多工具。免疫学家阐明了对抗病原体的防御策略,提供了对炎症的有益和有害方面的见解,并提供了增强宿主防御的实用手段,特别是疫苗接种。他们还开发了研究人群免疫反应的工具。体内和体外免疫分析都有助于确定群体对特定抗原的反应性。体内测定包括皮肤划痕试验或皮内注射抗原等皮肤试验。

对该物质过敏的个体可能会在30分钟内出现由抗体介导的"即时过敏"反应(图1.4)[38]。由于免疫细胞浸润,一些抗原引起"延迟过敏"反应,可能需要48～72小时才能形成。这些测试可以用于一组个体,从而确定某些病原体如分枝杆菌(PPD测试)的暴露情况或者对过敏原的敏感性。体外试验被证明更有用。抗体应答的类型和特异性可以在群体中测量和表征。通过血清流行病学检测确定对特定病原体的抗体,可以评估该病原体在人群中的感染程度。最近,血清细胞因子检测已被用来表征人群的免疫状态。

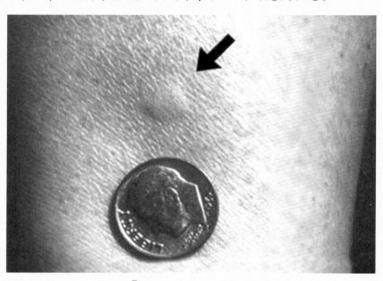

图1.4 皮肤过敏测试

注:一个小面积的肿胀与周围的红色被称为风团和耀斑,这是典型的阳性过敏皮肤试验(经梅奥医学教育与研究基金会许可使用)。

(翻译:包巍、马洪第)

参考文献

[1] Kaufmann SH.Immunology's foundation:the 100-year anniversary of the Nobel Prize to Paul Ehrlich and Elie Metchnikoff.Nat Immunol.2008;9(7):705-12.Epub 2008/06/20.https://doi.org/10.1038/ni0708-705.

[2] Medzhitov R,Preston-Hurlburt P,Janeway CA Jr.A human homologue of the Drosophila toll protein signals activation of adaptive immunity.Nature.1997;388(6640):394-7.Epub 1997/07/24.https://doi.org/10.1038/41131.

[3] Poltorak A,He X,Smirnova I,Liu MY,Van Huffel C,Du X,Birdwell D,Alejos E,Silva M,Galanos C,Freudenberg M,Ricciardi-Castagnoli P,Layton B,Beutler B.Defective LPS signaling in C3H/HeJ and C57BL/10ScCr mice:mutations in Tlr4 gene.Science.1998;282(5396):2085-8.Epub 1998/12/16.

[4] Lemaitre B,Nicolas E,Michaut L,Reichhart JM,Hoffmann JA.The dorsoventral regulatory gene cassette spatzle/toll/cactus controls the potent antifungal response in Drosophila adults.Cell.1996;86(6):

973-83.Epub 1996/09/20.

[5] Schreiber RD，Leonard W.Cytokines：Cold Spring Harbor.Woodbury，NY：Cold Spring Harbor Laboratory Press；2018.

[6] Owen RD.Immunogenetic consequences of vascular anastomoses between bovine twins.Science.1945；102（2651）：400-1.Epub 1945/10/19.https://doi.org/10.1126/science.102. 2651.400.

[7] Burnet FM，Fenner F.The production of antibodies.Melbourne：Macmillan；1949.

[8] Billingham RE，Brent L，Medawar PB.Actively acquired tolerance of foreign cells.Nature.1953；172（4379）：603-6.Epub 1953/10/03.PubMed PMID：13099277.

[9] Klein G.The natural history of the MHC.New York：Wiley；1986.

[10] Mackay IR.Travels and travails of autoimmunity：a historical journey from discovery to rediscovery.Autoimmun Rev.2010；9（5）：A251-8.Epub 2009/11/04.https://doi.org/10.1016/j.autrev.2009.10.007.

[11] Hozumi N，Tonegawa S.Evidence for somatic rearrangement of immunoglobulin genes coding for variable and constant regions.Proc Natl Acad Sci U S A.1976；73（10）：3628-32.Epub 1976/10/01.PubMed PMID：824647；PMCID：PMC431171.

[12] Schatz DG，Oettinger MA，Baltimore D.The V（D）J recombination activating gene，RAG-1.Cell.1989；59（6）：1035-48.Epub 1989/12/22.

[13] Miller JF.Immunological function of the thymus.Lancet.1961；2（7205）：748-9.Epub 1961/09/30.

[14] Cooper MD，Raymond DA，Peterson RD，South MA，Good RA.The functions of the thymus system and the bursa system in the chicken. J Exp Med. 1966；123（1）：75-102. Epub 1966/01/01. PubMed PMID：5323079；PMCID：PMC2138128.

[15] Davis MM，Bjorkman PJ.T-cell antigen receptor genes and T-cell recognition.Nature.1988；334（6181）：395-402.https://doi.org/10.1038/334395a0.Epub 1988/08/04.PubMed PMID：3043226.

[16] Bjorkman PJ，Strominger JL，Wiley DC.Crystallization and X-ray diffraction studies on the histocompatibility antigens HLA-A2 and HLA-A28 from human cell membranes.J Mol Biol.1985；186（1）：205-10.Epub 1985/11/05.

[17] Isaacs A，Lindenmann J.Virus interference.I.The interferon.Proc R Soc Lond B Biol Sci.1957；147（927）：258-67.Epub 1957/09/12.

[18] David JR，Al-Askari S，Lawrence HS，Thomas L.Delayed hypersensitivity in vitro.I.The specificity of inhibition of cell migration by antigens.J Immunol.1964；93：264-73.Epub 1964/08/01.

[19] Bloom BR，Bennett B.Mechanism of a reaction in vitro associated with delayed-type hypersensitivity.Science.1966；153（3731）：80-2.Epub 1966/07/01.

[20] Ruddle NH，Waksman BH.Cytotoxicity mediated by soluble antigen and lymphocytes in delayed hypersensitivity.3.Analysis of mechanism.J Exp Med.1968；128（6）：1267-79.Epub 1968/12/01.PubMed PMID：5693925；PMCID：PMC2138574.

[21] Kolb WP，Granger GA.Lymphocyte in vitro cytotoxicity：characterization of human lymphotoxin.Proc Natl Acad Sci U S A.1968；61（4）：1250-5.Epub 1968/12/01.PubMed PMID：5249808；PMCID：PMC225248.

[22] Last JM，editor.A dictionary of epidemiology.New York：Oxford University Press；2001.

[23] Hippocrates.On airs，waters，and places.Available at http://classics.mit.edu/Hippocrates/airwatpl.html.

[24] Aschengrau A，George Seage Ⅲ．Essentials of epidemiology in public health.3rd ed.Burlington：Jones & Bartlett；2014.

[25] Johnson S.The ghost map：the story of London's Most terrifying epidemic-and how it changed science，cities，and the modern world.London：Penguin Books Ltd.；2006.

[26] Thomas KK.Cultivating hygiene as a science：the Welch-rose report's influence at Johns Hopkins and be-

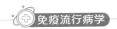
yond.Am J Epidemiol.2016；183：345-54.

[27] Enans AS.Causation and Disease：The Henle-Koch Postulates Revisited.Yale J Biol Med.1976；46：175-95.

[28] MacMahon B，Pugh TF，Ipsen J.Epidemiologic methods.Boston：Little Brown&Company；1960.

[29] Hill AB.The environment and disease：association or causation？ Proc R Soc Med.1965；58：295-300.

[30] Rothman KJ，Greenland S.Causation and causal inference in epidemiology.AJPH.2005；95：S144-50.

[31] Leischow SJ，Milstein B. Systems thinking and modeling for public health practice. Am J Public Health.2006；96：403-5.

[32] Thomas JC，Weber DJ，editors.Epidemiologic methods for the study of infectious diseases.New York：Oxford University Press；2001.

[33] Fisher AC. A study of schistosomiasis in the Stanleyville district of Congo. Trans R Soc Trop Med Hyg.1934；28：277-306.

[34] Woolhouse MEJ，Hagan P.Seeking the ghosts of worms past.Nat Med.1999；5：1225-7.

[35] Hellriegel B.Immunoepidemiology-bridging the gap between immunology and epidemiology.Trends Parasitol.2001；17：102-6.

[36] Krause PJ，Gewurz BE，Hill D，Marty FM，Vannier E，Foppa IM，Furman RR，Neuhaus E，Skowron G，Gupta S，McCalla C，Pesanti EL，Young M，Heiman D，Hsue G，Gelfand JA，Wormser GP，Dickason J，Bia FJ，Hartman B，Telford SR，Christianson D，Dardick K，Coleman M，Girotto JE，Spielman A.Persistent and relapsing babesiosis in immunocompromised patients.Clin Infect Dis.2008；46：370-6.

[37] Alpert A，Pickman Y，Leipold M，Rosenberg-Hasson Y，Ji X，Gaujoux R，Rabani H，Starosvetsky E，Kveler K，Schaffert S，Furman D，Caspi O，Rosenschein U，Khatri P，Dekker CL，Maecker HT，Davis MM，Shen-Orr SS.A clinically meaningful metric of immune age derived from high-dimensional longitudinal monitoring.Nat Med.2019；25（3）：487-95.

[38] Pumphrey RS. Lessons for management of anaphylaxis from a study of fatal reactions.Clin Exp Allergy.2000；30：1144.

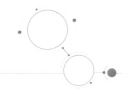

第1篇　免疫学基础

第2章 免疫系统的组成和细胞

引言

所有生物都会受到病原微生物的攻击,由此发展出免疫机制来对抗感染。即使是单细胞细菌也可能被病毒感染。事实上,在细菌中发现的一种免疫机制现被利用并发展成一种名为CRISPR的强大基因编辑技术。固有免疫,也称为"天然免疫",一直存在于多细胞生物中。固有免疫防御会立即或在数小时内发挥作用,以相同方式对病原体的反复接触做出应答,并攻击外来入侵者,但不攻击自身组织。它们还在组织修复和维持体内稳态中起作用。在四五百万年前,适应性免疫系统出现在脊椎动物身上,它是在固有免疫系统的背景下发展起来的,因此,这两个系统紧密相连并协同工作。适应性免疫系统也会攻击外来入侵者,但激活速度较慢(需要5~7天甚至数周才能完全激活),在反复接触病原体时会变得更有效。固有免疫系统的细胞识别各种类别的微生物,但适应性免疫系统更特异,因为它识别个别微生物。

表面屏障和黏膜免疫

固有免疫防御的第一道防线是表面和黏膜屏障,包括皮肤、呼吸道的黏膜表面、胃肠道、口腔和泌尿生殖道。皮肤由复层上皮和防止病原体进入的底层真皮组成。在胃肠道(GI)中,黏膜表面由单细胞层紧密连接形成上皮屏障。黏膜表面覆盖着由上皮细胞特化而成的杯状细胞分泌的黏稠的黏液。这种屏障的作用是防止病原体进入,也是第一道防线。胃肠道中称为潘氏细胞的特化细胞将抵抗细菌或真菌的抗菌肽分泌到黏液层中。黏膜表面的病原体可以通过空气(咳嗽)、液体(排便、排尿)或纤毛作用排出。眼泪和唾液中的溶菌酶裂解细菌细胞壁的成分,胃和阴道的酸性环境为某些微生物创造了不适宜生存的环境。皮肤和黏膜表面富含血管和淋巴管,可以将大量免疫细胞募集到感染部位。

这些屏障表面存在着数以万亿计的细菌、古细菌、真菌、病毒、原生动物和蠕虫,即"微生物群"。肠道是最大的细菌群落(数百种)的家园,拥有超过100万亿个细菌细胞。不同的微生物在肠道内占据不同的生态位,整个生态群落被称为微生物组。一个人的微生物组在他们的免疫系统和个体健康中发挥着重要的作用。其中,非常重要的功能之一是定植抵抗。肠道微生物群可以防止致病性肠道微生物如沙门氏菌、志贺氏菌和致病性大肠杆菌的过量生长。值得注意的是,微生物组的组成因人而异,而且不是一成不变的,其受饮食、药物、微生物暴露、宿主遗传和其他因素的影响。对微生物组及其对疾病影响的研究尚处于起步阶段。然而,很明显,人与人在微生物组方面的差异会影响疾病易感性和结果的差异。

❷ 免疫细胞

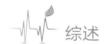 综述

血液中不是红细胞的细胞被称为白色血细胞或白细胞(leukocytes),来自希腊语,"leukos"的意思是"白色","cyte"的意思是"细胞"。这些细胞通过以下称为造血的过程在体内不断产生。免疫系统中不同类型的细胞可以被认为是"免疫乐团"的成员。虽然不是一个完美的比喻,但它是一个有用的比较。根据音乐的类型或所需的免疫反应,不同的乐器或细胞在不同的时间演奏或发挥作用。乐团或免疫系统中有乐器和细胞类型的主要类别,并且在每个类别组中都有亚型。例如,号和笛子都有亚分类(即圆号/小号、长笛/短笛)。主要类别的免疫细胞也是如此,具有亚分类。

然而,当涉及细胞的表型可塑性时,用乐器来比喻细胞类型就不适用了。乐器是静态的,但免疫细胞在其发育过程中,在激活时以及应对环境变化做出应答时都会发生变化。免疫T细胞被描述为初始的、激活的、耗竭的、无反应性的或死亡的,以指示其不同的状态。它们的细胞代谢在细胞激活时被重新启动,以促进细胞生长、增殖和效应分子的产生。免疫细胞最初是根据固有或适应性免疫系统及其个体发育的特性特征进行分类的。随着我们更多地了解这些细胞,我们现在知道将它们严格分类为"固有"或"适应性"并不总是适用。

传统上,我们根据形态和功能来定义不同的免疫细胞类型。然而,随着技术的进步,还可以根据它们的蛋白质表达模式来进行细分。一个细胞的表面蛋白的表达模式是通过特异识别免疫细胞表面蛋白的混合抗体所确定的,可使用流式细胞术或质谱流式细胞术检测抗体与蛋白的特异性结合。国际研讨会制定了一个命名细胞表面蛋白的系统。每种蛋白质都被赋予了一组分化编号(如CD1),现在有超过300种不同的免疫蛋白具有CD名称。单细胞RNA表达谱分析提供了对细胞异质性的进一步了解。

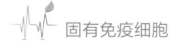 固有免疫细胞

细菌感染期间的首要应答者之一被称为巨噬细胞(图2.1)。巨噬细胞由来自外周血的

单核细胞在组织中发育而来,或者由在胚胎发育期就定植在组织中的细胞(原始巨噬细胞或者胚胎单核细胞)发育而来。存在于组织中的巨噬细胞寿命长,在免疫和组织稳态中发挥作用。当病原体进入身体时,巨噬细胞上具有模式识别受体(PRR),可识别微生物的某些成分,即配体,相关内容将在第3章中进行讨论。细胞通过吞噬和内化名为吞噬体的膜囊泡内的微生物来对细菌进行应答,这一过程称为吞噬作用(图2.2)。该术语源自希腊语"phago"(吃)和"cytosis"(细胞),巨噬细胞即大型吞噬细胞。吞噬体随后与被称为溶酶体的细胞质

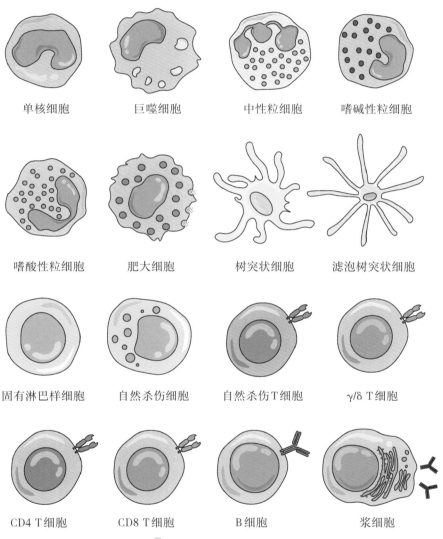

图 2.1 免疫细胞的类型

注:前两行的细胞是固有免疫细胞。粒细胞是指具有许多颗粒和不规则形状的细胞核的细胞类型(包括中性粒细胞、嗜碱性粒细胞、嗜酸性粒细胞、肥大细胞)。第三行列出了固有免疫系统的两种类型的细胞[固有淋巴样细胞(ILCs)和自然杀伤细胞],以及具有相对不变的T细胞受体的适应性免疫系统的两种类型的细胞(NKT和γ/δ T细胞)。最后一行有两个主要的T细胞亚群,即B细胞和产生抗体的长寿命的浆细胞(©Kavathas 2020)。

囊泡融合,溶酶体含有蛋白水解酶和活性氧。这些分子可以杀死并降解吞噬溶酶体中的细菌(图2.2)。为了与其他免疫细胞通信或招募其他免疫细胞来帮助抵抗感染,巨噬细胞会分泌被称为细胞因子和趋化因子的小分子,本章稍后将对此进行介绍。趋化因子具有化学引诱特性,可将其他免疫细胞(如中性粒细胞和T淋巴细胞)招募到感染区域。

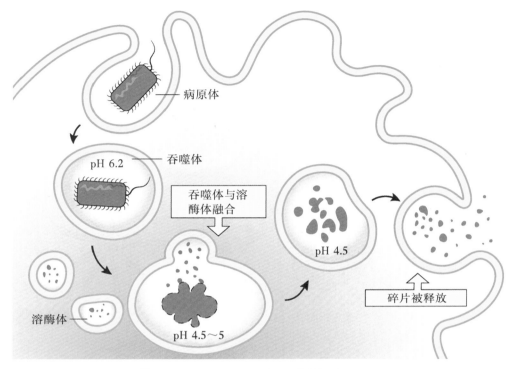

病原体

吞噬体

pH 6.2

吞噬体与溶酶体融合

pH 4.5

碎片被释放

溶酶体

pH 4.5～5

🔍 图2.2 吞噬作用吞噬或"吃掉"并降解微生物

注:巨噬细胞或中性粒细胞通过内吞作用吞噬微生物,被称为吞噬体的内吞囊泡与细胞中的溶酶体融合以降解病原体,降解后的碎片则被释放到细胞外(©Kavathas 2020)。

巨噬细胞的另一个重要功能是通过吞噬作用清除死亡的宿主细胞。巨噬细胞清除这些细胞的能力对于在感染后以及在需要清除老化或垂死细胞时恢复体内稳态很重要。巨噬细胞还可以分泌增强基质组织修复的分子。最后,位于某些组织中的巨噬细胞具有特殊的性质,如小胶质细胞(脑)、枯否细胞(肝)和朗格汉斯细胞(皮肤)。巨噬细胞还可以根据它们接收的某些信号产生炎症和抗炎特性,分别被称为M1型巨噬细胞和M2型巨噬细胞。

中性粒细胞是另一种类型的固有免疫细胞,在杀死致病细菌和真菌方面具有重要作用。它们是血液中最丰富的细胞类型($5×10^{10}$/mL),可以被大量募集到感染部位。中性粒细胞和巨噬细胞都通过吞噬作用杀死病原体;然而,与组织中发现的巨噬细胞不同,中性粒细胞在血液中循环,并且可以从血液中移动到感染部位。白色念珠菌等病原体的球形酵母细胞可以被吞噬,但真菌会转变为产生大菌丝或细丝的形式,这些菌丝或细丝侵入组织,对于细胞吞噬来说太大了。在这种情况下,中性粒细胞会释放中性粒细胞胞外诱捕网(NETs),这是一种细胞外网状结构,由被抗菌效应分子包裹的去固缩的DNA组成,可捕获并杀死病原体(图2.3)。该过程被称为中性粒细胞胞外诱捕网形成式死亡。清除感染后,中性粒细胞可以分泌促进愈合的分子,例如分解素。中性粒细胞是只存活几天的短寿命细胞,脓液中含有死亡的中性粒细胞和病原体。

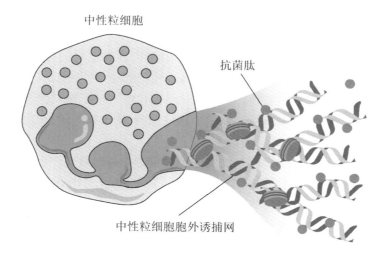

🔎 图2.3　中性粒细胞通过胞外诱捕网(NETosis)捕获微生物

注:中性粒细胞通过释放去固缩的DNA和抗菌肽,形成"中性粒细胞胞外诱捕网"或NET,抵御无法被吞噬的微生物,如丝状酵母。抗菌肽的作用是诱导病原体死亡(©Kavathas 2020)。

　　树突状细胞(DC)是另一种固有免疫细胞类型,它充当固有免疫和适应性免疫之间的桥梁,警示适应性免疫系统注意病原体的存在。这些细胞在它们的功能被了解之前就被命名了,因为它们有很长的延伸部分,看起来就像神经元上的树突。未成熟的DC在遇到病原体时在组织中被激活并经历变化后成为成熟的DC。这些细胞通过淋巴管从感染部位迁移到最近的淋巴结,在那里它们将抗原呈递给一种适应性免疫系统的细胞——T细胞。它们迁移到最近的淋巴结可能需要12~24小时或更长时间。DCs主要有3种亚群:传统的DCs(cDCs)是专职抗原呈递细胞(APCs),浆细胞样DCs(pDCs)引起强大的Ⅰ型干扰素应答,而单核细胞来源的DCs(MoDCs)会引起组织炎症。

　　肥大细胞是一种长寿的组织驻留细胞,它们从血液被招募到组织中。这些细胞在局部组织微环境中的细胞因子和生长因子的影响下成熟。它们存在于身体的边界部位,例如胃肠道黏膜、呼吸道黏膜和皮肤,并与血管、神经末梢和平滑肌相关。它们在宿主防御蠕虫、寄生虫方面发挥着重要作用,同时也影响细菌、真菌和病毒感染。配体与激活受体结合时,这些细胞被激活,从而导致储存颗粒中促炎和抗炎介质的释放,包括血管活性胺(组胺和血清素)、蛋白聚糖、蛋白酶和细胞因子。组胺等介质可引起平滑肌收缩,有助于通过蠕动将寄生虫从肠道中排出。咳嗽或打喷嚏是另一种介质产生的反应,也有助于排出寄生虫。此外,肥大细胞也可以释放直接损伤寄生虫的物质,如蛋白酶。对于生活在宿主外部的外寄生虫,如蜱虫,这些炎症介质会引起瘙痒和抓挠,以帮助宿主找到蜱虫并将其清除。炎症介质如肥大细胞释放的细胞因子有助于抵御寄生虫并促进寄生虫的排出。

　　当抗体进化为适应性免疫系统的一部分时,肥大细胞也进化并表现为一种表面受体,该受体与一种名为IgE的抗体结合。肥大细胞可被IgE包被,IgE结合到肥大细胞的抗体受体FcεR1上,这样当足够多的抗原与IgE结合时,可使肥大细胞上的受体交联,就会发生细胞应答。有时针对无害物质产生的IgE会导致过敏。肥大细胞是后面章节讨论的哮喘和过敏的主要参与者。

嗜碱性粒细胞和嗜酸性粒细胞是固有免疫细胞,在针对寄生虫,尤其是蠕虫的免疫反应中起主要作用。它们通常以较短的半衰期在血液中循环,在那里它们可以被招募到组织中的感染部位对其中的适当炎症刺激做出应答。嗜酸性粒细胞与肥大细胞一样,存在于肠道组织中。由于肥大细胞、嗜碱性粒细胞、嗜酸性粒细胞和中性粒细胞均含有胞浆颗粒,其活化后释放胞浆颗粒中的物质,故统称为粒细胞。这些细胞(肥大细胞除外)由于具有多叶核,也称为多形核白细胞。

固有淋巴样细胞(ILCs)在免疫防御、炎症和组织重塑中发挥重要作用,它们存在于全身的组织中。这些细胞时刻准备好应对来自屏障细胞(上皮细胞)或分泌细胞因子的髓系细胞的信号。根据发育过程、激活机制、细胞表面蛋白表达和它们分泌的细胞因子的不同,ILCs可以分为三类,每个类别内也有不同的亚类。例如,第1类固有淋巴样细胞包括ILC1和自然杀伤(NK)细胞。NK细胞在体内循环流动,而ILC1是组织驻留细胞,存在于肠道、肝脏、唾液腺和子宫等组织,此细胞尤其在脂肪组织富集。它们在对抗病毒等细胞内病原体方面发挥着重要作用,因为它们在病毒免疫应答中产生一种被称为干扰素-γ(IFN-γ)的关键细胞因子。第2类固有淋巴样细胞只包含一个亚群即ILC2,它们在防御蠕虫、哮喘和过敏症的发展以及正常代谢的调节中发挥作用。它们能产生细胞因子和白细胞介素IL-5、IL-9和IL-13、双调蛋白(刺激上皮细胞修复)和神经递质/激素蛋氨酸-脑啡肽(MetEnk)。后者激活脂肪细胞(一种专门用于储存脂肪的细胞类型),以诱导脂肪分解并增加能量消耗以控制肥胖。第3类固有淋巴样细胞由淋巴组织诱导细胞(LTi)、天然细胞毒性受体(NCR)$^-$ILC3和NCR$^+$ILC3细胞组成。组织诱导细胞通过分泌细胞因子淋巴毒素α和β以及促炎性细胞因子来促进胎儿时期和出生后的淋巴组织器官发生。ILC3细胞产生的细胞因子IL-17A和IL-22对杀死黏膜部位的细胞外细菌和真菌十分重要,它们还调节共生细菌和宿主免疫之间的相互作用。

自然杀伤细胞(NK细胞)在抗病毒和肿瘤免疫中很重要,占全身循环的人外周血淋巴胞的5%~20%。它们最初被描述为无需致敏即可杀死肿瘤细胞的细胞。活化的NK细胞会分泌炎性细胞因子,杀死受感染的细胞或肿瘤细胞。通常,它们不会杀死宿主细胞,因为其表面具有抑制性受体(第3章中会详细阐述),这些受体可与体内所有细胞上表达的MHC Ⅰ类蛋白结合。(ⅰ)当MHC Ⅰ类蛋白在受感染的细胞或肿瘤细胞上减少时,抑制NK细胞的信号会降低;(ⅱ)受感染的细胞/肿瘤细胞则表达用于激活受体的配体,随后NK细胞被激活。特化的子宫NK细胞对于妊娠期间胎盘的形成至关重要,该内容在第7章中会讨论。机体存在异质的NK细胞亚群。在人体中,有两种主要类型的NK细胞,分别是CD3$^-$CD56^{dim}和CD3$^-$CD56^{bright} NK细胞。CD56^{dim}NK细胞(更成熟)主要存在于血液中,CD56^{bright} NK细胞(较不成熟)多在组织中。CD56^{bright}NK细胞响应靶细胞产生高水平的IFN-γ,但杀伤能力有限,而成熟的CD56^{dim} NK细胞表现出高水平的细胞毒性。与其他固有免疫细胞不同,NK细胞具有形成记忆型细胞的能力,这种细胞在再次遇到相同抗原时表现出更强烈的应答。这在受到CMV感染的人身上得到了证实,将在第3章中进行讨论。

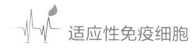 适应性免疫细胞

　　T淋巴细胞和B淋巴细胞最初并没有受到关注,因为它们大多数被发现在血液中,细胞质很少,因此它们似乎是静止的或不活跃的。然而,在激活后,这些细胞会变大,改变它们的代谢状态,并开始产生大量蛋白质。B淋巴细胞和T淋巴细胞在血液和淋巴液中循环。它们在次级淋巴器官中遇到外来抗原并分化成不同的效应细胞亚群,然后大多数细胞迁移到感染所在的组织中。每个B淋巴细胞或T淋巴细胞通常表达一种特定抗原的受体且每个细胞上有10^5～10^6个拷贝的受体。这两种细胞类型间的主要区别之一是:一旦B细胞被激活,它就会分泌一种可溶形式的受体,称为抗体。抗体具有许多不同的功能,稍后将进行描述。相比之下,T细胞受体仅用于识别和发出信号,并使用其他机制,如分泌细胞因子,来对抗感染。

　　机体拥有多个T细胞和B细胞亚群,有两类主要的T细胞亚群由细胞表面蛋白CD4和CD8的表达所定义(表达CD4蛋白的为CD4 T细胞,表达CD8蛋白的为CD8 T细胞,编者按),B细胞的两个主要亚群是B1和B2。一般情况下,CD4 T细胞被称为辅助T细胞,CD8 T细胞被称为细胞毒性细胞。我们现在知道CD4 T细胞和CD8 T细胞类型中有多个亚群。T细胞和B细胞亚群的特征和功能将在第5章中讨论。这些细胞的另一个特点是能够分化成较长寿命的记忆细胞,这些细胞在再次遇到相同的抗原时会表现出更强大和更快速的免疫应答。

 造血

　　造血是指位于成人骨髓和胎儿肝脏中的多能干细胞在血液中产生包括免疫细胞在内的所有不同类型细胞的过程。自我更新的长寿命造血干细胞(HSC)在骨髓中分裂形成子细胞,这些子细胞要么保持其干细胞特性,要么成为不同细胞谱系的祖细胞(图2.4)。随着细胞发育成不同的谱系,分化潜能存在一个渐进的连续性限缩。主调控转录因子影响细胞命运决定,并且在分化过程中可以观察到染色质的改变,使得这些因子更易接近染色质。多能祖细胞(MPP)产生共同髓系祖细胞(CMP)或共同淋巴系祖细胞(CLP)。CMP产生粒细胞/单核细胞前体细胞(GMP)或巨核细胞/红细胞前体细胞(MEP)。MEP细胞要么变成形成血小板的巨核细胞,要么变成形成红色血细胞的红细胞。GMP前体细胞产生粒细胞(中性粒细胞、嗜酸性粒细胞、嗜碱性粒细胞、肥大细胞)和单核细胞。血液中的单核细胞可以进入组织并成为巨噬细胞或单核细胞衍生的树突状细胞。CLP分化为固有淋巴样细胞(ILCs)、T淋巴细胞或B淋巴细胞或树突状细胞。固有淋巴样细胞包括三类,ILC1、ILC2和ILC3分别是1、2、3类固有淋巴样细胞中的不同亚群。自然杀伤细胞是第1类固有淋巴样细胞中的细胞亚群。大多数细胞在骨髓发育成熟后离开。然而,一些细胞会在其他地方继续分化,例如T细胞在胸腺中分化,肥大细胞在组织中继续分化。

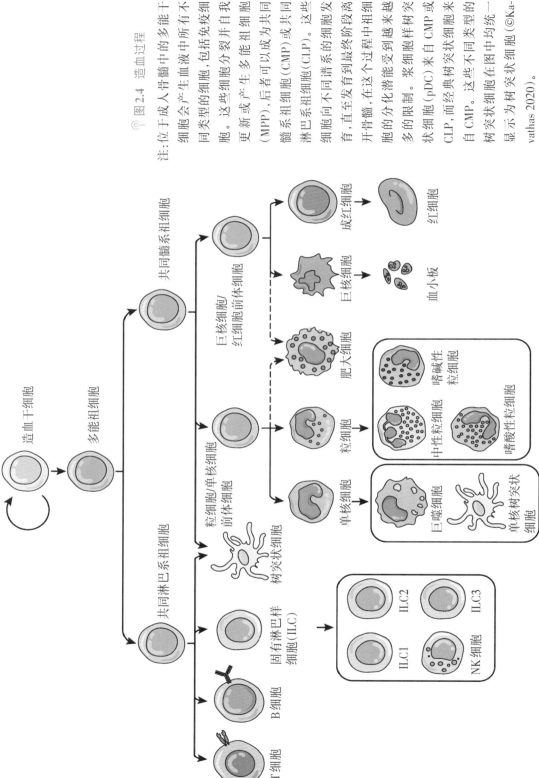

◎ 图 2.4 造血过程

注:位于成人骨髓中的多能干细胞会产生血液中所有不同类型的细胞,包括免疫细胞。这些细胞分裂并自我更新或产生多能祖细胞(MPP),后者可以成为共同髓系祖细胞(CMP)或共同淋巴系祖细胞(CLP)。这些细胞向不同谱系的细胞发育,直至发育到最终阶段并离开骨髓,在这个过程中组细胞的分化潜能受到越来越多的限制。浆细胞样树突状细胞(pDC)来自 CMP 或CLP,而经典树突状细胞来自 CMP。这些不同类型的树突状细胞在图中均以统一显示为树突状细胞(©Kavathas 2020)。

造血干细胞

多能祖细胞

共同淋巴系祖细胞

共同髓系祖细胞

粒细胞/单核细胞前体细胞

巨核细胞/红细胞前体细胞

树突状细胞

固有淋巴样细胞(ILC)

B细胞

T细胞

ILC1
ILC2
ILC3
NK 细胞

单核细胞

粒细胞

肥大细胞

巨核细胞

成红细胞

红细胞

血小板

巨噬细胞

单核细胞样树突状细胞

中性粒细胞

嗜酸性粒细胞

嗜碱性粒细胞

不同的分化途径使得不同类型的细胞以适合的速率产生以维持健康稳态。然而，身体可以对诸如感染或低氧等干扰做出应答。例如，感染后单核细胞和粒细胞的产生会增加。另一方面，在低氧条件下（如高山顶部），能产生更多红细胞的通路被激活，从而得以灵活适应系统遭受压力的情况。

并非所有的免疫细胞都来源于骨髓HSC细胞。例如，在胚胎发育过程中，双能红细胞/髓系细胞会产生红细胞和组织驻留巨噬细胞（如驻留在大脑中的小胶质细胞）。在这一时期也会出现一种被称为B1的固有免疫类型的B细胞。

❹ 细胞因子：细胞间的通信信号

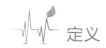 定义

细胞因子是由免疫细胞产生的低分子量蛋白质，并可影响其他细胞的行为。细胞因子的分子量从15～196 kDA不等，有些形成多聚体，从而导致更大分子量的形成。细胞因子一词源自希腊语"cyto"（细胞）和"kinesis"（运动）。细胞因子由许多种细胞产生，不仅是免疫细胞。然而，本书中我们将更多地关注免疫细胞产生的细胞因子。细胞因子通过刺激或抑制细胞的活化、增殖、存活、迁移或分化来调节免疫应答的强度和持续时间。它们作为固有和适应性免疫系统的效应功能的一部分而被分泌。

各种细胞因子的命名有些混乱，在某些情况下是基于最初发现的单一生物活性来命名的，尽管后来发现该因子还具有另外几种活性。例如，肿瘤坏死因子（TNF）因其杀死肿瘤的能力而得名，但与大多数细胞因子一样，它是多效性的，能表现出许多其他活性，包括诱导其他细胞因子的产生、杀死靶细胞和引起血管内皮细胞的变化，以使其他免疫细胞（如中性粒细胞和T细胞）到达感染部位。还有的细胞因子，如白细胞介素，按照它们的发现顺序命名（IL-1～IL-40），它们最初被认为是由白细胞产生的，用来与其他白细胞进行交流。然而，其他类型的细胞也可以产生或响应细胞介素，因此这种命名法具有误导性。还有的细胞因子是干扰素（IFN）家族的成员。另外一些生长因子如粒细胞-巨噬细胞集落刺激因子（GM-CSF）也是细胞因子。

靶细胞在其细胞表面表达特定的细胞因子受体后，细胞因子就可以作用于释放它们的细胞（自分泌）或其他附近的（旁分泌）细胞。细胞因子缺乏抗原特异性并且具有高活性，这意味着它们非常强大，当全身释放时可能很危险，有时会导致灾难性后果，如低血压、肺水肿或休克。所以，细胞因子的产生受到严格调控，因此它们的mRNA和蛋白质的半衰期都很短，从而确保它们在大多数情况下只在有限的时间段和短距离范围内起作用（表2.1）。

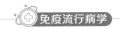免疫流行病学

表 2.1 细胞因子

家族名称	举 例	受 体	活 性 / 特 征
Ⅰ型干扰素	IFN-α，IFN-β，IFN-κ，IFN-ω	IFNAR	抗病毒，免疫应答调节
Ⅱ型干扰素	IFN-γ	IFGNGR	炎症，Th1细胞因子，巨噬细胞活化
Ⅲ型干扰素	IFN-λ	IFNLR	抗病毒，炎症
集落刺激因子	G-CSF，GM-CSF，M-CSF	G-CSFR，CD116，CSF-1R	中性粒细胞发育，髓系单核细胞分化，单核细胞谱系生长
即时肿瘤坏死因子	TNF（TNF-α），LT-α（TNF-β），LTβ，LTα1β2	TNFRⅠ或TNFRⅡ，HVEM，LTβR	与MHC复合体相关的基因，炎症中的作用，细胞毒作用，淋巴器官发育等
扩展肿瘤坏死因子	CD40L，FasL，APRIL和BAFF，LIGHT，TRAIL	CD40，Fas，TACI或BC-MI，HVEM或LTβR，DR4或DR5，DCR1，DCR2或OPG	该家族的19种配体和29种受体中的一些，其基因位于整个基因组中，杀伤作用，B细胞的活化和存活，骨重塑等
白细胞介素-1	IL-1α，IL-1β，IL-1Rα，IL-18，IL-33	IL-1R1	发热，IFN-γ诱导，Th1活化，TNF诱导
白细胞介素-2	IL-2，IL-3，IL-4，IL-5，IL-7，IL-12，IL-13，IL-15，IL-21，IL-23	共同的γ链	T细胞生长，B细胞活化，T细胞维持，Pre-B和Pre-T细胞，NK细胞活化，Th1细胞极化，B细胞生长和IgE活化，T细胞记忆，B细胞，T细胞，NK细胞
白细胞介素-6	IL-6，IL-11，IL-27，LIF，OSM，CNTF，CLC，CT-1	gp130	急性期应答，B细胞刺激，Treg和Teffs细胞之间的平衡，代谢调控，神经功能
白细胞介素-17	IL-17(IL-17A)，IL-17B，IL-17C，IL-17D，IL-17F		中性粒细胞招募，炎症，一些自身免疫性疾病
迁移抑制因子	MIF	CD74-CXCR4	巨噬细胞迁移抑制，诱导类固醇抵抗，巨噬细胞活化
转化生长因子	TGF-β	TGF-βR	抗炎，向IgA转化

注：这是细胞因子的部分列表，根据其受体使用情况可将其分为不同的家族。

❺ 趋化因子：方向信号

趋化因子是范围在8～15 kDA之间的化学引诱分子，它们组成性地或在细胞激活后产生并通过浓度梯度起作用。趋化因子通过在各种白细胞上表达的七次跨膜G蛋白偶联受体传递信号，这些信号指导靶细胞运动并诱导其活性的变化。趋化因子最初是根据它们的生物学活

性来命名的,但近来的命名则是根据它们的结构。CC趋化因子在其氨基末端附近具有两个相邻的半胱氨酸,而CXC趋化因子还具有插入CC末端的单个氨基酸。这些CC配体(CCL)或CXC配体(CXCL)与各自的CCLR或CXCLR受体结合并传递信号。

一些趋化因子是"混合型的",因为它们可以通过不止一种受体传递信号,而一些受体也可以结合不止一种趋化因子(图2.5)。例如,在淋巴器官中具有组织功能的组成型趋化因子(见下文),包括CCL19和CCL21,通过表达CCR7(CCL19和CCL21的受体)将T细胞和DC引导至淋巴结的滤泡旁区域,并将它们维持在淋巴结内的这些特定部位。另一方面,表达CXCR5的B细胞可被CXCL13引导至B细胞所在的淋巴结区域位置。趋化因子由炎性细胞因子所诱导产生,例如,由来自基质细胞的TNF所诱导。此外,CCL2(MCP-1)等趋化因子由来自活化的巨噬细胞分泌的TNF所诱导产生,然后招募更多的表达CCR2的单核细胞到达该位点,即可再次放大免疫应答。

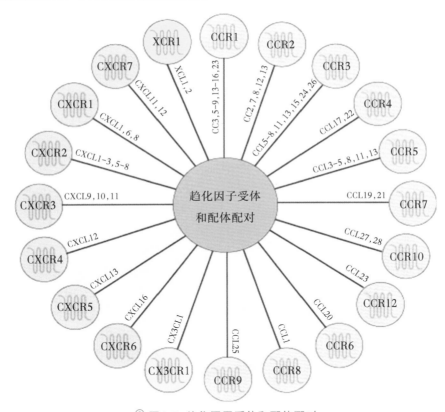

🔎 图2.5　趋化因子受体和配体配对

注:属于每个趋化因子家族(C、CC、CXC和CX3C)的趋化因子受体展示于轮子的外环,它们的趋化因子配体沿轮辐显示,具有单个已知配体的受体显示在黄色阴影圆圈区域中[经许可转载(图来自Gemma等人[22])]。

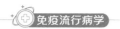
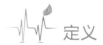

⑥ 淋巴系统和淋巴器官

定义

淋巴系统由一系列连接淋巴器官、血流和身体其他部位的管道组成(图2.6)。淋巴系统具有三个功能:体液稳态、脂质转运以及抗原和淋巴细胞转运。淋巴系统在进化过程中最早的功能是将从血管渗出到组织的液体送返到血液中。组织中的液体首先收集在管壁很薄、处于末端的毛细淋巴管中。毛细淋巴管由细胞组成,细胞之间有空隙,因此,细胞外液可以进入管道。这些液体称为淋巴液,淋巴液进入较大的淋巴收集管并最终返回血液。在没有淋巴器官的斑马鱼等原始动物中,淋巴管的主要功能是通过调节体液量来维持体液平衡。在人体中,每天有8~12升来自血管外隔室的液体和蛋白质通过淋巴系统返回血液。

该系统随后演变出更多的功能,如在免疫监视中发挥作用。高级生物获得与淋巴管相连的淋巴结。来自组织的淋巴液通过淋巴管进入淋巴结,从而过滤淋巴液并帮助清除病原体。除了将颗粒抗原、可溶性抗原和微生物运送到淋巴结,淋巴液还用于运输抗原呈递细胞,包括树突状细胞(DC)。激活的DC迁移到淋巴结并遇到适应性免疫系统的T细胞,以提醒它们注意病原体的存在。淋巴液还会有一些多形核白细胞,但不含红细胞或血小板,因此不会凝结,液体呈乳白色。最接近感染部位的用以接收淋巴液、抗原和抗原呈递细胞的淋巴称为引流淋巴结。此外,来自肠道的脂肪被吸收到淋巴管中以输送到血液中。

与由心脏推动液体的血液循环系统不同,淋巴系统没有泵。外在和内在力量一起使淋巴液在身体的大部分区域逆着静水压力梯度移动。流体运动的驱动力由骨骼肌收缩造成血管的压缩来提供。此外,收集淋巴管具有内在的泵送活力。淋巴管内的单向瓣促进淋巴液向一个方向运动,最终进入血流。淋巴液从身体躯干的淋巴管汇聚于胸导管中,经淋巴管和血管的连接处进入左锁骨下静脉,然后进入血流。同样,来自头部和身体上部的淋巴液通过右锁骨下静脉进入血液(图2.6)。因此,血液和淋巴系统的生理连接使得淋巴细胞和抗原在全身不断循环和通行。

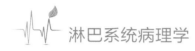 淋巴系统病理学

不仅免疫细胞可以穿过淋巴系统,转移的癌细胞也可以穿过离肿瘤原发地很远的淋巴管。对于许多类型的实体瘤来说,这是一种常见的转移途径,代表了癌症的更晚期阶段。例如,在乳腺癌和其他癌症中,有时会在淋巴结中发现肿瘤细胞,然后通过手术将其与肿瘤一起切除。因此,6%~30%接受过乳腺癌手术的患者会出现组织肿胀(淋巴水肿)。淋巴水肿

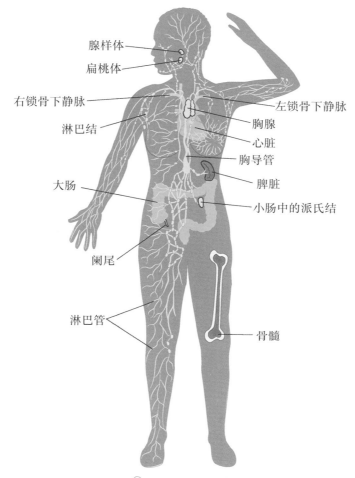

腺样体

扁桃体

右锁骨下静脉

淋巴结

左锁骨下静脉

胸腺

心脏

胸导管

脾脏

大肠

小肠中的派氏结

阑尾

淋巴管

骨髓

图2.6 淋巴系统

注:淋巴系统由初级淋巴器官(胸腺和骨髓)和次级淋巴器官(淋巴结、脾脏、派氏结、扁桃体、腺样体)组成,它们由淋巴管连接,从左右锁骨下静脉处连接到血液循环中(©Ruddle 2020)。

是一种病理状况,是由于淋巴液引流受损导致蛋白质和相关液体在间质积聚所造成。淋巴水肿也可能是由阻碍淋巴管发育的遗传缺陷所引起的。丝虫病是一种由蚊子传播的感染性疾病,寄生线虫或蛔虫会寄生在淋巴系统中,破坏管道和液体运输,并导致下肢严重肿胀。这种情况也被称为象皮病,因为受影响的腿严重肿胀,看起来像大象的腿。

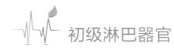 初级淋巴器官

免疫细胞发育和成熟的两个主要或核心淋巴组织是骨髓和胸腺。骨髓是造血和来源于造血干细胞(HSC)的所有白细胞分化的部位。部分成熟的T淋巴细胞(前T细胞)离开骨髓并迁移到胸腺,在那里完成它们的分化和选择。胸腺是位于心脏上方的器官,分为皮质和髓质。前T淋巴细胞通过血管进入并穿过胸腺实质,在经过胸腺实质时会遇到一些细胞和信号以维持它们发育为成熟、未免疫(缺乏应对外来抗原经验)的T细胞。然后它们将离开胸

腺并迁移到次级淋巴器官(图2.6)。

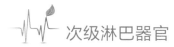

次级淋巴器官

次级或外周淋巴器官,是抗原与T细胞和B细胞相遇的部位,包括脾脏、淋巴结、扁桃体、阑尾、腺样体、派氏结和黏膜相关淋巴组织(MALT),例如,支气管(BALT)、鼻(NALT)和肠道(GALT)的相关淋巴组织。成熟T淋巴细胞和B淋巴细胞在这些部位被激活并对病原体做出应答。所有次级淋巴器官都被划分为富含T细胞或B细胞的区域。T细胞和B细胞通过其表面上的趋化因子受体对淋巴器官中的基质细胞产生的趋化因子做出应答,从而将T细胞和B细胞引导到它们相应的位置。

淋巴结是存在于全身特定区域的被包裹的芸豆状器官(图2.7),通常被划分为富含B细胞的滤泡区和富含T细胞的旁皮层区域。抗原作为可溶性蛋白通过传入淋巴管进入淋巴结或由树突状细胞转运至淋巴结。可溶性抗原通过包膜渗入淋巴结,被滤泡树突状细胞呈递在表面递呈给B细胞或继续通过导管到达T细胞区。在外周组织中被活化的成熟树突状细胞(DC)受到趋化因子CCL21和由基质细胞以及毛细血管后微静脉(高内皮小静脉HEV)产生的CCL19的影响,迁移到淋巴结的旁皮层区域。在那里,它们可以激活抗原特异性的T细胞。

在血液中循环流动的未免疫T细胞表达LFA-1、CCR7和L-选择素(CD62L)等受体,与表达在HEV上的相应配体ICAM-1、CCL19或CCL21相互作用,沿着HEV进入淋巴结。这种趋化因子的作用可以促进细胞通过血管迁移到淋巴结实质,并最终定位于T细胞区。那些对于入侵病原体上的特定抗原具有特异性受体的T细胞被DC呈递抗原后激活。通过降低CCR7和上调SIP1(在血液和淋巴液中处于高水平的趋化因子SIP的受体),激活的T细胞会进行增殖并改变其表面受体。这使得它们通过传出淋巴管迁移出淋巴器官。传出淋巴管通向胸导管,胸导管又连接到血管,因此通过这一路径,T细胞最终到达感染部位。

B细胞也通过HEV进入淋巴结,但它们表达的CXCR5受体使它们能够移动到淋巴结中称为B细胞滤泡的另一个部位,也是趋化因子CXCL13的来源。B细胞在滤泡中遇到其特异性抗原,然后被激活成为抗体分泌细胞(浆细胞)。这些细胞迁移到髓索,离开淋巴并迁移到骨髓(图2.6)。没有遇到抗原的B细胞可以通过传出淋巴管从淋巴结迁出。

脾脏是一个豆形器官,位于腹部左侧,长约4英寸,分为红髓和白髓(图2.8)。当发生感染时它会变大。红髓在胎儿发育过程中是红细胞的来源。红髓中的巨噬细胞主要起到过滤作用,以消除衰老、受损或感染疟疾、巴贝虫或其他病原体的红细胞。脾脏中的白髓与含有T淋巴细胞和B淋巴细胞区域的淋巴结在解剖结构上具有相似性,而不同的是抗原是通过血流而不是淋巴管进入脾脏。脾脏通过巨噬细胞活性及激活B淋巴细胞和T淋巴细胞来抵御血源性病原体,是机体的第一道防线。

派氏结是由小肠黏膜下层淋巴细胞聚集产生的。它们的结构类似于淋巴结,具有T细胞区和B细胞区及其各自的抗原呈递细胞,同时也有HEV作为未免疫淋巴细胞从血液进入实质的入口(图2.9)。派氏结缺少传入淋巴管,所以抗原会以不同的方式进入其中。散布在肠腔上皮层的特化微折叠(M)细胞,能够通过胞吞作用和表达某些微生物病原体的特定受

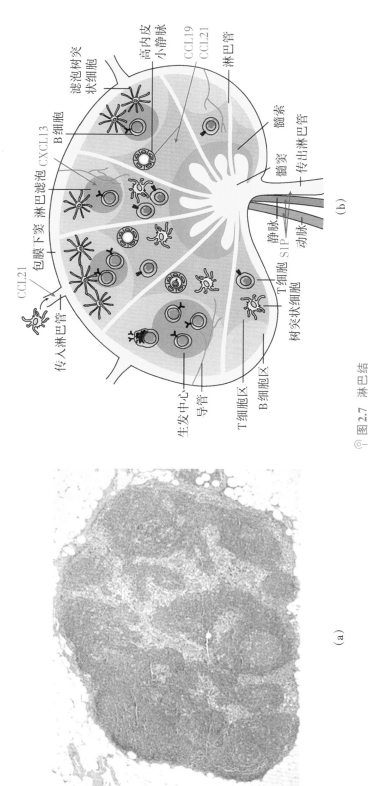

© 图 2.7 淋巴结

注：(a) 正常人组织切片的 H&E 染色展示淋巴结的组织结构。照片由耶鲁大学医学院的 David Hudnall 博士提供。(b) 淋巴结组织结构的示意图。正常人淋巴结，展示了趋化因子介导的 T 细胞和 B 细胞及其抗原呈递细胞的区室化。抗原和树突状细胞通过传入淋巴管进入。未免疫的淋巴细胞通过小动脉进入淋巴结，沿着 HEV 进入实质区，并经过传出淋巴管或静脉离开（©Ruddle 2020）。

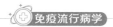

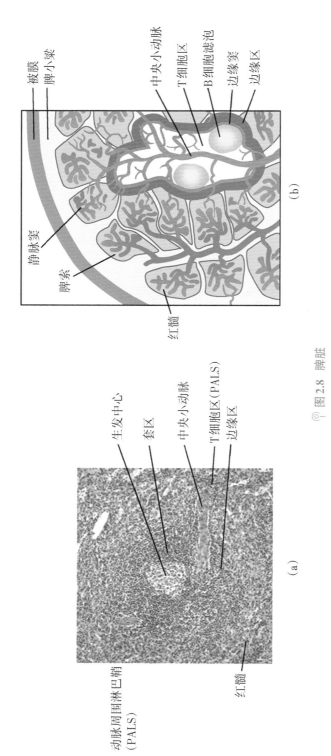

○ 图 2.8 脾脏

注：（a）组织切片的 H&E 染色展示脾脏的组织结构。正常人脾脏的 H&E 染色显示出红髓和白髓。照片由耶鲁大学医学院的 David Hudnall 博士提供。（b）脾脏组织结构示意图。脾脏白髓的示意图，显示了脾脏周围淋巴鞘（PALS），B 细胞位于动脉周围淋巴鞘的部位。T 细胞通过中央小动脉进入人的部位。T 细胞位于动脉周围淋巴鞘（PALS），B 细胞位于滤泡中（©Ruddle 2020）。

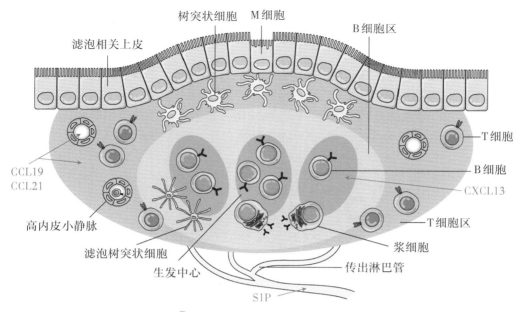

图2.9 派氏结组织结构示意图

注:抗原通过M细胞进入后遇到树突状细胞。T细胞和B细胞与在淋巴结中一样区室化分布。淋巴细胞通过传出淋巴管离开,被引导至肠系膜淋巴结(©Ruddle 2020)。

体从肠道吸收物质。外来抗原进入派氏结并被转运到上皮层下方,在那里它们可能遇到另外的抗原呈递细胞,如巨噬细胞和树突状细胞,这些细胞进一步将抗原转运到B细胞滤泡和T细胞滤泡间区。未免疫淋巴细胞通过HEV进入,在遇到抗原之后,免疫细胞将离开派氏结并通过传出淋巴管迁移到肠系膜淋巴结。

扁桃体和腺样体在胃肠道和肺部的入口处提供防御作用。人类具有腺样体组织和几个扁桃体。与淋巴结结构的组织形式相似,它们也都具有T细胞区和B细胞区,有HEV和抗原呈递细胞。它们还配备有捕获入侵病原体的腺窝和特化的M(多重折叠)细胞,这些细胞可以捕获病原体并将其转运至常规的抗原呈递细胞。

黏膜相关淋巴组织(MALT)分散在全身各处的黏膜组织附近。由于它们位于抗原进入的部位,所以被认为是早期的防线。它们存在于鼻子、喉咙、肺和肠道中,非常容易受周围环境的影响,并受到持续的刺激。其中,阑尾是人体小肠和大肠交界处的一个管状突起,其功能暂未被了解。

支气管相关淋巴组织(BALT)位于肺部。它们是淋巴组织中有序组织程度最低的,并且最容易受到环境的影响,也就是说,它们是早期遭遇抗原和炎症标志物出现的关键部位。

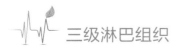 三级淋巴组织

三级淋巴组织,也称为异位淋巴组织、三级淋巴结构或三级淋巴器官,由很多细胞有组织地聚集起来构成。相比于在无外源性抗原的情况下,在胎儿时期就特化形成的初级和次级淋巴器官,三级淋巴器官发生于淋巴器官以外的部位,出现在机体出生后的慢性炎症过程

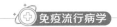

中(图2.10)。三级淋巴组织发生在包括慢性移植排斥的部位、慢性肝炎病毒感染的肝脏中、自身免疫性疾病和一些肿瘤中。三级淋巴组织像次级淋巴器官一样,存在组织有序的T细胞和B细胞区室、抗原呈递细胞、HEV、淋巴趋化因子、导管和淋巴管。它们与初级和次级淋巴器官的不同之处在于它们很少被基质包膜包被,可嵌入另一个器官(如大脑、胰腺)中,并且若最初的诱导刺激(如微生物、自身抗原)移除了,它们就可以分解。它们具有类似于次级淋巴器官的功能,即未免疫T细胞和B细胞通过HEV进入其中并被抗原激活。这有益于在局部区域防御微生物或肿瘤,但同时也可能会加重自身免疫性疾病的发病。

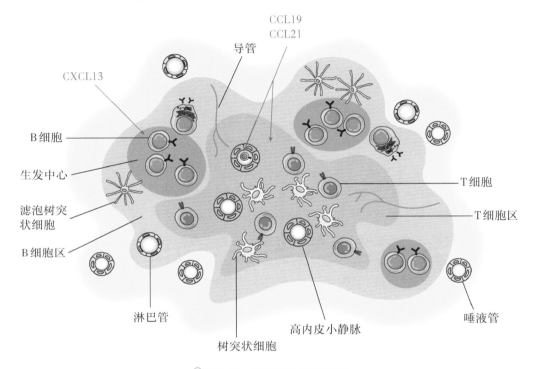

🔍 图2.10 三级淋巴组织/器官

注:示意图展示的三级淋巴组织/器官是一类组织有序的淋巴样聚集体,与干燥综合征(一种自身免疫性疾病)患者唾液腺内的次级淋巴器官类似,有T细胞和B细胞区室、HEV、趋化因子和淋巴管。然而,三级淋巴组织很少有基质包膜(©Ruddle 2020)。

(翻译:马洪第)

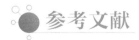 **参考文献**

[1]　Akirav E, Truman LA, Ruddle NH.Lymphoid tissues and organs.In：Paul WE, editor.Fundamental immunology.7th ed.Philadelphia：Lippincott, Williams, and Wilkins；2012.

[2]　Blander JM, Longman RS, Iliev ID, Sonnenberg GF, Artis D.Regulation of inflammation by microbiota interactions with the host.Nat Immunol.2017；18(8)：851-60.

[3]   Bonilla FA, Oettgen HC. Adaptive immunity. J Allergy Clin Immunol. 2010; 125 (2 Suppl 2): S33-40.

[4]   Boudreau JE, Hsu KC. Natural killer cell education in human health and disease. Curr Opin Immunol. 2018; 50: 102-11.

[5]   Buenrostro JD, Corces MR, Lareau CA, Wu B, Schep AN, Aryee MJ, et al. Integrated single-cell analysis maps the continuous regulatory landscape of human hematopoietic differentiation. Cell. 2018; 173 (6): 1535-48 e16.

[6]   Collington SJ, Williams TJ, Weller CL. Mechanisms underlying the localisation of mast cells in tissues. Trends Immunol. 2011; 32 (10): 478-85.

[7]   Drayton DL, Liao S, Mounzer RH, Ruddle NH. Lymphoid organ development: from ontogeny to neogenesis. Nat Immunol. 2006; 7 (4): 344-53.

[8]   Eisenbarth SC. Dendritic cell subsets in T cell programming: location dictates function. Nat Rev Immunol. 2019; 19 (2): 89-103.

[9]   Freud AG, Mundy-Bosse BL, Yu J, Caligiuri MA. The broad spectrum of human natural killer cell diversity. Immunity. 2017; 47 (5): 820-33.

[10]   Frossi B, Mion F, Tripodo C, Colombo MP, Pucillo CE. Rheostatic functions of mast cells in the control of innate and adaptive immune responses. Trends Immunol. 2017; 38 (9): 648-56.

[11]   Iwasaki A, Medzhitov R. Control of adaptive immunity by the innate immune system. Nat Immunol. 2015; 16 (4): 343-53.

[12]   Lam VC, Lanier LL. NK cells in host responses to viral infections. Curr Opin Immunol. 2017; 44: 43-51.

[13]   Palm NW, de Zoete MR, Flavell RA. Immune-microbiota interactions in health and disease. Clin Immunol. 2015; 159 (2): 122-7.

[14]   Randolph GJ, Ivanov S, Zinselmeyer BH, Scallan JP. The lymphatic system: integral roles in immunity. Annu Rev Immunol. 2017; 35: 31-52.

[15]   Reddy KV, Yedery RD, Aranha C. Antimicrobial peptides: premises and promises. Int J Antimicrob Agents. 2004; 24 (6): 536-47.

[16]   Robinson JP, Roederer M. History of science. Flow cytometry strikes gold. Science. 2015; 350 (6262): 739-40.

[17]   Rosen CE, Palm NW. Functional classification of the gut microbiota: the key to cracking the microbiota composition code: functional classifications of the gut microbiota reveal previously hidden contributions of indigenous gut bacteria to human health and disease. BioEssays. 2017; 39 (12)

[18]   Spitzer MH, Nolan GP. Mass cytometry: single cells, many features. Cell. 2016; 165 (4): 780-91.

[19]   Turner MD, Nedjai B, Hurst T, Pennington DJ. Cytokines and chemokines: at the crossroads of cell signalling and inflammatory disease. Biochim Biophys Acta. 2014; 1843 (11): 2563-82.

[20]   Vivier E, Artis D, Colonna M, Diefenbach A, Di Santo JP, Eberl G, et al. Innate lymphoid cells: 10 years on. Cell. 2018; 174 (5): 1054-66.

[21]   Wilk AJ, Blish CA. Diversification of human NK cells: lessons from deep profiling. J Leukoc Biol. 2018; 103 (4): 629-41.

[22]   White GE, Iqbal AJ, Greaves DR. CC chemokine receptors and chronic inflammation. Therapeutic opportunities and pharmacological challenges. Pharmacol Rev. 2013; 65 (1): 47-89. https://doi.org/10.1124/pr.111.005074.

第3章　固有免疫：识别和效应功能

❶ 引言

　　免疫学领域内的一个主要问题是弄清机体识别入侵微生物的机制本质。区分致病微生物和进入机体的无害物质(如无害的植物种子)至关重要。已故的 Charles Janeway 博士注意到为了让注射蛋白抗原的小鼠产生较强的抗体反应,需要加入灭活的细菌,他称之为"免疫学家肮脏的小秘密"。微生物刺激物可以作为一种增强免疫反应的物质——佐剂。在利用果蝇以及小鼠所做的独立研究中发现了一种识别微生物配体或者"危险"存在的受体。下文描述的是在果蝇中发现受体的故事,说明了不同生物里的研究可以阐释作用于人类的重要原理。对不同类型受体及其识别配体的描述可以作为免疫系统如何识别从脂类、多糖、蛋白质到核酸等不同种类型配体的例子。这可以让免疫系统识别从胞外细菌、真菌到胞内病毒和细菌的一系列微生物。在与配体结合的时候,每个受体都可以传导信号来激活针对感染病原体类型的适当保护性反应。这是一个了不起的系统。

❷ 模式识别受体

　　固有免疫和适应性免疫不同的特征主要在于其识别方式是否利用种系编码的受体并结合保守的与相似病原体相关的分子模式。该模式被称作病原相关分子模式(PAMP)。识别PAMP的受体叫作模式识别受体(PRR)。在人体中,约有60个PRR,组成了几个家族。PAMP代表了固有免疫识别的主要靶点,有几个共同的特点:

　　(ⅰ)PAMP是某大类微生物共有的相对不变的结构,PAMP的性质使得宿主有限数量的种系编码的受体识别种类繁多的微生物。

　　(ⅱ)PAMP只能是微生物产生,宿主机体不能产生。换而言之,PAMP与宿主细胞合成的结构在化学上有所不同。这种特性防止固有免疫攻击自身组织。

　　(ⅲ)PAMP通常是微生物生存必需的分子。PAMP的突变可能会致死或者降低微生物的生存能力。这增加了微生物无法改变其PAMP分子结构从而逃避固有免疫系统识别的可能性。

Toll样受体(TLR)家族是模式识别受体中被刻画最清楚的家族。1988年,第一个TLR作为黑腹果蝇Toll受体的同源分子被鉴定出来,可以调控果蝇的发育和免疫。德国发育学家、诺贝尔奖获得者Christiane Nüsslein-Volhard领导的实验室发现某个基因的突变对果蝇的发育有巨大的影响。她用"Toll"这个词来描述该突变的表型,这个词在德语中有"酷""令人惊叹"的意思。因此,这个编码跨膜蛋白的基因被称为Toll受体。Toll受体胞内结构域的一部分区域与白细胞介素1细胞因子受体的结构域同源,这个结构域叫作Toll-白介素受体(TIR)同源结构域。这暗示了Toll受体在果蝇的免疫中可能起作用。为了验证这一假说,科学家们扰乱成年果蝇的Toll蛋白,被扰乱Toll蛋白后的果蝇死于真菌感染。这一结果致使第一个模式识别受体(PRR)被发现。

TLR家族受体定位于细胞膜外或者内体膜内(图3.1)。人体中有10个TLR,每个受体都特异性地针对一系列不同的微生物产物。例如,TLR2可以和革兰氏阳性菌细胞壁中的脂蛋

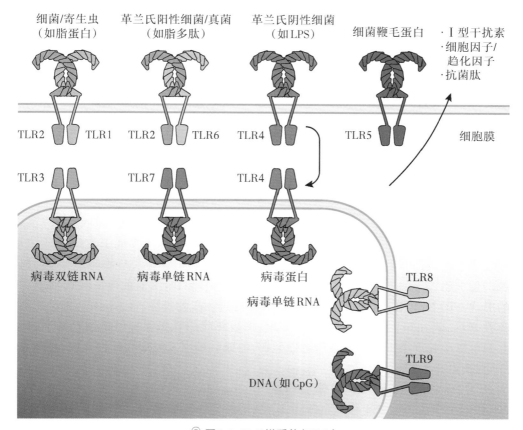

图3.1　Toll样受体(TLR)

注：人类的TLR受体位于质膜或内体。配体与受体结合后,诱导受体二聚化和信号转导。膜上的TLR与细胞外病原体的配体结合,内体上的TLR与细胞内微生物的配体结合。当TLR-4被内吞时,它也能结合配体。激发的反应包括Ⅰ类干扰素反应、其他细胞因子和趋化因子,以及抗菌肽的分泌(TLR-10没有显示,因其特点不太清楚)(©Kavathas 2020)。

白结合,TLR4 可以和革兰氏阴性菌膜中的脂多糖结合。真菌细胞壁有独特的糖类可以作为 TLR6 的靶点。另一类主要的 TLR 受体就是核酸感受器,它们对宿主细胞内产生的病毒的识别尤为重要(图 3.1)。既然不同的病毒拥有 RNA 或者 DNA 的基因组,那么有两种核酸的感受器十分重要。感受 DNA 的 TLR 是 TLR9,而感受 RNA 的则包括识别双链 RNA 的 TLR3,以及单链 RNA 的 TLR7 和 TLR8。这些 TLR 位于细胞内的内体中。TLR9 检测通常在细菌 DNA 中发现没有甲基化的 CpG 核酸。受体−配体结合之后,TLR 受体被诱导二聚,信号借由两个接头蛋白中的一个的结合起始:除了 TLR3 使用 TRIF(包含 TIR 结构域接头分子诱导 IFNβ 因子)接头分子,大多数 TLR 使用 MyD88(髓样细胞分化因子 88)。这些接头分子激活多种信号通路致使转录因子 NF-κB 或者干扰素调节因子激活并导致细胞的改变,包括分泌细胞因子、趋化因子、抗微生物的短肽(见下文),以及一类干扰素。

另一个受体家族被称作 C-型凝集素受体(CLR),CLR 可以识别细菌或者真菌细胞壁的成分。凝集素是与糖分子结合的蛋白质。例如,dectin-1 受体和真菌上的 β-葡聚糖结合,或者甘露糖受体和细菌表面的甘露糖结合。模式识别受体种类的多样化增加了识别多种微生物的可能性。不同 PRR 识别同一病原体的另一优势是,已经进化出针对某一类型 PRR 逃逸机制(因此其 PAMP 被改变且不再结合)的微生物仍将被不同的 PRR 所识别。

NOD 样受体(NLR)是另一家族的胞内 PRR,以便识别位于细胞里的病原体。NLR 有一个核苷酸结合寡聚化结构域(NOD)和 C 端亮氨酸富集重复(LRR)。基于蛋白中的结构域,这个家族 23 个成员被细分为三类。NOD1 和 NOD2 受体可以识别来自胞内菌(如结合杆菌或者沙眼衣原体)的细菌肽聚糖的片段。NOD2 可以识别几乎在所有细菌中都被发现具有的穆拉米基二肽 MDP 结构。NLR 的激活可以引起某些生物学效应,包括炎性细胞因子和 I 类干扰素的诱导。这种激活也可以刺激自噬,宿主的膜包裹病原体,形成一个囊泡并与溶酶体结合从而杀灭病原体。自噬是一个进化上保守的普遍的宿主防御机制,用于循环利用或降解病原体存在时所受刺激的细胞质的组分。

一些胞内的 NLR 家族成员可以引起被叫作炎症小体的复合物的形成(图 3.2)。例如,AIM-2 是一个双链(ds)DNA 的 NLR 受体,可以识别痘病毒,如基因组是 dsDNA 的痘苗病毒。当受体和配体结合时,会发生二聚并与接头蛋白 ASC[包含半胱天冬酶募集结构域(CARD)凋亡相关斑点样蛋白]相互作用形成一个多聚的信号复合物,叫作炎症小体。这会引起一种半光氨酸蛋白酶 caspase-1 的激活,进而把细胞因子 IL-1β 和 IL-18 的前体形式切割成有生物活性的形式。IL-1β 和 IL-18 细胞因子被释放并导致进一步的炎症。Caspase-1 也会切割胞质蛋白焦孔素(gasdermin)D,引起该蛋白的多聚,形成环状的孔插入被感染细胞的细胞膜中。这个孔洞可以引起离子失衡并导致渗透性裂解,形成一种引发炎症的死亡方式,被称为焦亡(参见细胞死亡文本框)。

NLRP3 炎症小体由 NLRP3 受体、ASC 和 pro-caspase-1 组成,可以作为由微生物产物(PAMP)和宿主损伤相关分子模式(DAMP)所激活的全面感受器的一个例子(图 3.2)。组织损伤和代谢压力产生的 DAMP 被 NLRP3 炎症小体所识别。DAMP 的识别是一种间接感知某个事情存在问题的机制,譬如当一个病原体引起细胞的损伤时。例如,在某些代谢失调的情况下,尿酸晶体会在关节形成。这些尿酸晶体被巨噬细胞之类的细胞通过微胞饮所摄取并被转运到溶酶体。它们会通过使溶酶体膜破裂而将其中内含物释放到细胞质。这会引起 NLRP3 炎症小体的激活和关节炎,并导致痛风。这条通路的阐明提示了治疗的靶点,也就是说,可以阻断由 NLRP3 激活引起的 IL-1 细胞因子的分泌。石棉颗粒也可以引起 NLRP3 炎症小体的激活,从而导致肺部炎症和石棉沉着病。这些都是由于饮食、生活方式和环境改变引起的近代疾病。NLRP3 基因的突变存在于自身炎症反应的个体中,例如,Muckle-Wells综合征患者。

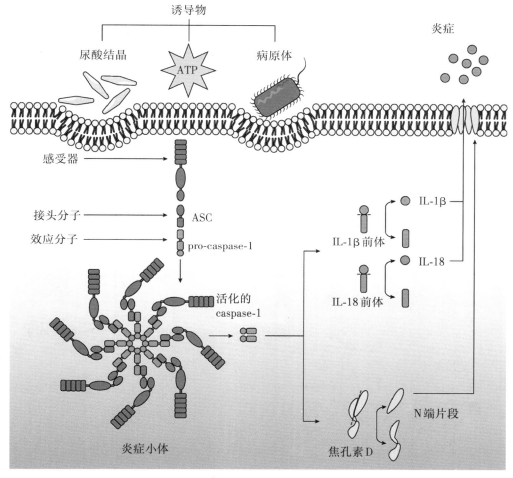

图 3.2 炎症小体

注:炎症小体是由感受器(模式识别受体)、接头分子(ASC,包含半胱天冬酶募集结构域(CARD)凋亡相关斑点样蛋白)和效应分子(如 caspase-1)组装而成的超分子复合体。该组装由诱导因子触发,诱导因子可以是微生物产物或 DAMPs(损伤相关分子模式)。两类传感器是 NOD 样受体(NLR)和 AIM2 样受体。配体结合与受体结合后,诱导受体二聚化并形成复合物。Pro-caspase-1 被裂解成活性形式,作为一种半胱氨酸蛋白酶发挥作用,它可以裂解细胞因子 IL-1β 和 IL-18 的原形式,并导致其分泌。蛋白质焦孔素 D 被裂解,其中一个片段寡聚并插入质膜,形成一个环形孔(©Kavathas 2020)。

RNA 病毒可以在细胞质里复制,主要被细胞质里的 RNA 感受器视黄酸诱导基因 1 样(RLR)受体所识别(图 3.3),其中包含 RIG-I,它可以识别流感、埃博拉病毒等 RNA 病毒中发现的含有 5′-三磷酸或二磷酸的双链 RNA。另一个受体 MDA5 结合长的双链 RNA(>2 kb)。这些受体通过位于线粒体表面的接头蛋白 MAVS 传递信号,引起转录因子 IRF3/7 的激活。

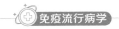

这会导致Ⅰ类干扰素的合成和分泌以及NF-κB的激活,并诱导促炎性细胞因子的产生。

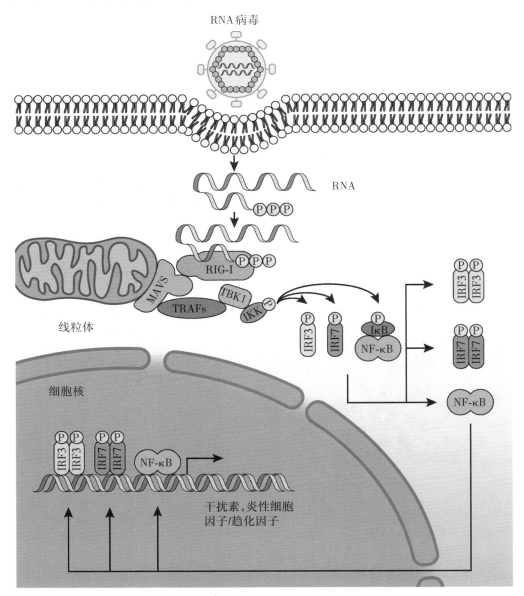

图 3.3　RIG-Ⅰ通路

注:在细胞质中,RIG受体和病毒中具有5′-三磷酸末端的双链RNA结合。当配体结合后,受体发生构
　　象的改变并招募接头分子MAVS(线粒体抗病毒信号)蛋白。这导致了其他蛋白的招募,引起转录
　　因子NF-κB和IRF3以及IRF7的激活。NF-κB通常和IκB蛋白结合,滞留在细胞质中。当被磷酸化
　　后,两者分离,NF-κB可以进入核中。这些因子可以强烈诱导抗病毒蛋白IFN-α和IFN-β以及其他
　　细胞因子和趋化因子的表达。

　　cGAS-STING通路是一个进化上保守的监测系统,主要感受DNA病毒、逆转录病毒和细菌DNA的核酸(图3.4)。这一胞内感受通路识别大约25bp的DNA。cGAS酶(核苷酸转移酶)通过与DNA的糖骨架结合而发挥作用,因此它并非序列特异性的。它可以催化合成环鸟

苷酸–腺苷酸(cyclic GMP-AMP,cGAMP)，一个 2′-3′ 连接的鸟苷酸–腺苷酸二核苷酸。该产物可以与内质网(ER)上被称作STING(干扰素基因刺激因子)的跨膜接头蛋白结合。这会引起转录因子IRF3(干扰素反应因子3)的磷酸化和一类干扰素IFNα和IFNβ的产生。胞内核酸感受器的存在给我们提出了一个基本的问题：如何区分非我DNA和自我DNA以避免自身免疫。这些细节仍待研究。

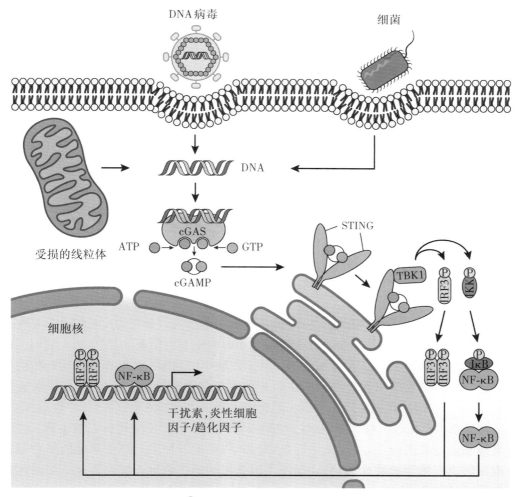

图3.4　cGAS-STING通路

注：cGAS酶(核苷酸转移酶)和大约25个碱基对的双链DNA结合。它催化合成环状二核苷酸GMP-AMP,然后该分子和位于内质网上的STING(干扰素基因刺激因子)结合,引起转录因子IRF3的磷酸化和二聚化,以及转录因子NF-κB的激活和入核。这导致了Ⅰ类干扰素以及其他细胞因子和趋化因子的产生。

　　某些专门的固有免疫细胞类型,如树突状细胞、巨噬细胞和其他髓系细胞表达绝大多数PRR受体。然而其他细胞,如黏膜表面排布的上皮细胞或者血管排布的内皮细胞,只表达一部分受体。每种受体都可以触发细胞里不同的信号通路,因而固有免疫反应适合于不同的病原体类型和感染部位。TLR激活的诱导基因的表达可以根据不同细胞类型以不同的方式"接线"。例如,TLR7和TLR9在传统树突状细胞和巨噬细胞的激活会导致促炎性细胞因子

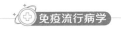

的分泌,而在浆细胞样树突状细胞中这些TLR会触发Ⅰ类干扰素的分泌。

❸ 受体和信号转导的原则

　　和受体结合并引发信号起始的分子被称为配体。信号转导的步骤可以分类为:(ⅰ)配体和受体结合的起始阶段;(ⅱ)通过激活内部信号通路引起的信号传递放大的信号;(ⅲ)信号反应的终止。一些受体可以和配体结合但不直接传递信号。相反,在配体-受体结合后,它们和其他能提供信号传递功能的跨膜蛋白结合。受体可以发出激活性抑或抑制性的信号。免疫细胞通过配体-受体直接结合或者通过细胞的分泌产物(如细胞因子)同其他细胞相互作用的能力可以促进体内细胞之间的交流。

❹ 模式识别受体诱发的反应

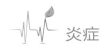 炎症

　　识别和配体结合固有免疫细胞的PRR后,细胞内会产生一系列的生化信号。某些被称作炎性因子的细胞因子的产生会在几分钟或几小时内诱发急性炎症(图3.5)。我们可以想象一个人擦伤了膝盖,细菌入侵了破损的皮肤。皮肤中识别那一类细菌的巨噬细胞的受体与细菌结合并传递信号引发巨噬细胞在数分钟内开启细胞吞噬、分泌细胞因子和炎性因子,以及在数小时内进行蛋白质的合成。趋化因子帮助将其他免疫细胞(如中性粒细胞)从血液招募到感染部位。某些细胞因子(如TNF-α,IL-1,IL-6)促使排列在毛细血管后微静脉的内皮细胞表达黏附分子,可以让中性粒细胞黏着在血管壁上。这些细胞因子引起感染部位附近的内皮细胞彼此分离,允许免疫细胞和增加的体液进入感染部位。这些改变可以让中性粒细胞进入感染的组织。

　　炎症有四个特征:肿胀、疼痛、发热和发红。

　　肿胀:体液和细胞进入组织。凝血蛋白形成纤维蛋白网,分隔受损细胞和健康组织。

　　疼痛:肿胀被神经以及炎性化合物所感知。这会导致个体活动的减少并强制受伤的个体休息,以促进愈合的过程。

　　发热和发红:流向感染部位的血流量增加,导致发红和发热。

　　巨噬细胞产生的细胞因子IL-1,IL-6和TNF-α帮助协调炎性反应,它们在下丘脑中温度控制区域以及肌肉和脂肪细胞中起作用。这会引起体温上升以及发热的症状。急性炎症诱发疾病行为,使免疫系统对抗感染的资源最大化。例如,疲劳/倦怠、食欲不振、社交退缩、停止梳洗和抑制性欲是会发生的一些变化。细胞因子IL-1和IL-6通过血液游走和肝脏细胞的

特殊细胞因子受体结合,引起急性期蛋白的分泌并进入循环。其中一种蛋白,C-反应蛋白,可以与细菌表面结合,促进其吞噬。测量血液中C-反应蛋白的存在在临床被用于感染或炎症性疾病的诊断。

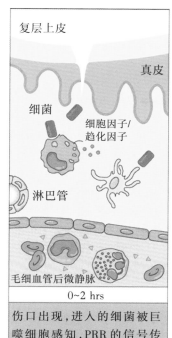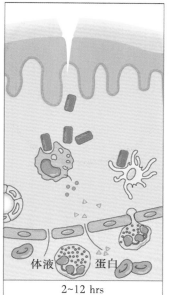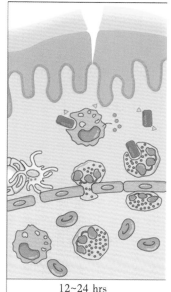

0~2 hrs	2~12 hrs	12~24 hrs
伤口出现,进入的细菌被巨噬细胞感知,PRR的信号传递导致炎性细胞因子和趋化因子的分泌。	内皮细胞的分离(血管舒张)允许体液,细胞(中性粒细胞、红细胞等)和蛋白的内流,结果是产生红肿热痛。	树突状细胞成熟并通过淋巴管离开感染部位,携带着细菌的抗原在引流淋巴管激活T细胞。

图3.5 炎症

注:炎症是被微生物等诱因所引发的,在本例中是细菌进入宿主。它被固有免疫细胞通过模式识别受体(PRR)所识别。位于皮下的巨噬细胞被激活导致了细胞因子和趋化因子的分泌,以此诱导炎症反应。此过程发生的改变包括从血液里招募细胞,例如,中性粒细胞进入组织以及血管扩张以增加局部的血流量。炎症的四个特征是红、肿、热、痛。这一过程发生在毛细血管后微静脉。如果微生物没有被固有免疫细胞所清除,激活的树突状细胞将会携带外源的抗原迁移到引流淋巴结,激活适应性免疫的T细胞。

炎症的发生也可能是组织损伤和介导分子释放的结果,如通常在细胞核内发现的高速泳动族蛋白1(HMGB1)。一旦HMGB1出现在细胞外,它可以作为警报素或者DAMP发挥作用。这被称作无菌炎症。此外,由于细胞因子的过度产生而导致的过度炎症,如细菌侵入血流(败血症)时,可能导致器官损伤和死亡。

一旦清除了引起炎症反应的病原体,就会启动一个主动的过程来阻止炎症并治愈组织损伤(图3.6)。专门的促缓解的介导因子,如脂氧素、分解素(消散期相互作用产物)、保护素、巨噬素(巨噬细胞消散炎症的介导者)被合成并分泌。例如,炎症反应期间,激活的中性粒细胞产生的白三烯B4就是一种强烈的螯合剂。在炎症消散的时候,中性粒细胞开始产生脂氧素,脂氧素作为终止信号,限制中性粒细胞的进一步招募。有趣的是,分解素是从海洋油和其他人类饮食中的必需脂肪酸中产生的。体内存在着不同的诱导消散的机制。响应蠕虫感染时,巨噬细胞在IL-4、IL-13和其他物质的存在下,诱发了组织修复程序。

于是,炎症过后让宿主回到稳态不仅仅是因为炎性因子的降低,还有细胞和分子的机制消散炎症。这些机制涉及免疫和神经系统。

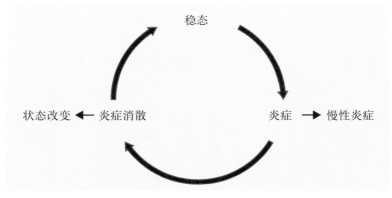

图 3.6 组织的状态

注:正常组织处于稳态。微生物的入侵可能导致炎症。通常情况下,当病原体被清除后,这将通过一个主动的过程来消散,使组织恢复到稳态。然而,有时会出现慢性炎症。此外,如果有足够的组织损伤,可能会出现纤维化,而组织永远不会恢复到原本稳态的状态(©Kavathas 2020)。

炎症后另一个消散和回到稳态的结果就是慢性炎症。如果急性炎症的诱因没有被成功清除,系统会转向慢性炎症的状态(图3.6)。诱因要么被封存起来,例如肺结核的肉芽肿形成和/或适应。适应的一个目标是通过减少炎症来使组织损伤最小化,还可以观察到三级淋巴器官的形成。在某些情况下,尽管诱因消失了,但由于有足够的损伤和纤维化,组织仍没有恢复到稳态,而是呈现出一种改变的状态。

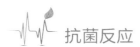 抗菌反应

在细菌感染期间,抗菌肽产生且分泌。在植物和动物中存在超过一千种不同的参与宿主防御的抗菌肽,其中两个主要的家族是防御素(defensins)和卡他利素(cathelicidins)。防御素插入革兰氏阴性细菌的细胞膜会导致其死亡。防御素在微生物的膜上形成孔洞,导致膜的通透性改变和细胞死亡。许多抗菌肽具有双重功能,也可以作为化学引诱剂招募免疫细胞到感染部位。一些抗菌肽是由胃肠道中被称为潘氏细胞(Paneth cell)的特殊上皮细胞持续合成的,以确保抗菌肽在肠道中一直存在。它们产生大量的α-防御素和其他抗菌肽。

对病毒感染的主要反应是由上述表达用于识别的PRR的细胞产生Ⅰ型干扰素(IFN)。一旦被分泌出去,它们与自身免疫细胞(自分泌)或邻近细胞(旁分泌)的IFN受体结合,并触发300~1 000个基因的表达,这些基因统称为IFN刺激基因(ISG)。这些基因编码的蛋白质通过抑制病毒复制和/或提高适应性免疫力来"干扰"病原体。Ⅰ型干扰素也与NK细胞结合,刺激它们的增殖和激活。

Toll样受体信号可以诱导非编码RNA的表达,如microRNA miR-155或miR-146a/b。MicroRNA(miR)通过抑制翻译启动和/或降解RNA来抑制基因表达,平均每个miR与大约200个不同的mRNA结合。因此,microRNA表达的改变可以调控固有和适应性免疫反应。

吞噬是巨噬细胞和中性粒细胞的另一个重要的反应,它们通过吞噬降解细菌或单细胞酵母等微生物(第2章)。中性粒细胞也进行中性粒细胞胞外诱捕网形成式死亡(NETosis),以捕获和消灭细菌,如沙门氏菌和丝状真菌(第2章)。

❺ 自然杀伤(NK)细胞的识别和反应

自然杀伤细胞是固有和适应性免疫细胞之间的桥梁,可以作为固有免疫细胞或者与适应性免疫系统合作而发挥作用。它们具有杀死病毒感染的细胞或肿瘤细胞的机制,即使它们以前没有遇到过该病原体。因此,它们被命名为自然杀伤细胞。NK细胞可被细胞因子IL-15和IL-2、IL-15和IFNγ激活。它们整合来自激活性或抑制性受体的信号;其反应取决于这些信号之间的平衡状态。就每个细胞上表达受体的模式而言,这些细胞是异质性的。为了不杀死宿主细胞和保持耐受性,NK细胞有抑制性受体,可以检测到身体正常细胞上存在的MHC Ⅰ类分子(图3.7)。

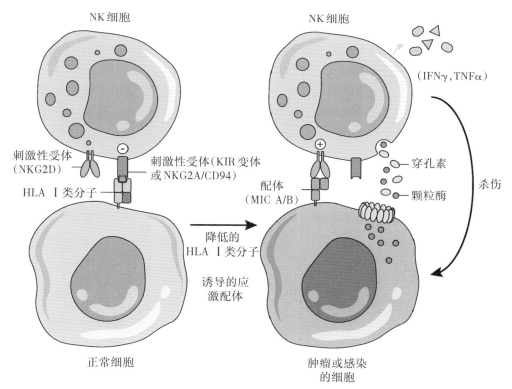

🔎 图3.7　NK细胞和HLA自我缺失

注:自然杀伤细胞通常处于静息状态,由于它们表达抑制性受体KIR或NKG2A/CD94。两者与存在于人体所有组织(除红细胞外)上的HLA Ⅰ类分子结合。然而,在感染时或在有MHC Ⅰ类分子降低的肿瘤细胞存在时,抑制性信号就会大大减弱,如果存在与激活受体结合的配体,NK细胞得以激活。例如,NKG2D激活受体与一种有时在病毒感染或肿瘤细胞上发现的应激诱导配体MICA/B结合(©Kavathas 2020)。

NK 细胞有两类受体可以感知 MHC Ⅰ 类分子的存在。第一类中,CD94:NKG2A 抑制性受体与身体所有细胞上的非多态 HLA-E MHC Ⅰ 类蛋白结合(图3.7)。为了出现在细胞表面,HLA-E 必须结合来自 HLA-A、HLA-B 和 HLA-C 的前导序列多肽;没有这一多肽,HLA-E 就不能正常折叠,也不能表达。因此,HLA-E 的表达与其他 MHC Ⅰ 类蛋白的水平相关。无论 HLA 的类型如何,HLA 表达的变化都会潜在地影响 HLA-E 的表达。NK 细胞感知 MHC Ⅰ 类的第二种方式是在第 7 章中描述的通过杀伤性免疫球蛋白样受体(KIR)与 MHC 复合物中某些基因编码的蛋白质上的表位结合。KIR 受体和它们的 MHC Ⅰ 类分子配体可以因人而异,因为这两套基因系统都是高度多态的。KIR 和 CD94:NKG2A 受体都确保 NK 细胞不会对表达正常水平的 MHC Ⅰ 类分子的细胞产生反应。然而,如果细胞的 MHC Ⅰ 类分子减少,来自这两类受体的抑制信号就会减弱,从而使 NK 细胞更容易被激活。由于感染(即某些疱疹病毒阻断表达)、恶性肿瘤或损伤而失去 HLA 表达的宿主细胞可以被鉴定为"缺失自我的 Ⅰ 类人白细胞抗原",并被 NK 细胞杀死。

为了使 NK 细胞杀死目标细胞,必须激活一个或多个激活受体。激活受体 NKG2D 与病毒感染细胞和一些肿瘤细胞上诱导蛋白质 MIC-A 和 MIC-B 以及 ULBP 家族成员结合(图3.7),这些被称为压力诱导的配体。在细胞因子如 IL-2 和 IL-15 的存在下,固有细胞毒性激活受体(NKp30、NKp44 和 NKp46)和 NKG2D 的表达升高。NK 细胞通过释放颗粒的内容物(穿孔蛋白和颗粒酶)引起细胞凋亡来杀死靶细胞。NK 细胞还分泌促炎症细胞因子,如 IFNγ 和 TNFα,它们既可以影响固有免疫细胞,如树突状细胞、巨噬细胞和中性粒细胞,又可以影响适应性 CD4 T 细胞和 CD8 T 细胞。

在 NK 细胞上发现的一个具有记忆特性的激活受体是 NKG2C 受体。该受体被证明能识别呈递有来自巨细胞病毒(CMV)蛋白多肽的 HLA-E 分子,因此对 CMV 具有特异性。记忆性 NK 细胞上的 NKG2C 水平升高增加了结合配体的亲和力。

NK 细胞可以与适应性免疫系统合作,因为它们表达 IgG 抗体的 Fc 受体。当抗体与被病毒感染的细胞结合时,NK 细胞与抗体结合并杀死被感染的细胞,这个过程称为抗体依赖细胞介导的细胞毒作用(ADCC)(第5章)。这是一个共同进化的例子,固有免疫细胞产生了与抗体相互作用的受体,而抗体是适应性免疫系统的一个关键组成部分。

❻ 补体系统

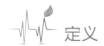 定义

补体系统由 50 多种在血液、淋巴和细胞外液中循环的蛋白质组成。这些蛋白有多种功能,包括:(ⅰ)附着在病原微生物(包括细菌和真菌)的细胞膜上,将其直接杀死;(ⅱ)附着并作为"手柄"(调理素),以促进吞噬细胞摄取病原体;(ⅲ)释放化学信号,吸引吞噬细胞到感染区域。补体蛋白主要在肝脏中制造,但许多细胞类型都能合成。通过对血清中缺乏特

定补体蛋白的个体对感染的易感性,阐明了该补体蛋白的功能。

首先被发现的是由黏附在微生物病原体上的抗体激活补体系统,被称为经典激活途径。在经典激活途径中(图3.8),附着在微生物表面的特异性抗体分子暴露了C1的结合点,补体的第一个成分(C1)在与其结合后被激活。当C1结合后,会发生构象变化变成丝氨酸蛋白酶,将另外两个补体蛋白C2和C4裂解成称为C2a、C2b、C4a和C4b的片段。C2a和C4b结合形成C3转化酶(一种丝氨酸蛋白酶),将C3补体蛋白切割成C3a和C3b。补体蛋白的裂解和补体成分的片段结合成单独的新蛋白,并作为一种酶裂解另一种补体蛋白,如此同样的级联反应依次进行,直到在细菌的表面形成膜攻击复合物(MAC)。膜攻击复合物由C5b、C6、C7、C8和C9分子组合而成,并在微生物的质膜上形成一个洞,破坏其渗透完整性,然后导致微生物的裂解和死亡(图3.8)。

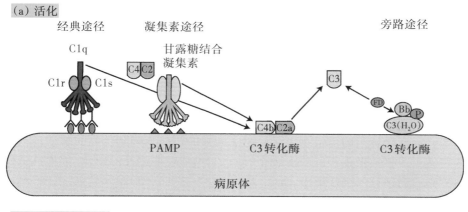

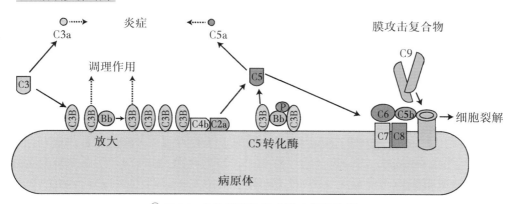

⦿ 图3.8 补体激活和效应器功能的途径

注:(a)当补体蛋白(ⅰ)附着在病原体表面,然后自发水解C3(补体旁路途径);(ⅱ)附着在病原体表面的抗体(经典途径);或(ⅲ)附着在病原体表面的甘露糖结合凝集素(凝集素途径)时,补体激活发生。(b)补体级联反应的后期步骤导致其效应功能,其中包括附着在病原体表面,增强吞噬细胞对微生物的摄取(C3b),吸引炎症细胞,如中性粒细胞(C3a和C5a),增强B细胞的活化(C3d),形成膜攻击复合物,在病原体的表面膜上形成一个孔,将其破坏(C5a、C6、C7、C8和C9)(改编自West等人[23])(©Krause 2020)。

补体级联反应可以通过另外两种途径激活,即补体旁路途径和凝集素途径。这些途径都是在经典途径被激活之前由细菌感染启动的,因为它们不依赖于需要一周或更长时间才能产生的抗体。当 C3 在微生物表面自发地水解为 C3b 时,补体旁路途径就被激活(图 3.8)。C3b 蛋白与 B 因子结合后,容易被一种叫作 D 因子的蛋白裂解。与 C3b 结合的 Bb 片段(C3b-Bb)作为补体旁路途径系统的 C3 转化酶,酶解更多的 C3,扩增了 C3b 的生成。随后的补体级联反应与经典途径相同。由于 C3 有可能在正常宿主细胞的表面被水解,但这些细胞有干扰 C3b 结合的调节蛋白,因而避免了补体级联反应的激活和对细胞的损伤。当甘露糖结合凝集素(MBL)与微生物表面(如细菌或真菌)的甘露糖结合时,补体激活的凝集素途径就会发生。这种凝集素是一种识别微生物表面的甘露糖的蛋白质,在感染期间由肝脏接收细胞因子的信号后分泌。MBL 的结构与经典途径中 C1 的一个成分类似。MBL 将 C2 和 C4 转化为 C2a 和 C2b 以及 C4a 和 C4b。C2a 和 C4b 联合起来成为 C3 转化酶,然后分解更多的 C3。于是启动了一个与经典和补体旁路途径相同的级联反应。因此,三种补体激活途径有不同的起点,但三种途径都产生 C3 转化酶,随后的激活过程也是相同的。

这三种补体途径提供了多种机制,以确保在一种或其他途径未被激活的情况下补体的激活。它们还为补体提供了一个活性放大机制。一般来说,膜攻击复合体对革兰氏阴性菌最有效,对革兰氏阳性菌和真菌则并非如此。某些致病微生物,如 K1 大肠杆菌、B 型流感嗜血杆菌、脑膜炎奈瑟菌、肺炎链球菌、A 型和 B 型链球菌,以及一些沙门氏菌血清型,都有覆盖其质膜并抑制补体结合的唾液酸或多糖外壳。哺乳动物细胞的表面有唾液酸,以抑制补体的激活。那些具有唾液酸的微生物也进化出了同样的策略来抑制补体的激活。虽然它们免于补体旁路途径或凝集素途径的攻击策略,但它们易受经典途径的影响,因为抗体分子可以穿越这些障碍并启动补体级联反应。

与免疫系统的任何组成部分一样,补体系统存在某些调节过程来防止不受控制的免疫激活。如前所述,哺乳动物细胞在其表面产生调节蛋白,阻止补体成分的激活。哺乳动物细胞产生的多种调节蛋白在补体级联的不同步骤中抑制其激活,这些蛋白包括 C1 抑制分子、C4 结合蛋白、保护素(CD59)和 H 因子,每一种都能阻止膜攻击复合物的形成。补体系统的失调或过度激活,例如,在败血症或创伤时发生,可能会导致广泛的组织损伤。目前许多补体研究侧重于更好地了解过度补体激活以及诊断和治疗这些状况的方法。

适应性免疫系统的细胞已经进化出补体成分的受体,以促进其活性。B 淋巴细胞有名为 CR2 的表面受体,可以与病原体结合的补体蛋白 C3d 结合。当 B 细胞受体与抗原结合以及 CR2 受体与同病原体结合的 C3d 结合时,B 细胞激活的阈值会被降低。补体还与适应性免疫系统相互作用,使抗原-抗体复合物保持小而可溶的性质,这有助于防止免疫复合物在器官中沉积,造成组织损伤以及关节炎、肾炎和血管炎的发生。C1 与免疫复合物结合,激活经典途径。随后形成的 C3b 与免疫复合物共价结合,防止其沉积。遗传性血清中缺乏 C1q、C2、C3 和 C4 等经典补体成分的人,不仅感染某些微生物病原体的发生率升高,而且免疫复合物疾病的发生率也比一般人高。因此,虽然补体是固有免疫系统的一部分,但它可以调节并被适应性免疫系统所调节,以加强对感染的保护。

❼ 细胞死亡的机制

细胞死亡是生命的一个（自相矛盾的）重要方面。存在数种不同的细胞死亡机制。细胞如何死亡会影响这一过程对应的免疫反应。某些形式的死亡导致了炎症，而在其他形式中，死亡的细胞被巨噬细胞消除而没有引发炎症。例如，细胞的正常周转产生了死亡或衰老的细胞。在这种情况下，炎症不会发生，也不会带来好处。然而，细胞死亡可由损伤或病原体感染引发，在这些情况下将会诱发炎症。这种炎症促使病原体清除，也有助于损伤后的伤口愈合。细胞死亡的三个主要机制是凋亡、坏死和焦亡。

程序性细胞死亡最初由Wylie、Kerr和Currie定义，是指在正常发育过程中，细胞通过一个确定的、有序的过程死亡，导致核凝聚、DNA和细胞碎片的释放，以及吞噬细胞对细胞碎片的摄取和清除，几乎没有伴随的炎症。这一过程被命名为细胞凋亡，源自希腊语的"花瓣脱落"。这一过程的许多例子发生在正常的发育过程中，包括蝌蚪尾巴的吸收、指头的形成以及鸡（爪子）和鸭（蹼）的四肢之间的区别。Horvitz和Sulston通过仔细地描绘蠕虫（C. elegans）发育过程中细胞死亡的有序进展，揭示了细胞凋亡的机制。这被证明是依赖于一系列定义明确的细胞基因的产物。细胞毒细胞通过TNF家族成员（FasL，TNF，LTα）的类似机制诱导了同样的过程。这个过程通常不会诱发炎症。

焦亡也是一种程序性细胞死亡的形式，通过细菌PAMP或DAMP的刺激诱导产生一种称为炎症小体的复合体，分泌炎症细胞因子，并在细胞死亡时由caspase-1酶激活焦孔素形成细胞孔，释放出细胞内物质。细胞被破坏后释放自己的"危险"分子和细胞因子，包括IL-1β和IL-18，诱发炎症。

坏死是一个细胞被机械损伤、各种毒素、化学品或细胞因子杀死，导致细胞裂解和释放细胞内容物的过程。这一过程可以由抗体和补体诱导，也可以由免疫系统的细胞（细胞毒性T细胞、NK细胞）通过穿孔蛋白传递细胞毒性分子（如颗粒酶）诱导。坏死导致炎症细胞的积累和其他炎症细胞因子的释放，如IL-1、IL-6和TNF。

（翻译：高大兴）

● 参考文献

[1] Bosurgi L, Cao YG, Cabeza-Cabrerizo M, Tucci A, Hughes LD, Kong Y, et al. Macrophage function in tissue repair and remodeling requires IL-4 or IL-13 with apoptotic cells. Science. 2017; 356(6342): 1072-6.

[2] Boxberger N, Hecker M, Zettl UK. Dysregulation of inflammasome priming and activation by MicroRNAs in human immune-mediated diseases. J Immunol. 2019; 202(8): 2177-87.

[3] Broz P, Dixit VM. Inflammasomes: mechanism of assembly, regulation and signalling. Nat Rev Immunol. 2016; 16(7): 407-20.

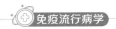
［4］ Chen Q,Sun L,Chen ZJ.Regulation and function of the cGAS-STING pathway of cytosolic DNA sensing. Nat Immunol.2016;17(10):1142-9.

［5］ Crowl JT,Gray EE,Pestal K,Volkman HE,Stetson DB.Intracellular nucleic acid detection in autoimmunity.Annu Rev Immunol.2017;35:313-36.

［6］ Dantzer R,Kelley KW.Twenty years of research on cytokine-induced sickness behavior.Brain Behav Immun.2007;21(2):153-60.

［7］ Evavold CL,Kagan JC.How inflammasomes inform adaptive immunity.J Mol Biol.2018;430(2):217-37.

［8］ Foster SL,Medzhitov R.Gene-specific control of the TLR-induced inflammatory response.Clin Immunol.2009;130(1):7-15.

［9］ Goldberg EL,Asher JL,Molony RD,Shaw AC,Zeiss CJ,Wang C,et al.Beta-hydroxybutyrate deactivates neutrophil NLRP3 inflammasome to relieve gout flares.Cell Rep.2017;18(9):2077-87.

［10］ Hendricks DW,Balfour HH Jr,Dunmire SK,Schmeling DO,Hogquist KA,Lanier LL.Cutting edge: NKG2C(hi)CD57+NK cells respond specifically to acute infection with cytomegalovirus and not Epstein-Barr virus.J Immunol.2014;192(10):4492-6.

［11］ Ivashkiv LB.IFNgamma:signalling,epigenetics and roles in immunity,metabolism,disease and cancer immunotherapy.Nat Rev Immunol.2018;18(9):545-58.

［12］ Kawai T,Akira S.Toll-like receptors and their crosstalk with other innate receptors in infection and immunity.Immunity.2011;34(5):637-50.

［13］ Kieser KJ,Kagan JC.Multi-receptor detection of individual bacterial products by the innate immune system.Nat Rev Immunol.2017;17(6):376-90.

［14］ Kotas ME,Medzhitov R.Homeostasis,inflammation,and disease susceptibility.Cell.2015;160(5):816-27.

［15］ Liu Y,Olagnier D,Lin R.Host and viral modulation of RIG-I-mediated antiviral immunity.Front Immunol.2016;7:662.

［16］ Maeda K,Caldez MJ,Akira S.Innate immunity in allergy.Allergy.2019;00:1-15.

［17］ Magna M,Pisetsky DS.The role of HMGB1 in the pathogenesis of inflammatory and autoimmune diseases. Mol Med.2014;20:138-46.

［18］ O'Neill LA,Golenbock D,Bowie AG.The history of Toll-like receptors-redefining innate immunity.Nat Rev Immunol.2013;13(6):453-60.

［19］ Parham P,Guethlein LA.Genetics of natural killer cells in human health,disease,and survival.Annu Rev Immunol.2018;36:519-48.

［20］ Ram S,Lewis LA,Rice PA.Infections of people with complement deficiencies and patients who have undergone splenectomy.Clin Microbiol Rev.2010;23(4):740-80.

［21］ Ricklin D,Barratt-Due A,Mollnes TE.Complement in clinical medicine:clinical trials,case reports and therapy monitoring.Mol Immunol.2017;89:10-21.

［22］ Serhan CN,Levy BD.Resolvins in inflammation:emergence of the pro-resolving superfamily of mediators.J Clin Invest.2018;128(7):2657-69.

［23］ West EE,Kolev M,Kemper C.Complement and the regulation of T cell responses.Annu Rev Immunol.2018;36:309-38.

第4章　适应性免疫:T淋巴细胞和B淋巴细胞抗原识别

1 引言

当物理屏障缺损和固有免疫应答未能将病原体清除时,就需要适应性免疫应答来抵抗病原体侵袭。适应性免疫系统的两大主要细胞类型是T淋巴细胞和B淋巴细胞,适应性免疫系统具有识别胞内病原体的能力,能够识别和破坏被病原体感染的宿主细胞,因而能够准确识别感染宿主细胞的革兰氏阴性菌(如沙眼衣原体),这与固有免疫系统依赖识别革兰氏阴性菌胞膜广泛存在的脂多糖不同。因此,与固有免疫系统相比,适应性免疫系统在病原体识别方面更具特异性。

免疫学领域的一个主要问题是适应性免疫细胞如何拥有能够特异性识别数百万种不同微生物的受体。在人类基因组中,数百万种不同抗原受体仅有大约21 000个基因编码。Susumu Tonegawa博士发现,T细胞和B细胞使用一种独特的机制来产生数百万种不同的受体,他也因这一发现而获得了诺贝尔生理与医学奖。在本章中,我们将详细讨论这一机制。

适应性免疫系统的另一重要特征是naïve T细胞和B细胞具有发育成记忆细胞的能力。记忆T细胞和B细胞可以抗击再次感染,比naïve细胞抗击初次感染更有效。Naïve T细胞和B细胞从感染发生后5~10天活化并开始攻击病原体,相比之下,记忆T细胞或B细胞能在1~2天内更快速地应答。这种快速应答病原体反应在具有长寿命个体生存中尤为重要,比如人类,因为他们在生命过程中会多次遭遇相同或相似病原体感染。这一原理也是疫苗使用的基础,疫苗可以诱导机体产生针对特定病原体的记忆细胞,从而避免遭受类似病原体再次严重感染。

2 适应性免疫细胞

Naïve T淋巴细胞和B淋巴细胞在血流和淋巴管之间循环,直到它们在次级淋巴器官中遇到抗原以及致使免疫细胞活化的其他条件。T细胞和B细胞的活化导致其自身克隆增殖,因此它们从开始少量(10~100个)的抗原特异性T细胞或B细胞,扩增到10^5~10^6个细胞,从而对抗病原体在机体内繁殖数量的不断增加。在这一过程中,活化的适应性免疫细胞大小急剧增加,蛋白质生产加快,细胞代谢水平发生变化,其中一些细胞将发育为抵抗感染的效应细胞,而另一些细胞将成为记忆细胞。骨髓中活化的B细胞还可以分化为具有长寿命的产生抗体的特化细胞类型,称为浆细胞,并且来源于一个克隆扩增的浆细胞将会产生针对该特定病原体的单克隆特异性抗体。

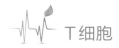

T细胞

大多数T细胞都有一个由α和β多肽(图4.1)组成的T细胞受体,可识别肽-MHC复合

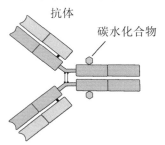

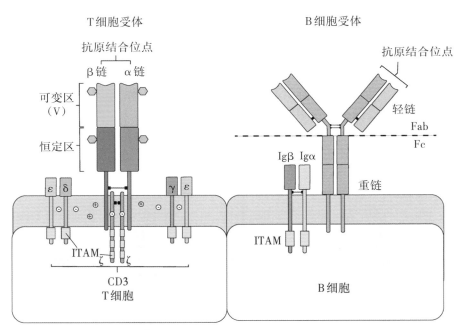

图4.1 **B细胞和T细胞受体结构**

注:淋巴细胞抗原受体由T细胞表面的T细胞受体(TCR)、B细胞表面的B细胞受体(BCR)和分泌的抗体分子组成。抗体缺乏BCR的跨膜结构域,可被木瓜蛋白酶切割,由于铰链区二硫键的还原作用会产生两个组份:(ⅰ)含有两个抗原结合片段(Fab)的组份;(ⅱ)含有一个可结晶片段(Fc)的组份(抗体分子的效应部分)。TCR包含结合抗原的α和β链,但信号由相关的蛋白质CD3复合物(εδ、γε和ζζ)传递。蛋白质之间的相互作用部分由跨膜结构域内的正电荷和负电荷介导。免疫受体酪氨酸的激活基序(ITAMS)是细胞质尾部中的基序,它与接头蛋白相互作用以进行信号转导。与BCR相互作用的Igα和Igβ链与CD3蛋白一样含有ITAMS。

体。T细胞分为两个主要亚群,分别表达细胞表面辅助受体蛋白CD4和CD8。CD4 T细胞被称为辅助性细胞,这是因为它们具有"辅助"其他免疫细胞的功能,如辅助巨噬细胞杀死摄入的微生物,或辅助B细胞产生抗体。CD4 T细胞亚群首先被鉴定为Ⅰ型辅助性T(Th1)细胞或Ⅱ型辅助性T(Th2)细胞。随后,更多CD4亚群被发现,这些细胞根据它们的功能、产生的主要细胞因子以及细胞因子分泌模式被命名,包括Th9(IL-9)、Th17(IL-17细胞因子)、Th22(IL-22)和辅助B细胞产生抗体的滤泡辅助性T细胞(Tfh)(IL-21);调节性T细胞或Treg(IL-10)也是一种重要的CD4 T细胞亚群,可维持对自身免疫抗原的耐受性并预防发生自身免疫性疾病,这些T细胞亚群的特征和功能将在第5章讨论。CD8 T细胞被称为细胞毒性T细胞,因为它们可以识别和破坏肿瘤细胞以及被细胞内病毒或细菌感染的细胞,最新报道显示,CD4细胞也可能具有细胞毒功能,而CD8细胞也具有辅助调节功能,因此将CD4细胞归类为辅助细胞和将CD8细胞归类为细胞毒细胞是有例外的。

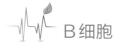

B细胞

B细胞分为B1细胞和B2细胞,它们都表达免疫球蛋白受体,但B1细胞被认为是固有样细胞,而B2细胞通常被称为适应性免疫反应B细胞。后者通常需要CD4辅助细胞的辅助才能被激活,但如第5章所述,也可能发生不依赖T细胞的激活。B细胞免疫球蛋白受体可以与蛋白质、脂类、碳水化合物和包括DNA和RNA在内的小分子基团结合,B细胞的主要功能之一是在激活后分泌抗体(B细胞受体的一种可溶形式)(图4.1)。除此以外,它们还可以作为T细胞的抗原提呈细胞,并分泌细胞因子。

B1细胞是固有免疫和适应性免疫之间的桥梁,可在数小时内做出反应,而T细胞和B细胞则在5～10天做出反应。B1细胞高表达TLR模式识别受体,并且发育和活化不需要CD4 T细胞的辅助,许多B1细胞表达自身反应性BCR,可与许多病原体共有抗原(如磷酸胆碱)发生交叉反应。

❸ B细胞受体、抗体和T细胞受体

B细胞受体和抗体的结构

B细胞和T细胞上的抗原受体分子由两种成分组成,包括一个参与抗原识别的可变结构域和多个结构完整性所需的大小相似的恒定结构域(图4.1)。这些受体与其他将激活信号传递到B或T细胞内部的细胞膜蛋白以非共价键连接(图4.1)。

B细胞受体(BCR)由四条多肽链组成,包括两条相同的重链和两条相同的轻链。重链通过二硫键相互连接,包含一个可变结构域和3～4个恒定结构域,每个结构域由大约100个氨基酸组成;轻链包含一个可变结构域和一个恒定结构域,每个结构域的二级结构由两片β-链组成,它们通过形成环状的氨基酸短片段相互连接。抗原通过与重链和轻链可变结构域中的三个氨基酸环(称为CDR1、2和3,即互补决定区)接触相结合,抗体-抗原结合的强度称为结合亲和力,由结合位点的化学性质和大小决定。

B细胞受体和抗体(受体的分泌形式)是一个Y形分子。抗体分子可以用木瓜蛋白酶切割,在还原条件下,被切割的抗体分子会产生两个相同的片段,它们能够结合抗原,因此被称为Fab或抗原结合片段。Fab区由一条完整的轻链、一条重链的可变结构域和第一个恒定结构域组成,因为可以结晶(crystalized),组成抗体分子的重链恒定结构域中相对不变的部分被命名为Fc。位于两个Fab区和Fc区之间的铰链区维持复合物的完整,并提供了适应各种大小抗原的灵活性。

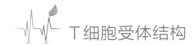 T细胞受体结构

T细胞受体(TCR)是一种膜结合蛋白,由两条多肽链(α和β)组成,这两条链各有一个可变结构域和一个恒定结构域(图4.1)。T细胞和B细胞受体之间的两个主要区别是:(ⅰ)TCR在激活后不会以分泌形式产生;(ⅱ)它们的配体性质不同。TCR识别并结合主要组织相容性复合体(MHC)在细胞表面提呈的肽抗原,而B细胞受体识别抗原不依赖于MHC分子。

❹ 主要组织相容性复合体:抗原加工与提呈

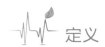 定义

人类MHC基因复合体包含一组位于人类染色体6p上的连锁基因,这些基因编码细胞表面MHCⅠ类和MHCⅡ类蛋白。MHC基因复合体还包含许多其他基因,这些基因编码的分子用于执行与免疫反应相关的多种功能,例如,补体蛋白C2和C4、LT/TNF家族的细胞因子(图4.2)和参与抗原加工的蛋白质。在20世纪50年代初期,人们发现MHC基因区域在小鼠皮肤移植接受或排斥方面很重要,如果两种动物在MHC区域上的基因不同,那么皮肤移植物会迅速被排斥(7~10天),而其他一些遗传区域的不匹配则导致非常缓慢的排斥。因此,该区域被称为"主要组织相容性复合体","主要"表示该区域对匹配的重要性。

在20世纪50年代末到60年代初,研究人员主要研究了人类白细胞抗原(HLA)的细胞表面蛋白,这些蛋白被证明是鼠MHC蛋白的人源对应物,这些蛋白质的基因具有高度多态性(见第7章)。如果至少1%的群体具有编码相同蛋白质但氨基酸序列不同的等位基因,则该基因具有多态性,HLA基因有数百个不同的等位基因。事实证明,HLA蛋白的匹配在器官移植中至关重要。

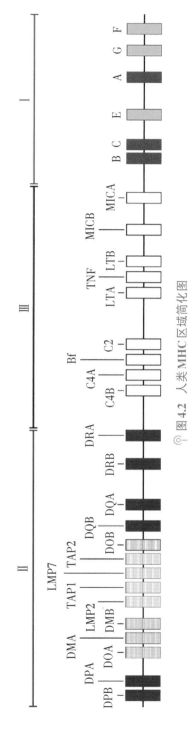

⊙ 图 4.2　人类 MHC 区域简化图

注:MHC区域在人类中称为HLA,位于 6p 号染色体上,长约 4 kb。编码 MHC Ⅰ 类分子 (HLA-A,HLA-B,HLA-C) 和非经典 MHC Ⅰ 类分子 (HLA-E,HLA-F,HLA-G) 的基因密切相关 (I区)。MHC Ⅱ 类基因 (HLA-DR,HLA-DQ,HLA-DP) 与肽转运蛋白 (TAP)、蛋白酶体成分 (LMP) 以及参与 MHC Ⅱ 肽加载的免疫相关基因包括 DO 和 DM 基因相关联。其他聚集在 Ⅲ 区的免疫相关基因包括补体蛋白 (C4A,C4B,Bf)、细胞因子 (TNF,LTα,LTβ) 和应激诱导蛋白 (MICB,MICA)。

Rose O. Payne博士是发现HLA基因的关键人物。她通过研究输血后患者的血清以及对胎儿表达的父系HLA抗原有反应的经产妇女的血清,发现针对该抗原的抗体,这些抗体目前常用于HLA系统的遗传分析。在人体中存在三种MHC Ⅰ类分子,分别命名为HLA-A、HLA-B和HLA-C。MHC Ⅱ类分子也包括三种,它们是具有α链和β链的二聚体,分别命名为HLA-DRα和β、HLA-DQα和β以及HLA-DPα和β。HLA是人类基因组中多态性最高的基因,但是非经典MHC Ⅰ基因HLA-E、HLA-F和HLA-G的多态性大幅减少。

在最初发现了MHC和HLA后,科学家们花了将近30年的时间来确定这些基因编码的蛋白质是如何工作的。1975年,Peter Doherty和Rolf Zinkernagel发现,来自感染某种病毒的个体的细胞毒性T细胞可以杀死被感染的宿主细胞,但不能杀死来自被相同病毒感染但具有不同的MHC类型宿主细胞。T细胞受体既要识别外来抗原,又要识别自身MHC,这一现象被称为MHC限制性,他们因这一发现获得了诺贝尔奖。Pamela Bjorkman和Don Wiley在1987年阐明了HLA蛋白晶体结构,揭示了MHC功能机制,晶体结构表明MHC蛋白是由两个平行的α螺旋以及一个底部β折叠共同形成的凹槽(图4.3),凹槽内是一个长度约为8~11个氨基酸的肽。

在内质网(ER)中制造的MHC分子装载有肽,并转运到细胞表面,T细胞受体接触MHC蛋白和其凹槽内的肽,如果凹槽携带来自病原体蛋白质或异常蛋白质的肽,则T细胞将其识别为非自身或外来的。因此,MHC蛋白的功能是将肽提呈到细胞表面供T细胞识别,以检测细胞的"健康状态"。

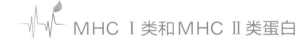 MHC Ⅰ类和MHC Ⅱ类蛋白

两种类型的MHC蛋白,即MHC Ⅰ类蛋白和MHC Ⅱ类蛋白,在结构以及它们提呈给T细胞的肽来源等方面均不相同。MHC Ⅰ类蛋白是细胞表面的单一多肽,与β2-微球蛋白(β2M)的可溶性蛋白相连接(图4.3)。除成熟红细胞外,MHC Ⅰ类蛋白存在于机体所有细胞表面,相比之下,MHC Ⅱ类蛋白是α和β多肽链的二聚体(图4.3),在专职抗原提呈细胞(APC)的免疫细胞亚群表达,包括树突状细胞(DC)、巨噬细胞和B细胞。MHC Ⅱ类蛋白也存在于T细胞发育场所的胸腺皮质上皮细胞,并且可以在活化的CD4和CD8 T细胞或在细胞因子干扰素-γ(IFN-γ)刺激的其他细胞表面被诱导表达。在IFN-γ存在的情况下,MHC Ⅰ类蛋白表达也会增加。此外,HLA-C的表达水平仅为HLA-A和HLA-B的十分之一,这对NK细胞反应(第7章)和T细胞反应极其重要。非经典HLA蛋白HLA-E、HLA-F和HLA-G在结构上与HLA Ⅰ类蛋白相似,但组织表达更有限且相对不变。

HLA蛋白以共显性方式表达,因此HLA-A、HLA-B和HLA-C杂合子个体可以表达6种不同的HLA Ⅰ类蛋白。由于MHC Ⅱ类蛋白质由α和β链组成,因此一条染色体上编码的α链理论上可以与另一条染色体上编码的β链(反式)或其相连的β链(顺式)配对。HLA-DR,α链是保守的,因此DRβ的杂合个体将仅表达两个HLA-DR蛋白,假设不同的DQα链与DQβ链的配对效率相似,而DPα和DPβ的配对效率相同,则杂合个体中可能会出现4种HLA-DP和HLA-DQ蛋白。

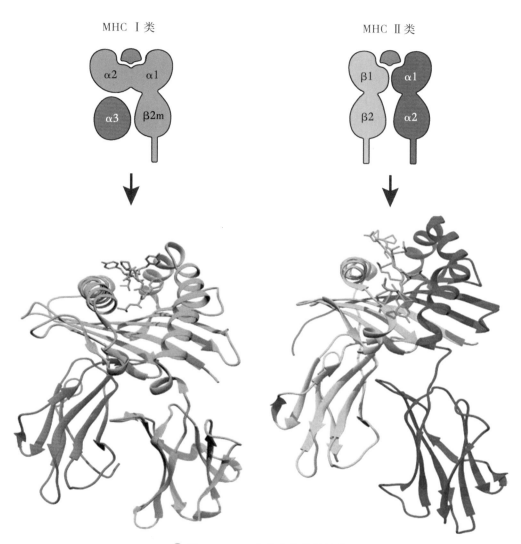

图4.3　HLA Ⅰ类和Ⅱ类的结构

注:图上行为HLA Ⅰ类和Ⅱ类分子示意图,图下行为由X射线晶体学确定的结构带状图。(ⅰ)HLA Ⅰ类分子,例如HLA-A2,是与β2-微球蛋白(12 kDa)相连而成的43-kDa膜蛋白的异二聚体。HLA Ⅰ类分子外部两个结构域(α1和α2)形成一个肽结合裂隙或凹槽,两个α-螺旋形成裂隙的侧面,β折叠片形成底部。凹槽中容纳九个氨基酸的肽(LFGYPVYV)。膜近端免疫球蛋白样结构域α3相对保守。(ⅱ)HLA Ⅱ类分子HLA-DR1由非共价结合的两种跨膜糖蛋白α(34 kDa)和β(29 kDa)组成。类似于HLA Ⅰ类分子,每条链的N端区域形成肽结合裂口或凹槽,容纳15个氨基酸的结合肽。与HLA Ⅰ类分子凹槽相比,MHC Ⅱ类分子凹槽的末端是开放的,因此能够容纳约15~25个氨基酸的较长肽。结构来自PDB数据库(HLA-A2,ID:1DUY),(HLA-DR1,ID:3L6F)。

免疫流行病学

抗原加工与提呈

　　MHC Ⅰ类和MHC Ⅱ类蛋白从细胞的不同部位获取并结合肽。这些MHC Ⅰ类肽来源于宿主蛋白,或来源于由感染细胞的微生物产生的蛋白。细胞中的蛋白酶体将宿主或外来细胞的蛋白质降解为10～20个氨基酸的短肽,并将它们沉积到细胞质中,这一过程称为抗原加工(图4.4)。短肽进一步降解为可重复使用的氨基酸,或者通过位于内质网(ER)膜上的两种转运蛋白TAP1和TAP2(与抗原加工相关的转运蛋白)转运到ER,一些肽在ER中被驻留的氨肽酶(ERAP1,2)修剪,使其可以进入MHC结合槽。肽加载复合物(PLC)由最初与MHC Ⅰ类分子和β2M相关的3个伴侣组成,以促进肽加载到MHC槽上,一旦大约8～11个氨基酸的肽以足够的亲和力与MHC结合,PLC复合物就会解离,MHC-肽复合物即被转运到高尔基体,然后转运至细胞表面。通常,MHC Ⅰ类蛋白装载有源自正常细胞蛋白质的肽。这种将肽加载到MHC分子上并在细胞表面展示以被CD8 T细胞识别的过程,称为抗原提呈(图4.4)。

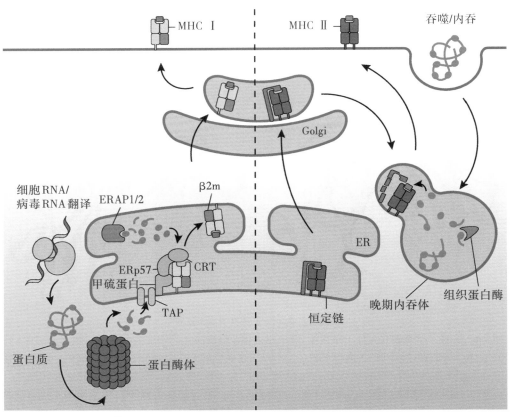

　　🔖 图4.4　HLA Ⅰ类和Ⅱ类分子的抗原加工和提呈途径

注:图左是MHC Ⅰ类途径。在该途径中,胞内蛋白被蛋白酶体降解为肽,由TAP转运蛋白转到ER,由
　　ERAP1/2进一步加工,然后加载到MHC Ⅰ类凹槽/裂缝中。之后肽加载复合物(CTS、ERp57、tapasin)解离,
　　p-MHC Ⅰ通过高尔基体移动到细胞表面。图右是MHC Ⅱ类途径。在该途径中,胞外蛋白由囊泡转运到细胞
　　中,囊泡与来自ER的携带MHC Ⅱ类分子的囊泡融合。恒定链阻止肽在ER中加载到MHC-Ⅱ凹槽。在晚期
　　内体中,它被组织蛋白酶等酶降解并加工成肽,然后p-MHC Ⅱ蛋白被转运到细胞表面,将肽提呈给T细胞。

MHC Ⅰ类蛋白提呈的肽取决于特定的HLA蛋白及其凹槽的氨基酸序列。大多数肽在其末端附近具有疏水性或碱性残基，这些残基与MHC Ⅰ类蛋白凹槽底部的结合袋相互作用。例如，一些9聚体肽在P2和P9位具有相对不变的氨基酸，由于它们与结合袋内的氨基酸接触，因此称为锚定残基。其他氨基酸可用于与TCR接触，对于不同的肽，锚定残基的位置可以不同。因此，每个MHC分子可以提呈来自多种不同蛋白质的肽。

在"专职"抗原提呈细胞（APC）上表达的MHC Ⅱ类分子从细胞外的蛋白中获取肽（图4.4）。蛋白质通过吞噬作用（树突状细胞和巨噬细胞）或内吞作用（B细胞）被内化，由此它们在内吞囊泡中与细胞质隔离，并被内吞囊泡中的酶降解成肽。当MHC Ⅱ类分子在ER中合成时，一种称为不变链的蛋白与MHC Ⅱ类蛋白的肽结合槽结合，因此MHC Ⅱ类蛋白无法在ER中获取肽。为了运输到内体，不变链靶向含有MHC Ⅱ类蛋白的囊泡，转运MHC Ⅱ类蛋白的囊泡与携带内化外源蛋白抗原的内吞囊泡融合，并通过蛋白水解从MHC Ⅱ类蛋白中去除不变链，在凹槽中留下一个被称为CLIP的小肽，该肽可以被内化蛋白抗原产生的肽取代。其中HLA-DM的MHC Ⅱ类分子不能与肽结合，而是促进CLIP的解离。肽的大小从15~25个氨基酸不等，由于MHC Ⅱ类蛋白的凹槽在两端都是开放的，因此肽可以从凹槽中延伸出来。在没有细胞外抗原的情况下，MHC Ⅱ类分子通常被来自细胞膜蛋白的肽或经过溶酶体降解的内化血清蛋白占据，MHC Ⅱ类蛋白–肽抗原复合物移动到抗原提呈细胞的表面，与抗原特异性CD4 T细胞的TCR相互作用。

专职抗原提呈细胞有能力从细胞外部内化蛋白质，并通过MHC Ⅰ类分子在交叉提呈的过程中提呈肽，这对于清除病毒等细胞内病原体很重要。因为一些病毒不感染抗原提呈细胞，如果没有交叉提呈，树突状细胞很难将MHC Ⅰ类蛋白上的病毒肽提呈给CD8 T细胞。由于交叉提呈，细胞质大蛋白质片段离开含有外来抗原的内体，并被细胞质中的蛋白酶体加工成肽，通过TAP转运蛋白转运到ER中，并加载到MHC Ⅰ类蛋白上。另一个效率相对较低的途径是囊泡途径，通过该途径，囊泡中的MHC Ⅰ类蛋白与内体融合并获取正确大小的肽，然后将其转运到细胞表面。

❺ T细胞共受体CD4和CD8

细胞表面糖蛋白CD4和CD8的主要作用是作为与TCR结合的共同受体，用于结合MHC-肽复合物并在T细胞内传递导致细胞变化的信号。T细胞受体通常对肽-MHC的亲和力较低；共受体有助于加强和稳定相互作用，CD8结合MHC Ⅰ类蛋白，CD4结合MHC Ⅱ类蛋白（图4.5）。TCR与含有肽的MHC凹槽顶部相互作用，而CD4和CD8共受体结合相同的MHC+肽，但结合不同的位点（图4.5）。CD8与MHC Ⅰ的α3免疫球蛋白样结构域和凹槽底部（α2结构域）结合，CD4与MHC Ⅱ类二聚体的α链和β链的免疫球蛋白样结构域结合。共受体可以使T细胞被少量特异性肽-MHC复合体激活，若没有共受体，则需要大量特异性肽-MHC复合体才能活化T细胞。此外，T细胞受体可以识别由相同MHC分子提呈的相似肽

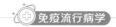
段,这种现象称为交叉反应。当存在共受体时,能被识别的交叉反应肽的数量大大增加,共受体的细胞内区域可以与酪氨酸激酶p56^{lck}结合,该激酶在共受体与MHC相互作用时被激活,对信号转导极为重要。

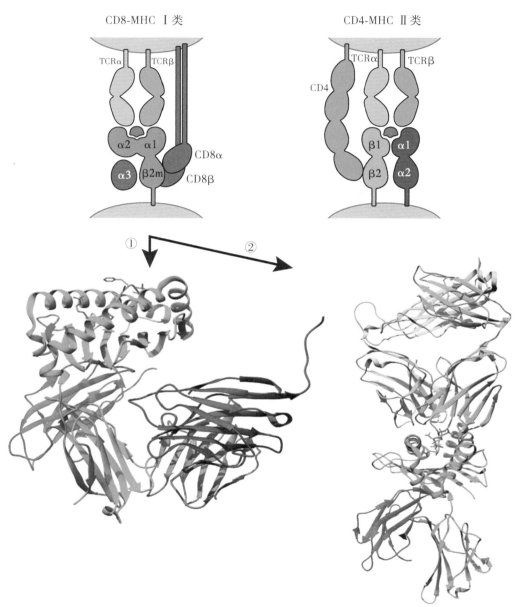

🔎 **图4.5　CD8和CD4共受体与MHC Ⅰ类和Ⅱ类分子以及TCR与MHC Ⅰ类分子相互作用**
注:图上行是CD8αβ、TCRαβ和MHC Ⅰ类复合物(左)以及CD4、TCRαβ和MHC Ⅱ类复合物的示意图(右)。图下行是(ⅰ)具有MHC Ⅰ类分子的小鼠CD8αβ(CD8-MHCI;ID,3DMM)和(ⅱ)具有MHC Ⅰ类分子的人类TCR(TCR-MHCI;ID,6DKP)的晶体结构的带状图,来自PDB数据库(TCR-MHCI;ID,6DKP)。

CD4和CD8 T细胞的主要功能不同,因为MHC Ⅰ类分子提呈细胞内病原体肽并结合CD8,而MHC Ⅱ类分子提呈细胞外病原体肽并结合CD4。因此,CD8 T细胞清除细胞内感染病原体的细胞,在MHC Ⅰ类分子上提呈内源肽。相反,CD4 T细胞在其TCR识别后,辅助B细胞、巨噬细胞和其他对抗细胞外病原体的细胞,由MHC Ⅱ类分子提呈外源肽。这在第5章中有更详细的讨论。

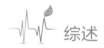

❻ B细胞和T细胞受体产生

综述

B细胞受体(BCR)和T细胞受体(TCR)基因均由基因片段组装而成,并且通过基因片段的不同组合产生多样性,而不是像固有免疫细胞受体那样编码每个受体的单个基因。这个过程发生在所有B细胞和T细胞中,它们在骨髓(B细胞)或胸腺(T细胞)中成熟,B细胞和T细胞受体每条链的抗原受体基因座包含所有不同的基因片段,可以跨越数兆碱基的DNA。

B细胞受体的产生:V(D)J重组和组合多样性

在免疫球蛋白重链基因座中有多个基因片段,称为可变(V)、多样性(D)和连接(J)片段。重链大约有50个V片段(因个体而异)、23个D片段和6个J片段。BCR可变结构域序列是通过将单个V片段、D片段和J片段连接在一起而形成的,这是由体细胞重组形成,因此最初在染色体上相距很远的片段可在DNA中连接在一起。在重链中,首先通过DNA重排将D片段和J片段连接在一起(图4.6),再将V片段与DJ重排相连接;轻链的V和J片段直接相连,没有D片段。在人类中,有一条带约41个V片段和5个J片段的kappa轻链和带有29～33个V片段和5个J片段的lambda轻链。V片段、D片段和J片段的数量决定了可能发生重组的数量以及该链的潜在多样性,大约有一百万种可能的VDJ组合。VDJ组合的各个步骤如图4.6所示。

一旦VDJ(重链)或VJ(轻链)DNA区域形成,它就会与同一染色体上编码恒定结构域的遗传区域紧密相连。因此,可变编码DNA与恒定结构域DNA一起转录成单个mRNA,随后将其剪接以去除内含子并将外显子连接在一起,编码重链或轻链蛋白,而另一条染色体上的进一步体细胞重组将停止,因此每个B细胞产生具有单一特异性的IgM和IgD抗体,这一现象被称为等位基因排斥。

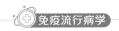

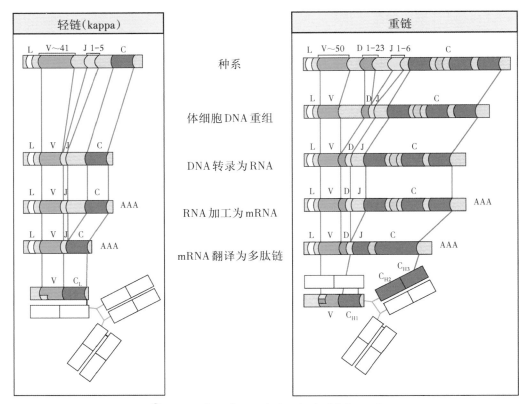

图 4.6 体细胞重组产生 B 细胞受体（BCR）

注:病原体的识别需要数百万种不同的 B 细胞受体。编码 B 细胞受体的基因由许多片段组成,这些片段
随机排列以产生与所有其他 B 细胞受体不同的受体蛋白。B 细胞受体由轻链和重链组成。对于 κ 轻
链,大约有 41 个不同的可变(V)基因片段和 5 个连接(J)片段;对于 λ 轻链,分别有大约 30 个和 4 个基
因片段。抗体可变区的 V 片段和 J 片段连接在一起,然后连接到恒定区基因。在重链的 50 个 V 片段、
23 个 D 片段和 6 个 J 片段之间发生了类似的基因分类和连接(改编自 Parham[151])。

 B 细胞受体多样性产生机制

  所有 V、D 和 J 基因片段的重排由重组信号序列(RSS)引导,RSS 为短侧翼 DNA 序列。为
了启动连接不同基因片段的过程,重组机器与两个参与基因片段两侧的 RSS 结合,然后切割
紧邻每个基因片段的 DNA(图 4.7),靠近基因片段的两端连接起来形成一个编码接头,中间
的 DNA 被舍弃。执行此操作的蛋白质称为 RAG1 和 RAG2,它们仅在淋巴细胞中表达,因此
产生 BCR 的过程仅发生在 B 细胞中。

  所有结合抗原的 CDR 环都表现出很大的序列变异性,CDR1 和 CDR2 的可变性源于其 V
片段,V 片段编码 CDR1 和 2 的序列不同。相比之下,CDR3 的序列变化更大,因为其重链序
列由 V 片段的末端、短 D 和 J 片段编码,而轻链由 J 片段编码。重链和轻链 V 区的不同组合配
对形成抗原结合位点,有助于增加多样性。因此,抗原结合位点由来自重链的 3 个可变环和
来自轻链的 3 个可变环(共 6 个)组成。

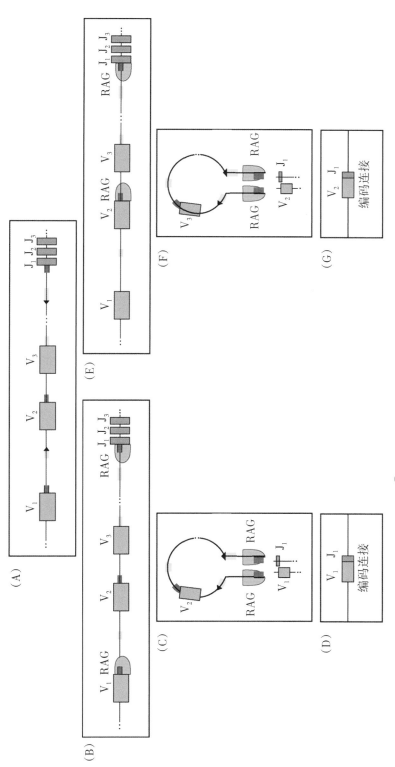

⊙ 图 4.7 产生 BCR 的体细胞重组过程

注:(A)骨髓中未成熟B细胞轻基因中的基因片段。(B)和(E)重组激活蛋白(RAG-1和RAG-2)与轻链基因不同部分的连接。RAG蛋白与DNA的非编码部分结合,这些部分与编码信号序列的V和J序列相邻,为图中水平紫色矩形。同样的过程也发生在重链和T细胞受体的形成中。(C)和(F)两种RAG复合物相互黏附,形成一个DNA发夹,这些酶拼接DNA并将其他固定在适当的位置,而其他酶则连接到断裂的末端。(D)和(G)RAG蛋白的作用产生了一个编码接头,该接头编码B细胞受体蛋白的一个片段;(D)和(G)的编码接头不同,会产生不同的B细胞受体(改编自 Parham[15])。

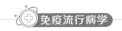

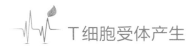 连接多样性

由于重组过程中核苷酸的增加或减少,不同的 V 片段、D 片段和 J 片段之间的连接处会出现更多的变异性。末端脱氧核苷酸转移酶(TdT)会在连接过程中添加核苷酸,而外切核酸酶会删除核苷酸。当核苷酸增加或减少时,编码序列阅读框被破坏,从而形成非功能性或功能性蛋白质。因此,连接多样性是以牺牲一些非功能性蛋白质为代价实现的,这些情况有助于 CDR3 环中序列多样性产生。

T 细胞受体产生

T 细胞受体基因片段的形成与 B 细胞类似(图4.8)。TCRαβ 受体具有由不同 V(可变)和 J(连接)片段组合产生的 α 链和由 V 片段、D 片段和 J 片段组合产生的 β 链。α 链有 70~80 个 Vα 片段和 61 个 Jα 片段,β 链有 52 个 Vβ1 片段、2 个 Vβ2 片段、13 个 Jβ 片段。还有一小部分 T 细胞(<10% 的胸腺 T 细胞)被称为 TCRγδ 细胞(第 2 章)。它们具有相对不变的 TCRγδ 受体,由 8 个 V 片段、2 个 D 片段和 3 个 J 片段通过体细胞重组形成 delta 链,以及 7 个 V 片段和 2 个 J 片段形成 gamma 链。由于编码 T 细胞受体 delta(δ)基因片段的基因位于 TCR 的 α 链基因座内,当重新排列 α 链基因片段时,δ 基因座被删除,因此,T 细胞不会同时表达 TCRαβ 和 TCRγδ 受体。

❼ 免疫球蛋白恒定区的结构变化

抗体(或同种型)存在 5 种类型:IgA、IgD、IgE、IgG 和 IgM,每一种都具有不同的物理、生物学和效应特性。这些同种型的重链恒定结构域的氨基酸序列不同,并具有不同的效应功能,如第 5 章所述。未遇到抗原的 Naïve B 细胞具有膜结合的 IgM 和 IgD,B 细胞在抗原刺激后被活化,最初主要产生 IgM 抗体。在 CD4 Tfh 细胞分泌的特定细胞因子存在的情况下,它们可以改变其同种型,以便其可变结构域与 IgG、IgA 或 IgE 的恒定结构域相连,这个被称为同种型(类)转换的过程将在第 5 章中予以阐述。虽然 B 细胞表面每种抗体同种型的受体结构都具有 Y 形(图4.9),但 IgM 和 IgA 抗体的分泌形式有所不同。

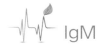 IgM

IgM 有 4 个恒定结构域(包括一个额外的 Ig),一条重链上的 3 个结构域与另一条重链上的相同结构域形成二聚体,每个二聚体通过连接链(J 链)连接在一起,5 个二聚体连接成更大的五聚体结构。IgM 抗体在免疫反应的早期占主导地位,因此其抗原结合位点亲和力低,然而,五聚化会形成具有 10 个抗原结合位点的高亲和力结构(亲和力是指抗体和抗原之间结合的整体强度)。由于 IgM 非常大,因此它主要存在于血液中,少量存在于淋巴液中。

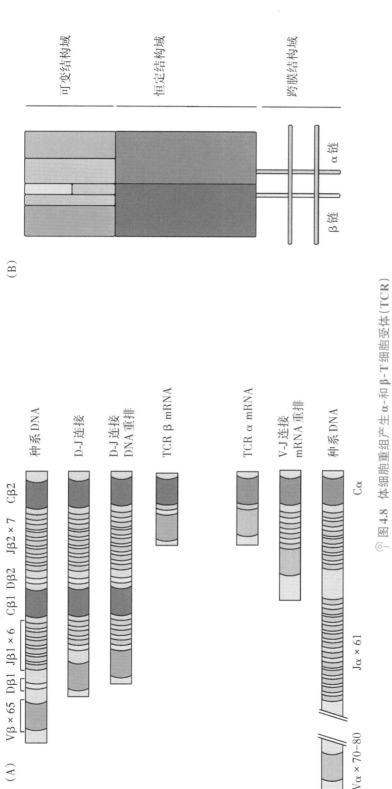

图 4.8 体细胞重组产生 α 和 β-T 细胞受体(TCR)

注:用于创建 B 细胞受体多样性的 VDJ 重组机制(图 4.6)也用于创建 T 细胞受体多样性。与在 B 细胞受体中发现的轻链和重链不同,T 细胞受体由 α 和 β 链或另一个亚群 γ 和 δ 链组成。图(A)显示了从具有许多可能的 β 链 V、D 和 J 片段的 V、D 和 J 片段以及 α 链的 V 和 J 片段的种系 DNA 到 α 和 β 链的 TCR mRNA 中的单个 VJ 或 VDJ 序列的转变。这是通过在发育过程中 T 淋巴细胞中的体细胞重组形成的。图(B)显示了从 TCR mRNA 产生的 TCR,以及 TCR 的每个蛋白质成分是如何从特定的 V、D 或 J 基因片段编码的。可变区负责抗原结合,而恒定区则嵌入 T 细胞表面(改编自 DeSimone 等人[18])。

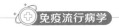
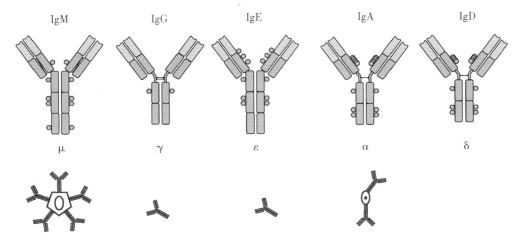

🔊 图 4.9　抗体同种型的结构

注：图中显示了单个抗体同种型结构。重链恒定结构域的数量、铰链区的存在与否（约1%～2%的IgG蛋白）、二硫键的位置以及碳水化合物基团的数量和分布（显示为圆圈）存在差异。图中显示了在体内发现的抗体同种型（单体、二聚体或五聚体）的结构。

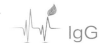 IgG

IgG是一种二价抗体单体，主要存在于血液和细胞外液中。它是晚期和记忆反应的主要组成部分。在人体中，IgG有4个亚类（IgG1、2、3、4），具有不同的生物学特性，其抗原结合位点通常对抗原具有高亲和力，这是由体细胞高频突变和亲和力成熟导致的（第5章）。IgG可以穿过胎盘，因此，婴儿出生时在其血液循环中具有母体IgG，这是一种从母亲转移到婴儿的保护性免疫形式。

IgA

IgA是一种四价抗体单体，其中两个IgA二聚体通过J链连接（J链是一个单独的蛋白质）产生分泌型IgA。IgA的主要功能是保护黏膜表面，是分泌到肠道、呼吸道和母乳中的主要抗体。因为它主要作用于补体和吞噬细胞通常不存在的位置，所以它主要起到"中和"抗体的作用。例如，它可以中和致病性肠道细菌产生的毒素或阻断病毒感染。

IgE

IgE是一种单体抗体，由应答寄生虫（如蠕虫）感染而产生，是过敏反应的主要同种型。它仅在血液或细胞外液中以非常低的水平存在，因为它与肥大细胞、嗜碱性粒细胞和活化的嗜酸性粒细胞上的高亲和力IgE受体紧密结合，使IgE附着在这些细胞表面。

IgD

IgD存在于成熟B细胞膜上,参与B细胞活化。在血清中仅有微量IgD,但目前对其作用知之甚少。

❽ 具有相对保守T细胞受体的T细胞亚群

恒定NK T细胞(iNKT)

鉴于CD4和CD8 T细胞识别肽-MHC复合体,因此还需要具有脂质反应性的T细胞,iNKT细胞具有这种功能,它们对由Ⅰ类非多态性细胞表面蛋白CD1d提呈的脂质抗原作出应答。iNKT细胞具有半恒定T细胞受体,这种受体是由恒定TCRα链和有限的TCRβ可变基因片段形成的TCRβ链组成。iNKT细胞与肽-MHC Ⅰ类反应性T细胞的区别在于它们是组织驻留细胞。它们对TCR和/或细胞因子信号的反应非常迅速,会立即产生大量细胞因子,从而触发固有和适应性免疫系统的细胞,甚至其还能够直接裂解肿瘤细胞。

Gamma Delta T细胞(TCRγδT细胞)

这些T细胞TCR的两条链为gamma和delta,主要存在于组织中,也可以以低水平存在于血液中。它们被称为固有样细胞,因为它们的功能潜力是发育预编程的,当它们被活化时,可以与固有免疫应答同时对感染或组织失调做出快速反应。有趣的是,这些T细胞有一个主要的组织位置特异性TCRγδ,这表明TCRγδ的配体在组织中表达,但是大多数是未知的,一种可能性是细胞应激后的配体缺失可以被感知为"正常情况"缺失。比如嗜乳脂蛋白(BTN)和嗜乳脂蛋白类分子的11个成员家族的成员包括另一类细胞表面配体,它们在细胞应激时被修饰,低分子量磷酸抗原可以结合BTN,可能导致配体活性形式的构象变化,其中BTNA31对于人外周血Vγ9Vδ2⁺T细胞的TCR依赖性激活至关重要。TCRγδ细胞也具有在常规NK细胞上发现的受体,其配体MICA和MICB能够在相应的应激细胞表面被诱导。因此,这些细胞在组织监视中发挥着重要作用。

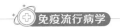

⑨ T细胞和B细胞发育及中枢耐受

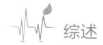 综述

淋巴细胞发育的总体目标是产生具有功能性受体的T淋巴细胞和B淋巴细胞,这些受体可以识别外来病原体但不对自身做出反应,即对自身具有耐受性。B细胞和T细胞均由骨髓造血干细胞产生,B细胞在骨髓中完成发育,而缺乏抗原受体的Pre-T细胞前往胸腺,继续成熟并获得受体。在T细胞和B细胞发育过程中,中枢耐受机制负责消除自身反应性成熟T和B细胞进入外周。然而其在中枢发育成熟后进入外周免疫循环,自身反应将会被外周耐受机制阻止,这些内容将在后面的章节中进行讨论。

 胸腺T细胞教育、阳性和阴性选择以及中枢耐受

T细胞发育的目标是产生具有多种抗原受体的CD8 T细胞和CD4 T细胞,这些抗原受体可在自身MHC Ⅰ或MHC Ⅱ类分子存在的情况下与外源肽反应,但不再单独识别自身MHC或识别自身MHC和自身组织特异性抗原。这些事件发生在出生前和遇到其发育微环境抗原之前的胸腺中,导致胸腺中大约99%的T细胞死亡,其余1%的naïve T细胞从胸腺(初级淋巴器官)进入外周、扁桃体、淋巴结和脾脏(次级淋巴器官)。在人体中,这一过程从妊娠的第24周开始发生。

具有结合肽-MHC Ⅰ类或肽-MHC Ⅱ类受体的T细胞在胸腺皮质中被选择(图4.10)。Pre-T双阴性(DN)(即缺乏CD4和CD8共受体)细胞从血管进入胸腺的皮质区域。一旦进入皮质,如上所述,细胞从DN1到DN2再到DN3的过程中,会发生基因重排。在DN3a阶段,细胞分化为TCRγδT细胞或表达preTCRβ和恒定preTCRα链的DN3b细胞,然后发育到DN4阶段,最后形成表达完整TCRαβ以及CD4⁺和CD8⁺的细胞,称为双阳性细胞(DP)。与仅表达Ⅰ类MHC的身体其他部位的上皮细胞相比,皮质胸腺上皮细胞(cTEC)表达Ⅰ类和Ⅱ类MHC,对cTEC上的MHC具有高亲和力TCR的T细胞会程序性细胞死亡或凋亡,这一过程被称为阴性选择;然而,对MHC Ⅱ类分子中等亲和力TCR的T细胞接收来自cTEC的存活信号,转变为CD4⁺(SP)细胞,同样,对MHC Ⅰ类分子具有中等亲和力的T细胞转变为CD8⁺细胞,这一过程被称为阳性选择。一旦这些过程发生,胸腺细胞就会表达高水平的趋化因子受体CCR7,并迁移到表达其配体CCL19和CCL21髓质中。

髓质是消除可能引起自身免疫的自身反应性细胞的部位。在重排产生TCR后,一些T细胞表达与自身肽和MHC强烈结合的受体。此时,阴性选择发生在髓质或胸腺内部,消除此类自身反应性细胞。胸腺髓质上皮细胞(mTEC)的一个亚群表达MHC Ⅰ类分子和高水平MHC Ⅱ类分子以及转录调节因子AIRE(自身免疫调节因子)和Fezf2。这些调节因子诱

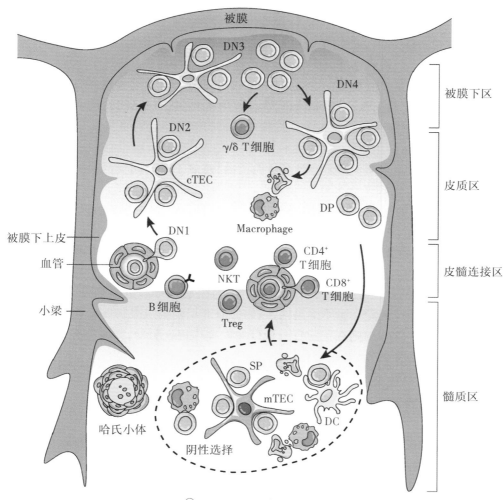

图4.10　T细胞胸腺发育

注:前T细胞从皮质髓质连接处进入胸腺,并作为DN1、DN2和DN3细胞穿过皮质,它们的TCR基因发生
重排。在DN3阶段,一些T细胞分化为γδT细胞。其他的继续作为DN4细胞,最终表达αβTCR、CD4
和CD8(DP细胞)。DP细胞与表达Ⅰ类和Ⅱ类MHC的皮质胸腺上皮细胞cTEC相互作用并分化成
CD4⁺或CD8⁺(SP)细胞(阳性选择)。如果它们不与cTEC相互作用或它们的TCR以过高的亲和力反
应,它们就会死亡并被巨噬细胞吞噬。SP T细胞(CD4或CD8)进入髓质并与表达AIRE的髓质TEC反
应,它们还在皮质髓质连接处遇到一小群B细胞。如果SP细胞的TCR识别组织特异性抗原(阴性选
择),那么它们会被淘汰。完全成熟的naïve细胞通过小静脉离开并进入循环。大约1%的胸腺细胞在
离开胸腺的过程中存活下来。哈氏小体是角化上皮细胞、巨噬细胞和一些正在死亡T细胞的区域,可
产生胸腺激素和细胞因子。

导表达组织限制性自身抗原(TRA),而TRA通常局限于特定组织,例如,胰岛素通常由胰腺中的细胞制造,然而,mTEC也可以产生少量胰岛素,在其细胞表面与HLA蛋白结合的胰岛素肽可以由mTEC直接提呈或被髓质巨噬细胞或DC摄取并提呈给成熟的T细胞,这类抗原提呈导致T细胞对胰岛素肽和MHC的特异性,使其经历细胞凋亡或程序性细胞死亡。自身免疫性多腺体综合征1型(APS1)是一种自身免疫性疾病,患者AIRE基因遗传缺陷,这将在第6章中进行描述。

T细胞在胸腺中完成前期发育后,它们作为naïve细胞离开并迁移到外周。如上所述,大部分未成功经历阴性或阳性选择的T细胞在胸腺中死亡,只有不到1%的胸腺T细胞存活,待发育成熟后离开胸腺。虽然大多数从胸腺中迁出的细胞不会对自身反应,但仍有一些细胞可以对TRA中的肽做出应答,这些肽不受AIRE或Fezf2控制,所以它们不在胸腺中表达。因此,还需要其他机制来避免T细胞对自身的反应,这属于外周耐受的范畴,将在第6章中讨论。

在胸腺中发育的另外两种细胞类型是恒定NKT(iNKT)细胞和天然调节性T细胞(nTreg)。NKT细胞识别由非多态性MHC分子CD1d提呈的糖脂抗原,并具有局限性的TCR库,它们可以是CD4$^+$或既不表达CD4也不表达CD8的来源于DP细胞的细胞。然而,它们具有不同的发育路径,包括胸腺细胞而非皮质上皮细胞的阳性选择。当细胞离开胸腺时,它们已具有抗原经历的表型,因此,与肽反应性T细胞相比,它们可以更快地被激活。具有转录因子Foxp3$^+$的调节性T细胞在髓质中出现,它们的TCR识别组织限制性自身抗原,接收存活信号而非死亡信号,这些细胞在预防自身免疫中发挥作用。另外,离开胸腺的naïve T细胞也可以产生iTreg,这将在第5章中进行描述。

B细胞在骨髓中的教育及免疫耐受

中枢B细胞耐受是阳性选择和阴性选择的结合,其发育过程包括B细胞从pro-B细胞发育为Pre-B细胞(图4.11),重(H)链基因先后经历DJ、VDJ重排,并且RAG基因是活化的;然后,H链与替代轻链配对,RAG基因失活。当RAG基因再次活化时,轻链基因发生VJ重排(图4.11)。在此过程中,B细胞有几次机会产生功能性BCR,也就是说,H链基因首先从一个亲本染色体重排,如果失败,那么B细胞可以使用来自另一个亲本染色体的基因;如果成功,则发送信号以停止重排。轻链基因也以类似的方式被重排,其中,kappa基因首先进行重排,如果重排不成功,则进行lambda基因重排。未成熟的B细胞表达IgM,在该阶段,来自B细胞受体的阳性"强直"信号会关闭RAG表达,停止体细胞重组,并介导B细胞存活。

在细胞发育过程中,由于BCR的产生是随机的,因此一些B细胞具有自身反应性。B细胞进一步发育的目标是通过阴性选择消除这种自身反应性细胞,同时保持对外来抗原的反应性。在骨髓(中枢耐受)或脾脏和淋巴结(外周耐受)中,存在两个检查点来防止B细胞与自身抗原反应及随后的病理反应,在中枢耐受过程中,对自身抗原具有高亲和力的B细胞会发生凋亡。那些具有中等亲和力BCR的B细胞可能会变成无效应功能,或者经历受体基因再重排编辑,在该过程中,轻链基因片段将发生二次重组,产生新的BCR。如果该BCR仍然保留自身反应性,则细胞可能会再次发生凋亡;如果BCR无自身反应性,该B细胞则可以离开骨髓。然而,也有一些自身反应性B细胞从骨髓中迁出,这时外周耐受将会防止外周的自身反应性T细胞和B细胞引起自身免疫疾病,这将在第6章中讨论。

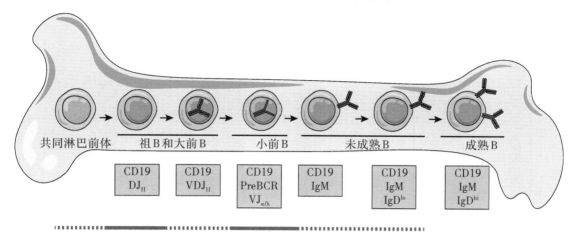

共同淋巴前体　　祖B和大前B　　小前B　　未成熟B　　成熟B

| CD19 DJ$_H$ | CD19 VDJ$_H$ | CD19 PreBCR VJ$_{\kappa/\lambda}$ | CD19 IgM | CD19 IgM IgD^{lo} | CD19 IgM IgD^{hi} |

Rag1和Rag2表达及活化

图4.11　B细胞骨髓发育

注:B细胞发育通过一系列步骤在骨髓中发生。在第一步中,RAG1和RAG2表达,使重链基因发生重排。一旦成功重排,RAG基因就会失活,因此,前B细胞可以增殖。位于细胞质中的前BCR包括替代轻链(虚线)和重排的重链。RAG基因再次活跃,因此,轻链基因可以重排。BCR以表面IgM和表面IgD的形式产生,初始B细胞进入外周。

(翻译:李丰银)

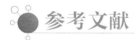

参考文献

[1]　Adams EJ,Gu S,Luoma AM.Human gamma delta T cells:evolution and ligand recognition.Cell Immunol.2015;296(1):31-40.

[2]　Anderson MS,Su MA.AIRE expands:new roles in immune tolerance and beyond.Nat Rev Immunol.2016;16(4):247-58.

[3]　Bjorkman PJ,Saper MA,Samraoui B,Bennett WS,Strominger JL,Wiley DC.Structure of the human class I histocompatibility antigen,HLA-A2.Nature.1987;329(6139):506-12.

[4]　Blander JM.The comings and goings of MHC class I molecules herald a new dawn in cross-presentation.Immunol Rev.2016;272(1):65-79.

[5]　Blum JSW,Pamela A,Cresswell P.Pathways of antigen processing.In:Paul WE,Littman DR,Yokoyama WM,editors. Annual review of immunology, Annual reviews, Palo Alto, California USA. vol. 31; 2013. p.443-73.

[6]　Bodmer J,Bodmer W.Rose Payne 1909—1999.With personal recollections by Julia and Walter Bodmer.Tissue Antigens.1999;54(1):102-5.

[7]　Crosby CM,Kronenberg M.Tissue-specific functions of invariant natural killer T cells.Nat Rev Immu-

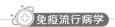

nol.2018;18(9):559-74.

[8] De Simone M,Rossetti G,Pagani M.Single cell T cell receptor sequencing:techniques and future challenges.Front Immunol.2018;9:1638.

[9] Flajnik MF.A cold-blooded view of adaptive immunity.Nat Rev Immunol.2018;18(7):438-53.

[10] Golstein P,Griffiths GM.An early history of T cell-mediated cytotoxicity.Nat Rev Immunol.2018;18(8):527-35.

[11] Jung D,Giallourakis C,Mostoslavsky R,Alt FW.Mechanism and control of V(D)J recombination at the immunoglobulin heavy chain locus.Annu Rev Immunol.2006;24:541-70.

[12] Kumar BV,Connors TJ,Farber DL.Human T cell development,localization,and function throughout life.Immunity.2018;48(2):202-13.

[13] Meffre E,Wardemann H.B-cell tolerance checkpoints in health and autoimmunity.Curr Opin Immunol.2008;20(6):632-8.

[14] Munoz-Ruiz M,Sumaria N,Pennington DJ,Silva-Santos B.Thymic determinants of gammadelta T cell differentiation.Trends Immunol.2017;38(5):336-44.

[15] Parham P.The Immune System.Garland Science,3rd edition.2009,chapter 4.

[16] Roth DB.V(D)J recombination:mechanisms,errors,and fidelity.Microbiol Spectr.2014;2:1-11.

[17] Rowley B,Tang L,Shinton S,Hayakawa K,Hardy RR.Autoreactive B-1 B cells:constraints on natural autoantibody B cell antigen receptors.J Autoimmun.2007;29(4):236-45.

[18] Schatz DG,Swanson PC.V(D)J recombination:mechanisms of initiation.Annu Rev Genet.2011;45:167-202.

[19] Schroeder HW Jr,Cavacini L.Structure and function of immunoglobulins.J Allergy Clin Immunol.2010;125(2.Suppl 2):S41-52.

[20] Takaba H,Takayanagi H.The mechanisms of T cell selection in the thymus.Trends Immunol.2017;38(11):805-16.

[21] Trowsdale J,Knight JC.Major histocompatibility complex genomics and human disease.Annu Rev Genomics Hum Genet.2013;14:301-23.

[22] Vantourout P,Laing A,Woodward MJ,Zlatareva I,Apolonia L,Jones AW,et al.Heteromeric interactions regulate butyrophilin(BTN)and BTN-like molecules governing gammadelta T cell biology.Proc Natl Acad Sci U S A.2018;115(5):1039-44.

[23] Wang R,Natarajan K,Margulies DH.Structural basis of the CD8 alpha beta/MHC class I interaction:focused recognition orients CD8 beta to a T cell proximal position.J Immunol.2009;183(4):2554-64.

[24] Wardemann H,Yurasov S,Schaefer A,Young JW,Meffre E,Nussenzweig MC.Predominant autoantibody production by early human B cell precursors.Science.2003;301(5638):1374-7.

[25] Wencker M,Turchinovich G,Di Marco Barros R,Deban L,Jandke A,Cope A,et al.Innate-like T cells straddle innate and adaptive immunity by altering antigen-receptor responsiveness.Nat Immunol.2014;15(1):80-7.

[26] Zhao X,Sankaran S,Yap J,Too CT,Ho ZZ,Dolton G,et al.Nonstimulatory peptide-MHC enhances human T-cell antigen-specific responses by amplifying proximal TCR signaling.Nat Commun.2018;9(1):2716.

[27] Zinkernagel RM,Doherty PC.Immunological surveillance against altered self components by sensitised T lymphocytes in lymphocytic choriomeningitis.Nature.1974;251(5475):547-8.

[28] Zoete V,Irving M,Ferber M,Cuendet MA,Michielin O.Structure-based,rational design of T cell receptors.Front Immunol.2013;4:268.

第5章 适应性免疫:效应功能、调节和疫苗

❶ 引言

　　适应性免疫反应的一个关键特征是能够针对入侵机体的微生物做出有效且适度的反应,就像人们会对进入房间的浣熊和苍蝇表现出不同的反应,因此机体对蠕虫和病毒感染会做出不同的免疫反应。初始CD4 T细胞在被抗原呈递细胞(APC)活化后能够分化为针对特定病原体的效应功能亚群。抗原呈递细胞分泌的细胞因子在决定CD4效应T细胞功能亚群的分化中起着重要的作用。同样,分泌IgM抗体的初始B细胞在活化后会根据病原体类型分泌具有最佳效应功能的不同抗体。如果机体针对病原体产生不适当的CD4效应T细胞,病理损伤也随之产生。

　　尽管免疫细胞的活化非常重要,免疫反应的下调也同样重要。因此,机体存在多种机制来抑制免疫反应,免疫细胞表达抑制性受体就是其中的机制之一。免疫细胞同时表达活化性受体和抑制性受体来调节免疫反应。适度的免疫反应强度需要平衡活化性信号和抑制性信号,以致在清除病原体的同时避免组织病理损伤。当免疫系统无法清除病原体并进入慢性炎症状态时,T细胞会进入"耗竭"状态,即它们仍然存活但失去了效应功能。在这种情况下,T细胞会通过表达多种抑制性受体从而降低慢性炎症造成的损害。抑制性受体的阻断疗法就是为了恢复"耗竭的"CD8毒性T细胞杀伤肿瘤的能力,如今已用于临床的肿瘤免疫治疗(第16章)。

❷ T细胞活化

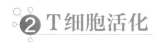

抗原呈递细胞活化T细胞

　　初始T细胞离开胸腺后,会在全身的淋巴管和血管系统之间进行循环并最终通过高内皮

小静脉(HEV)进入次级淋巴器官。初始T细胞表面的趋化因子受体CCR7通过与趋化因子CCL19和CCL21相互作用被引导到次级淋巴器官淋巴结和脾脏中的T细胞区域。树突状细胞(DCs)也通过表达CCR7将抗原从感染部位转运到引流淋巴结的T细胞区域。T细胞通过细胞表面的T细胞受体(TCR)识别成熟DCs表面的MHC分子呈递的外来抗原多肽而活化(图5.1)。

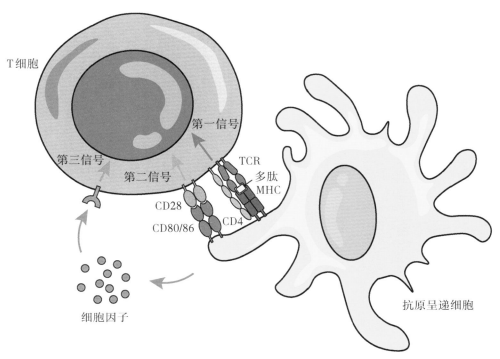

图5.1 三种激活初始CD4 T细胞的必需信号

注:第一信号:多肽-MHC Ⅱ复合物;第二信号:共刺激分子;第三信号:细胞因子。

组织中驻留的DCs表达MHC Ⅰ类分子而不表达MHC Ⅱ类分子。入侵病原体一旦被模式识别受体(PRR)所识别,DCs就会摄取病原体并成熟。成熟DCs表达大量的MHC Ⅰ类和MHC Ⅱ类分子去呈递抗原给T细胞。DCs通过表达淋巴结归巢受体CCR7,通过输入淋巴管进入引流淋巴结,并最终迁移到T细胞区域。活化的DCs还表达对T细胞活化很重要的共刺激分子,包括B7.1(CD80)和B7.2(CD86)。DCs一旦进入淋巴结的T细胞(皮质旁)区域,就会与不同的T细胞发生短暂的相互作用,直到遇到特定的T细胞。特定T细胞的TCR和共受体(CD4或CD8)对多肽-MHC复合物具有很高的亲和力,从而将信号传输到T细胞中。DCs细胞上多肽-MHC复合物与初始T细胞TCR的这种相互作用称为T细胞活化的第一信号。

为了确保T细胞仅在病原体存在时才被活化,T细胞活化还需要第二信号。成熟DCs上表达的共刺激分子B7.1(CD80)和B7.2(CD86)与T细胞表面蛋白CD28受体结合将第二信号传递给T细胞。第一信号和第二信号协同活化的T细胞会发生一系列变化,包括细胞表面黏附分子表达的增加,这些变化会辅助T细胞和DCs之间持续数小时的相互作用。这时,T细胞还处于相对较弱的活化状态。T细胞的完全活化和分化还需要第三信号。DCs分泌的细胞因子与T细胞上的细胞因子受体结合提供T细胞活化的第三信号并使T细胞致敏(图5.1)。

为什么三种信号都是必需的? TCR传递的第一信号提供针对特定抗原的特异性,因此只有特定的T细胞发生增殖。第二信号来自于共刺激蛋白B7.1(CD80)和B7.2(CD86),它们在DCs表面的表达取决于PRR对病原体相关分子模式(PAMP)的识别,从而确保T细胞的活化仅发生在病原体存在之时。细胞因子提供的第三信号有助于塑造T细胞反应的性质,从而使T细胞功能匹配入侵病原体的类型。DCs产生的细胞因子种类取决于病原体以及它们所激活的PRR类型。依照微环境中细胞因子种类的不同,初始CD4 T细胞可以分化为至少七种具有不同功能的亚型。

T细胞一旦在次级淋巴器官中被活化,它们将增殖、分化并产生效应分子。这个过程需要T细胞重新调整细胞代谢以满足增加的能量需求。糖酵解(分解葡萄糖)和线粒体中的氧化磷酸化(OXPHOS)是补充ATP的两条主要途径。初始和记忆性T细胞依赖分解代谢(产生能量),而效应性T细胞则进行糖酵解和合成代谢(消耗能量)。细胞增殖所需的材料(膜、蛋白质、核酸的脂质)由各种合成代谢过程产生。此外,各种代谢途径被活化以满足不同种类的效应反应。完全活化的效应性T细胞会进入循环并迁移到感染部位,这个过程是通过下调CCR7的表达以及上调S1P1(淋巴管中S1P的受体)、黏附分子和趋化因子受体的表达来实现的,上调的趋化因子受体能够与巨噬细胞分泌的趋化因子结合从而介导T细胞向感染部位迁移。效应性T细胞的寿命很短,在感染清除后便死亡(图5.2),但有部分细胞会变成长寿的记忆性T细胞。当再次遇到相同的病原体时,记忆性T细胞会做出更快、更强烈的反应。

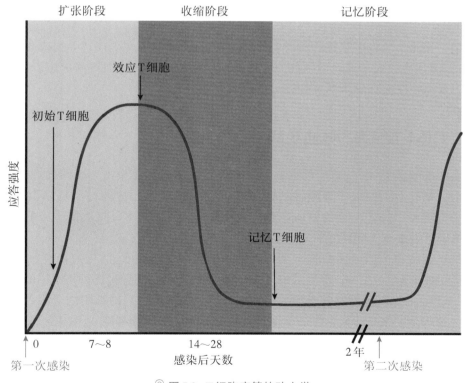

图5.2　T细胞应答的动力学

注:活化的初始T细胞开始增殖和分化,在感染后的第7到第10天之间达到效应细胞的峰值。这些细胞的寿命很短,随着感染的清除而死亡。长寿的记忆T细胞仍然存在,多年后仍然可以被相同的病原体重新活化。再次活化的记忆细胞的反应比首次感染更快、更强烈。

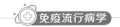

 超抗原活化 T 细胞

超抗原是指金黄色葡萄球菌、A 群链球菌或其他微生物的产物,它们作为毒素被释放,可以作为非特异性多克隆 T 细胞丝裂原和细胞因子诱导剂。超抗原不被抗原呈递细胞加工,而是由巨噬细胞以完整蛋白质的形式呈递给 T 细胞。它们能够同时与 MHC Ⅱ 类分子和 CD4 T 细胞上的 TCRβ 链结合。TCR 和 MHC Ⅱ 类分子的交联可以模拟第一信号并活化 T 细胞,第二信号和第三信号则由巨噬细胞提供。与多肽-MHC 复合物活化不到 0.01% 的 T 细胞的能力相比,超抗原可以激活个体中 5%~20% 的 T 细胞。超抗原能够诱导大量的细胞因子产生,尤其是 TNF、IL-1 和 IL-6。超抗原诱导的细胞因子风暴会导致严重的系统性毒性,包括休克甚至死亡。金黄色葡萄球菌毒性休克毒素(TSST-1)是一种典型的超抗原,可引起发热、休克和皮肤脱皮。MHC Ⅱ 类分子的多态性会影响超抗原的结合,因此不同人群对超抗原的易感性各不相同。超抗原诱发的疾病可以通过静脉注射免疫球蛋白替代疗法(IVIg)和抗生素等手段治疗。

❸ T 细胞的效应功能

活化的初始 T 细胞所采取的分化路径由 TCR 所识别的多肽-MHC(Ⅰ类或Ⅱ类)复合物的性质、抗原浓度以及 T 细胞识别抗原时微环境中细胞因子的特性共同决定。这种微环境反映了固有免疫反应在感染部位和致敏部位的性质。

 CD4 T 细胞的效应功能

皮肤中的细菌感染、气道中的病毒感染和肠道中的蠕虫感染需要不同的适应性免疫反应来应对。活化 DCs 的组织来源、病原体的性质和固有免疫反应的性质可以引导 CD4 T 细胞分化为最适合于特定感染的效应细胞。效应性 CD4 T 细胞不直接攻击感染的病原体,而是通过帮助其他细胞实现这一目标。

在基质细胞和抗原呈递细胞所产生的不同细胞因子作用下,活化的 CD4 T 细胞可以分化成多种功能亚群,包括 Th1 细胞、Th2 细胞、Th17 细胞、Th22 细胞、Th9 细胞、Tfh 细胞和 Treg 细胞(图 5.3)。不同的 T 细胞转录因子决定 T 细胞分泌特定类型的细胞因子集合,这些细胞因子集合被用来定义各个 CD4 T 细胞亚群并决定 CD4 T 细胞的功能。效应细胞亚群的命名有时似乎不合理,我们需要记住的是,各个亚群都具有一定程度的可塑性,以至于一个亚群可以根据环境变化表达另一个亚群的特征性细胞因子。Th1 细胞和 Th2 细胞亚群的命名最初是基于有两种不同的 CD4 细胞以及它们之间可以互相"帮助"的观念。Th1 细胞产生 IL-2 和 IFN-γ,被看作是促炎细胞,可以激活其他 T 细胞和巨噬细胞。Th2 细胞产生 IL-4,最初被看作是 B 细胞的辅助细胞。事实上,其他几个 T 细胞亚群(Th1、Th17、Tfh)也能够辅助 B 细胞。按照这个逻辑,下一个被发现的 T 细胞功能亚群应该命名为 Th3 细胞,然而由于新发现的 T 细胞亚群主要产生细胞因子IL-17A和IL-17E,因此被命名为Th17细胞。Th17细胞也产生IL-21和IL-22。之后,另一个T细胞亚群Th22被发现。Th22除了产生IL-13和颗粒酶B之外,还会产生高水平的IL-22。Th9细胞因其产生IL-9而得名。另外两个CD4 T细胞亚群则以其功能命名:Tfh(滤泡辅助T)细胞有助于激活淋巴结滤泡中的B细胞;Treg(调节性T)细胞则抑制免疫反应。T细胞被DC"极化"成各种亚群(Th1、Th2、Th17、Th9、Th22和Treg)之后,会从淋巴结迁移到感染部位。与之相反,Tfh细胞则下调CCR7并上调CXCL13的表达,从而帮助它们迁移到次级淋巴器官中富含CCR5的B细胞滤泡区,以帮助激活B细胞。为了更好地了解CD4 T细胞亚群在免疫反应中发挥的不同作用,下面我们对这些亚群进行更完整的描述。

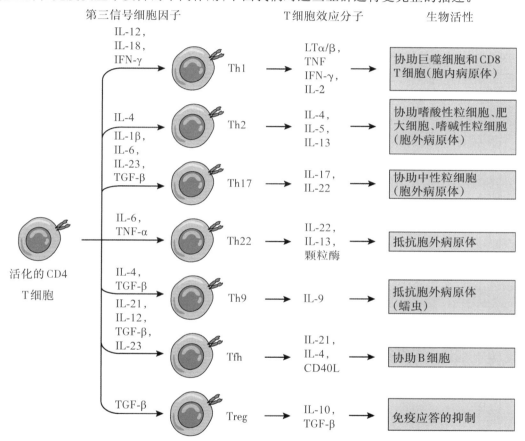

图5.3 细胞因子环境(第三信号)决定了**CD4 T细胞亚群的极化**

注:来自抗原呈递细胞的第一信号和第二信号激活CD4 T细胞。第三信号将T细胞极化为由其细胞因子谱定义的效应细胞亚群。

　　Th1细胞能够通过产生IFN-γ来帮助巨噬细胞杀死摄入的细菌、真菌和病毒,这是因为IFN-γ能够刺激巨噬细胞内吞噬溶酶体中活性氧和一氧化氮的形成。被感染的巨噬细胞通过其表面的MHC Ⅱ分子呈递病原体多肽,形成的多肽-MHC Ⅱ复合物能够被CD4 T细胞表面的TCR结合(第一信号)。效应性CD4 T细胞表达CD40配体,能够与巨噬细胞表面的CD40结合(第二信号)。第一信号和第二信号的刺激促进CD4 T细胞活化并分泌IFN-γ,IFN-γ与巨噬细胞上的受体结合从而增强活性氧和一氧化氮的产生。不仅与效应性CD4 T

细胞接触的巨噬细胞能够结合 IFN-γ,邻近的巨噬细胞也可以结合 IFN-γ。此外,Th1 细胞和巨噬细胞还会通过产生 TNF-α 诱导血管内皮细胞表达趋化因子和黏附分子,从而促进其他炎性细胞以及补体通过血管进入感染组织。Th1 细胞还可以通过分泌大量的 IL-2 增强 CD8 T 细胞的增殖和存活。

Th2 细胞有助于嗜酸性粒细胞、嗜碱性粒细胞、肥大细胞和 B 细胞清除寄生虫和胞外菌。Th2 效应细胞能够分泌细胞因子 IL-4 和 IL-13,诱导 B 细胞产生 IgE 抗体。产生的 IgE 抗体的 Fc 段结合嗜酸性粒细胞和肥大细胞,Fab 段则结合蠕虫抗原,促使细胞释放具有广泛效应的颗粒去清除蠕虫。Th2 细胞还能够通过分泌 IL-5 去募集和激活嗜酸性粒细胞、肥大细胞和嗜碱性粒细胞。此外,Th2 细胞还在过敏反应中发挥重要作用。

Th17 细胞在抗胞外细菌和真菌中发挥功能。Th17 细胞产生的细胞因子 IL-17 和 IL-22 能够通过招募中性粒细胞清除细菌或真菌。Th17 细胞还能通过促进胃肠道上皮中抗菌肽的产生以及增强维持上皮屏障的完整性。此外,Th17 细胞还参与自身免疫的发生。

Th22 细胞最初与 Th17 细胞相互混淆,因为它们都会产生细胞因子 IL-22。近期的研究表明,Th22 细胞是能够产生颗粒酶 B 和 IL-13 的不同细胞谱系。

Th9 细胞在防御蠕虫和抗肿瘤中发挥作用,并与炎性肠病和过敏反应的病理学有关。Th9 细胞产生高水平的 IL-9,也产生 IL-10 和 IL-21。

Tfh 细胞迁移到 B 细胞滤泡并产生 Bcl6、IL-4、IL-21 和 CD40L,它们有助于激活次级淋巴器官中的原始 B 细胞进行分裂、分化、突变以及同种型转换以产生不同类别的抗体。

Treg 细胞能够识别自身组织。在胸腺中发育并活化的 Treg 细胞被称为天然调节性 T 细胞(nTreg),而在外周组织产生的则被称为诱导的调节性 T 细胞(iTreg)。Treg 细胞能够通过分泌 IL-10 和 IL-35 控制和限制效应性 CD4 T 细胞和 CD8 T 细胞的活性。它们的功能是抑制 T 细胞的过度活化,以减少组织损伤和免疫病理。Treg 细胞是外周耐受系统组成的一部分,可以通过抑制针对自身组织的 T 细胞的功能防止自身免疫发生。

CD8 T 细胞的效应功能

初始 CD8 T 细胞与初始 CD4 T 细胞一样,由三种信号激活:(ⅰ)TCR 识别并结合抗原呈递细胞上的抗原-MHC Ⅰ 复合物;(ⅱ)T 细胞上的 CD28 与抗原呈递细胞上的 B7.1 或 B7.2 结合提供的共刺激信号;(ⅲ)抗原呈递细胞分泌的细胞因子与 T 细胞上的受体结合提供的信号。CD8 T 细胞主要分化为细胞毒性 T 淋巴细胞(CTL),其可以杀死胞内病原体(如病毒)感染的组织细胞(图 5.4)。CTL 通常识别靶细胞合成的"外来"肽。CTL 从次级淋巴器官迁移到感染部位,杀伤被感染的细胞及其微生物内容物。

CTL 采用多种不同的分子诱导细胞凋亡或坏死性凋亡来清除被感染的细胞。正如天然免疫章节中所述,细胞凋亡是程序性细胞死亡的有序过程,其主要特征表现为 DNA 片段化。在发育过程中,细胞凋亡有助于组织重塑(如手指的形成)。坏死性凋亡也是程序性细胞死亡的一种,但其发生的机制与细胞凋亡不同,并会引起炎症反应。当 CTL 细胞表面表达 Fas 配体(FasL)时,FasL 与靶细胞上的 Fas 蛋白结合从而诱导靶细胞凋亡。Fas 信号能够激活一系列蛋白水解酶,包括 caspase-8。CTL 还含有颗粒酶和穿孔素等细胞毒性颗粒。当 CTL 识别靶细胞时,胞内微管组织中心发生变化,毒性颗粒随之移动到细胞接触部位进行局部定向的释放。释放后,穿孔素构象发生变化并插入靶细胞的细胞膜中,随即形成一个孔洞,而后颗粒酶通过孔洞进入细胞并激活半胱天冬酶诱导的细胞凋亡。CTL还可以通过产生TNF和淋巴毒素α(LTα)与靶细胞上的TNF受体相互作用诱导细胞凋亡。

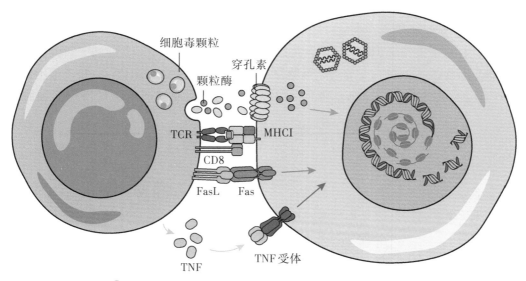

图 5.4 病毒特异性 CD8 T 细胞诱导病毒感染靶细胞凋亡

注:CD8 T 细胞识别宿主细胞上 MHC Ⅰ类分子递呈的病毒多肽并采用三种不同的机制来杀伤靶细胞
(FasL-Fas、TNF-TNFR1、细胞毒性颗粒)。CD8 T 细胞释放的细胞毒性颗粒中的穿孔素会在靶细胞上
形成一个孔,半胱天冬酶通过该孔进入靶细胞并诱导细胞凋亡,表现为 DNA 断裂。

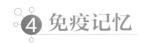 ④ 免疫记忆

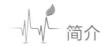 简介

　　长寿记忆性T细胞和B细胞的产生是适应性免疫的一个重要特征。这些经历过抗原活化的记忆性细胞可以存活25年或更长时间,而初始T细胞仅可存活5～10年。记忆性T细胞再次遇到相同病原体时迅速活化的能力能够为机体免受同一病原体侵袭提供数十年的保护。

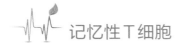 记忆性 T 细胞

　　与初始T细胞相比,记忆性T细胞的激活需要较少的信号并且活化速度更快(1～2天)。

如上所述,初始T细胞通常需要来自成熟DCs或其他专职抗原呈递细胞的三个信号才能被激活,然而记忆性T细胞不需要CD28介导的共刺激信号。记忆性T细胞可以被与多肽-MHC复合物结合的TCR信号直接激活,但会受到细胞因子信号的影响。各种共刺激途径的活化可以调节记忆性T细胞的功能。

与初始T细胞相比,记忆性T细胞的活化速度更快,部分原因是活化所需的基因已经以开放的染色质构象存在。处于开放或稳定状态的染色质能够在细胞被刺激后快速地结合转录因子。因此,记忆性细胞在形成过程中发生了染色质的表观遗传重塑。

记忆性CD4 T和CD8 T细胞有五个主要亚群,分别称为组织驻留记忆性T细胞(Trm)、中枢记忆性T细胞(Tcm)、效应记忆性T细胞(Tem)、外周记忆性T细胞(Tpm)和干细胞记忆性T细胞(Tscm)(图5.5)。Tcm细胞和Tem细胞在活化后都能够产生促进增殖的细胞因子

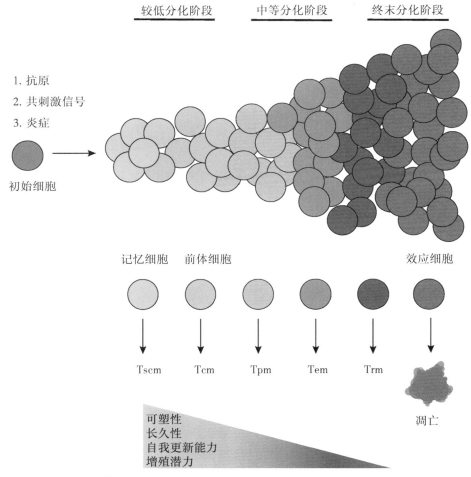

图5.5 前体细胞分化产生CD8效应细胞和记忆细胞

注:初始CD8 T细胞被病毒感染的细胞激活(三个信号)。在T细胞扩张和收缩的过程中,效应性和记忆性T细胞的产生经历了从干细胞记忆(Tscm)到中枢记忆(Tcm)和外周记忆(Tpm)再到效应记忆(Tem),最后到组织驻留记忆(Trm)的过程。最后,尽管记忆群体仍然存在,效应细胞会对病毒感染的细胞做出反应并发生细胞凋亡。图片由索尔克研究所Susan Kaech博士提供。

IL-2和其他效应细胞因子，然而，Tcm细胞表现出淋巴归巢特性，主要存在于淋巴组织中，Tem细胞则存在外周组织和血液。与Tem细胞相比，Tcm细胞具有更强的增殖能力，Tem细胞则通常会产生更高水平的效应细胞因子。Tscm是一种相对罕见的亚群，它们能够自我更新和增殖，但没有效应功能。Trm是位于组织中的非循环记忆性T细胞，它们时刻准备对先前感染过该组织的病原体做出反应，例如，肺中的Trm对肺呼吸病毒做出反应。Trm存在于多个部位，包括屏障部位，如皮肤、肠道、生殖道和肺，以及淋巴部位。在功能上，Trm具有促炎症和调节能力，但更新率低。CD8 T细胞有一个特别的记忆性群体，它们是不增殖但具有细胞毒性的终末期细胞，被称为重新表达CD45RA的终末分化效应记忆细胞（Temra）。在老年人中，几乎一半的CD8细胞是Temra细胞。

❺ B细胞的活化

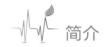 简介

体液免疫是由活化的B细胞介导的，B细胞分泌的抗体具有与细胞免疫不同的功能。抗体的主要功能是针对胞外病原体，但在消除胞内病原体方面也发挥作用，例如中和抗体可以与病毒结合并防止它们感染宿主细胞。由于细胞免疫对于通过多糖和脂质胶囊攻击机体的微生物效果不理想，例如肺炎链球菌和脑膜炎奈瑟菌，所以体液免疫对抵抗这类病原体就尤为重要。因此，诱导机体产生抗体是疫苗开发的主要关注点。

大多数识别外源性抗原的B细胞位于淋巴结的B细胞滤泡和脾脏的白髓。T细胞依赖性B细胞在CD4 T细胞的辅助下活化（图5.6）。在没有T细胞辅助的情况下，T细胞依赖性B细胞表现出较弱的抗体应答水平。T细胞依赖性B细胞需要三个信号才能完全活化。当特定的抗原与B细胞表面的两个或多个IgM受体结合时，活化就开始了（第一信号）。抗原可以自由漂浮或通过滤泡树突状细胞（FDCs）或滤泡巨噬细胞呈递给B细胞。与B细胞受体（BCR）相关的CD19共受体有一个长的胞内段，它能够锚定重要的信号传导分子，诱导信号放大。部分与抗原结合的BCR发生内化形成囊泡，在囊泡中抗原被加工并被MHC Ⅱ分子递呈，从而与Tfh细胞相互作用。由于B细胞表面趋化因子受体CXCR5的表达降低而CCR7的表达增加，半活化的B细胞启动有限的克隆扩增并移动到滤泡的外围。同时，通过DC呈递相同抗原而被激活的CD4 T辅助细胞也向B细胞滤泡移动，然后与滤泡旁区域的B细胞相互作用。Tfh细胞与B细胞呈递的多肽-MHC Ⅱ复合物结合活化，活化的Tfh细胞表达CD40L与B细胞上的CD40结合传递信号（第二信号）。CD4 T细胞根据感染的微生物类型（细菌、病毒、真菌或蠕虫）分泌不同类型的细胞因子（第三信号）。淋巴结中补体诱导活化的FDCs可以结合抗体-抗原-补体复合物并将抗原呈递给B细胞从而活化B细胞产生抗体。

T细胞依赖的B细胞活化

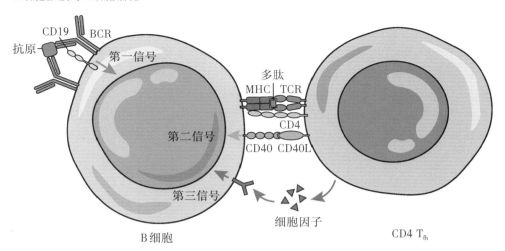

T细胞非依赖的B细胞活化

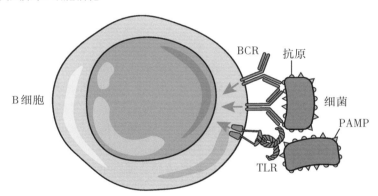

图5.6 B细胞的活化:T细胞依赖性和非依赖性途径

注:大多数B细胞的活化依赖于T细胞。B细胞活化需要三个信号:(ⅰ)BCR结合抗原产生第一信号,
共受体CD19通过其胞内段与接头蛋白结合从而放大信号,如果病原体被补体蛋白C3d调理,那么
补体受体CD21分子也能提供放大信号;(ⅱ)第二信号通过Tfh细胞上表达的CD40L和B细胞上表
达的CD40蛋白传递;(ⅲ)Tfh细胞分泌的细胞因子与B细胞上的细胞因子受体结合,提供第三信
号,从而影响B细胞产生抗体的类别。对于T细胞非依赖性途径,B细胞通过BCR结合病原体的重
复结构以及天然受体(如TLR受体)结合PAMP,受体的充分交联诱导B细胞活化。

在T细胞分泌的细胞因子的作用下,T细胞依赖性B细胞经历重链同种型转换,变成短期
的浆母细胞。浆母细胞产生的同种型抗体对抵抗引起感染的微生物最有效,例如,蠕虫感染
诱导CD4 T细胞分泌的IL-4会诱导浆母细胞产生IgE抗体。分泌抗体的长寿命浆细胞会发育
并进入循环中,在急性感染期间它们会在外周分泌抗体。部分浆母细胞会迁移到骨髓或黏膜
组织里,并在那里变成浆细胞,可持续数年地产生抗体。记忆性B细胞也在整个活化过程中形
成,它们不产生抗体,但如果再次遇到相同的病原体会迅速被记忆性T细胞活化并产生抗体。

有些B细胞不需要T细胞辅助就能够活化,被称为T细胞非依赖性B细胞,它们主要识
别多糖、脂质和其他非蛋白类抗原。这些抗原中的重复基序与多个BCR结合产生交联,导致

强烈的B细胞活化第一信号。第二信号来自于其他受体，例如，B细胞上的天然受体TLR与微生物上的配体（PAMP）结合（图5.6）。不依赖于T细胞的B-1 B细胞位于脾脏、黏膜组织和腹膜的边缘区。它们不与T细胞相互作用并且几乎不进行同种型转换，因此主要表达IgM型抗体。它们产生的"天然"抗体，有助于预防流感病毒等的感染。

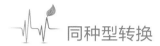 同种型转换

短寿命的浆母细胞起初分泌IgM抗体，但随着感染的继续，它们会分泌不同类型的抗体（IgA、IgG1、IgG2、IgG3、IgG4或IgE）。每种抗体类型能够针对不同类型的微生物表现出特定的功能特性。同种型转换取决于Tfh细胞和B细胞相互作用时分泌的细胞因子，同种型转换过程中B细胞核中的DNA会发生改变（图5.7）。同种型转换通常发生在淋巴结和脾脏的生发中心，B细胞在其中高速增殖。初始B细胞表面的BCR以及活化早期分泌的抗体是IgM和IgD，其中IgD通常仅少量存在于血清中。在感染早期，IgM提供针对入侵病原体的初步保护。随着感染的发展，B细胞将"适应"并产生更有效的同种型抗体。在B细胞核内，编码抗体分子IgM重链恒定区的基因与编码抗体抗原识别部分的VDJ基因相连。在与辅助性T细胞相互作用后，IgA、IgG或IgE的重链恒定区片段将取代IgM重链恒定区片段。在整个感染过程中，不依赖T细胞的B细胞主要转化为分泌IgM的浆细胞。

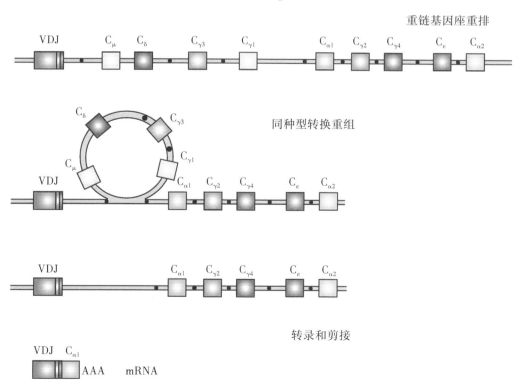

图 5.7 B细胞同种型转换

注：B细胞起初表达的重链属于IgM。在某些细胞因子存在的情况下，活化的B细胞会发生进一步的基因重排，导致DNA环出和切割，从而使另一种抗体同种型或类别的恒定域移动到VDJ片段附近，比如IgA。

体细胞高频突变和抗体亲和力成熟

随着感染的发展,B细胞反复与淋巴结和脾脏生发中心中的FDCs呈递的抗原作用。B细胞发生快速增殖,B细胞基因组可变(V)区的点突变发生频率也同时增加。活化诱导的胞苷脱氨酶(AID)可以诱导基因突变。B细胞分裂的突变频率大约为每10^3个碱基对中就有1个碱基对发生突变,是其他基因突变频率的10^7倍。这种体细胞高频突变产生的B细胞克隆,其产生的抗体分子与原始抗原的亲和力有很大变化(图5.8)。产生高亲和力抗体的B细胞与FDCs和Tfh细胞发生强烈的相互作用并存活,而产生较低抗原亲和力抗体的B细胞则死亡。抗体的结合特性随着感染的发展而改善,抗体效力提高的这一过程被称为亲和力成熟。病原体被清除后,长寿的浆细胞和记忆性B细胞将会形成,它们可以存活数年。如果再次发生感染,记忆性B细胞会被记忆性T细胞活化并迅速增殖,产生高亲和力的IgA、IgG或IgE抗体,有助于防止反复感染或只有较轻或无症状的感染。不同类别抗体的产生以多种方式帮助清除病原体(图5.9)。

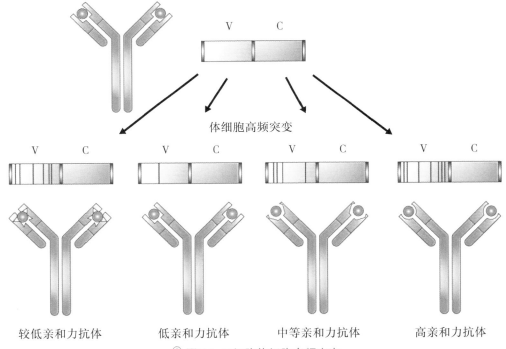

图 5.8　B 细胞体细胞高频突变

注:活化诱导的胞苷脱氨酶(AID)基因在活化的B细胞中被诱导表达,使免疫球蛋白的重链基因和轻链基因可变区的突变率显著增加,诱导B细胞产生亲和力不变(低)、更低、中等或较高的抗体。表达高亲和力抗体的B细胞的选择过程被称为亲和力成熟。

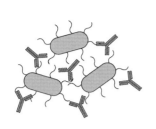

微生物的凝集

微生物和毒素的中和

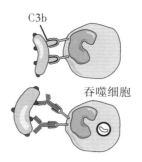

C3b

吞噬细胞

微生物的调理作用和吞噬作用

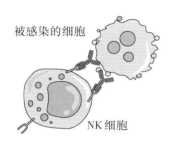

被感染的细胞

NK细胞

抗体依赖的细胞毒作用(ADCC)

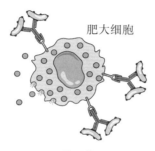

肥大细胞

脱颗粒

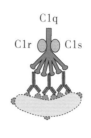

C1q

C1r C1s

补体激活

图 5.9 抗体效应功能示意图

注:抗体的作用是通过直接凝集病原体或中和微生物以防止感染,它们还可以在调理作用、NK 细胞介导
的 ADCC 效应、肥大细胞脱颗粒或补体激活等过程中与天然免疫系统相互合作。附着在病原体表面
的抗体会激活补体系统,从而引发炎症并诱导病原体裂解。

6 B细胞的效应功能

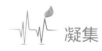

凝集

抗体结合微生物病原体的表面可以将表达相同抗原的两种或多种病原体结合成聚集
体。这种复合物会干扰微生物功能,并有利于吞噬细胞一次性清除多个或多种病原体,而不
需要多次摄入单个病原体。

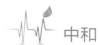

中和

抗体与微生物结合可以阻止它们穿过上皮屏障或通过结合细胞表面进入细胞,抗体还
可以附着在微生物毒素上从而阻止毒素与正常细胞上的毒素受体结合。微生物毒素是许多

感染症状和并发症的主要诱因,将毒素阻断可以有效防止病理变化。抗体针对微生物及其毒素的这种阻断作用被称为中和。

 ## 调理作用和吞噬作用

抗体通过抗原结合部位与微生物结合,而其 Fc 段则暴露在外。吞噬细胞(巨噬细胞和中性粒细胞)的表面表达 IgG1 和 IgG3 同种型 Fc 组分的受体。两种或多种抗体的 Fc 段与 Fc 受体的结合会活化吞噬细胞以摄取并杀死微生物。抗体在微生物表面的包被能够促进吞噬作用,这一过程被称为调理作用。调理作用对于被富含多糖的荚膜所覆盖的微生物(肺炎链球菌)尤为重要,有多糖荚膜的微生物不易被吞噬细胞摄取,但当抗体附着在多糖荚膜上时则很容易被摄取。

 ## 抗体依赖的细胞毒作用(ADCC)

ADCC 是一种针对胞内微生物的杀伤功能,被病毒或细菌感染的细胞会在其表面表达抗原,特异性抗体可以通过抗原结合位点与这些表面抗原结合。当 NK 细胞表达的 Fc 受体与抗体结合时,NK 细胞被活化并释放颗粒内容物去杀伤被感染的细胞和病原体。

 ## IgE 和嗜酸性粒细胞/肥大细胞脱颗粒

IgE 抗体是针对寄生虫感染而产生的,包括蠕虫和原生动物寄生虫,如疟疾。IgE 抗体通过抗体的 Fc 段与嗜酸性粒细胞、嗜碱性粒细胞和肥大细胞表面的 Fc 受体结合。当两个或多个抗体分子与蠕虫抗原结合时,抗体将在这些细胞表面发生交联并使细胞活化。活化的细胞通过释放颗粒内容物杀死寄生虫。由于多数蠕虫太大而无法被吞噬,机体便进化出这一机制来对抗蠕虫感染。当包被有 IgE 抗体的肥大细胞被活化时,也会产生细胞因子,诱导肌肉收缩和黏液产生,从而帮助消除蠕虫。花粉和猫皮屑等过敏原也会导致过敏人群产生 IgE 抗体,引起气道高反应症,如哮喘和花粉过敏。肺脏中的肥大细胞和嗜酸性粒细胞的脱颗粒会引起严重的病理变化,导致哮喘患者出现呼吸困难。

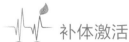 ## 补体激活

当结合在微生物表面的 IgM 抗体和部分 IgG 亚型抗体暴露的 Fc 段与 C1 补体分子结合时,如第 3 章中所述的补体级联效应就启动了。抗体诱导的补体活化是三种补体激活途径中最先被发现的,被称为"经典"活化途径。在急性感染期间,补体首先被替代途径或甘露糖结合凝集素途径激活,因为这些途径所需的组分可以立即获取。经典途径的激活依赖于抗体的产生,在初次感染时抗体的产生至少需要几天的时间。当其他两种补体途径不发挥作用时,补体的经典活化途径就显得尤为重要,主要体现在某些荚膜微生物感染中。

抗体同种型(类别)的不同功能及其特性总结于表 5.1 中。

表5.1　抗体同种型（类别）的不同功能和特性

	IgM	IgG	IgE	IgA
功能	补体活化	中和，调理作用，ADCC，补体活化	肥大细胞致敏和脱颗粒	中和
特性	初始抗体	经胎盘的转运	蠕虫免疫 参与过敏反应	黏膜免疫 乳汁转运

❼ 抗体的持久性和记忆性B细胞

在初次免疫应答中，部分活化的B细胞会发育成记忆性B细胞，而另外部分活化的B细胞则会发育成长寿的浆细胞。浆细胞长期驻留在骨髓中，可以持续产生少量的抗体。因此，当病原体感染接种过疫苗的人群时，血清中存在的同种型高亲和力抗体能够提供有效保护。记忆性B细胞也能够对再次感染做出快速应答（1~2天）。体细胞高频突变有助于产生和筛选具有高亲和力受体的细胞。这些细胞会进一步发育成新的浆细胞去产生高亲和力的抗体。因此，与初次免疫相比，加强免疫能够诱导更高亲和力和更多数量的特异性抗体。

❽ 免疫应答的调节

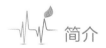 简介

在免疫应答过程中，机体需要在限制和消除病原体的同时保持宿主器官的完整性，并最大限度地减少组织损伤，因此免疫应答的平衡至关重要。不同的免疫应答都有相应的调节机制，当病原体被完全清除时免疫应答就应该终止，并恢复到免疫稳态。机体通过多种机制来抑制或终止免疫应答。其中包括：（ⅰ）免疫细胞表面表达的抑制性受体在与配体结合时传递负向信号；（ⅱ）效应性T细胞和效应性B细胞的寿命是有限的；（ⅲ）调节性T细胞（在前文中进行了具体描述）抑制免疫反应；（ⅳ）负反馈回路；（ⅴ）T细胞转为"耗竭"状态。天然免疫细胞和适应性免疫细胞表面都表达抑制性受体，有些抑制性受体是组成表达的，有些抑制性受体是在不同时间被诱导表达的。本节将描述免疫应答调节的机制。

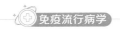
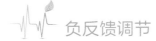 负反馈调节

当病原体的PAMP与天然免疫细胞表达的某些PRR结合后,NF-κB信号通路会被激活并诱导炎症细胞因子和趋化因子的分泌,但这种高强度免疫应答往往会造成组织损伤。为了减少这种损伤,免疫系统存在一种负反馈机制,其中NF-κB信号活化会诱导A20蛋白(一种泛素修饰酶)的产生并反过来限制NF-κB信号。有趣的是,哮喘患者支气管上皮细胞中的A20蛋白表达水平是降低的。此外,在哮喘小鼠模型中,A20蛋白的缺失会加重疾病。

负反馈调节的另一个例子是DCs与T细胞在淋巴结中的相互作用,其中DCs递呈多肽-MHC复合物与T细胞上的TCR结合。在DCs和T细胞相互作用的数小时内,T细胞会表达一种称为PROS1(维生素K依赖性血浆糖蛋白)蛋白并与活化的T细胞表面以中等水平表达的磷脂酰丝氨酸(PtdSer)结合。DCs表达受体酪氨酸激酶(RTK)家族的成员,RTK与PROS1结合可以向DCs传递负向信号,诱导免疫反应的负向调节。这些名为TAM受体的受体酪氨酸激酶TYRO3、AXL和MERTK是有效且不可或缺的炎症抑制剂,在调节许多其他类型的免疫反应(如Th2免疫)时发挥作用。AXL和MERTK缺失的小鼠表现出更强的慢性炎症和自身免疫,而敲除TYRO3则会提高过敏性反应的风险。

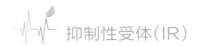 抑制性受体(IR)

抑制性受体参与调节天然免疫和适应性免疫。T细胞上的两种重要的抑制性受体是细胞毒性T细胞晚期活化抗原(CTLA-4)和程序性死亡受体1(PD-1)(图5.10)。CTLA-4在T细胞活化后的第4天左右表达,能与成熟抗原呈递细胞上的共刺激蛋白B7.1和B7.2结合。与结合相同共刺激配体并传递活化信号的CD28相比,CTLA-4对B7.1/B7.2(CD80/86)的亲和力更高,能够将抑制信号传递给T细胞并限制其激活。此外,Treg细胞组成性表达CTLA-4分子。

T细胞上的PD-1蛋白与其配体PD-L1或PD-L2结合。当组织中发生免疫反应并表达PD-L1或PD-L2时,T细胞通过PD-1受体接收到负向信号,从而限制活性。阻断CTLA-4与其配体和/或PD-1与其配体之间的相互作用是癌症治疗中的一种新型免疫疗法,具体见第16章。这种疗法解除了T细胞上的"刹车",从而增强T细胞杀伤肿瘤细胞的能力,被称为"检查点阻断免疫疗法"(图5.10)。阻断其他抑制性受体如TIGIT和TIM3也正被尝试用于肿瘤免疫治疗。

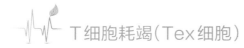 T细胞耗竭(Tex细胞)

T细胞可以进入"耗竭"状态,即细胞仍然存活但功能减弱。Tex细胞通常在慢性感染中形成,如人类免疫缺陷病毒(human immunodeficiency virus,HIV)感染或某些癌症。当免疫系统无法清除病原体时,抗原特异性T细胞可能会获得这种表型。Tex细胞功能缺陷,表达多

种抑制性受体,具有不同的转录表观遗传、代谢和分化程序。Tex 细胞的产生可以最大限度地减少免疫反应造成的损害,尤其是在慢性感染和炎症的情况下。Tex 细胞的特征是表达抑制性受体(如 PD-1 和 TIM-3)以及某些转录因子(如 Eomes、Tcf1 和 TOX)。Tex 细胞的功能可以通过阻断抑制性受体来恢复。

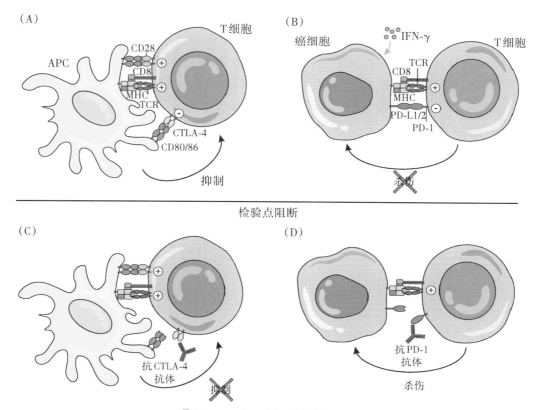

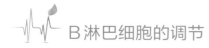

🔖 图 5.10 检查点阻断疗法的原理

注:干扰 T 细胞抑制性受体−配体相互作用从而调节肿瘤免疫反应的原理示意图。(A)CTLA-4 是活化 T 细胞上表达的抑制性受体,与共刺激蛋白 CD28 竞争结合 APC 上的共刺激蛋白 CD80/86 或 B7.1/B7.2。(B)PD-1 也是 T 细胞的抑制性受体,其配体 PD-L1 或 PD-L2 在 IFN-γ 存在的情况下在细胞上表达。(C)和(D)在检查点阻断免疫疗法中,抗 CTLA-4、抗 PD-1 或抗 PD-L1 的单克隆抗体用于阻断受体−配体相互作用,从而消除了这两种受体传递的"刹车"或抑制信号。

B 淋巴细胞的调节

当感染中微生物抗原减少时,剩余的大部分抗原能够与 IgG 抗体结合形成免疫复合物。B 细胞能够表达一种 IgG 低亲和力受体,即 FcγⅡ-A 受体(CD32A),在与 IgG 交联后传递抑制信号。成熟 B 细胞会表达另一种抑制性受体 CD22,CD22 能够与跨膜蛋白上的唾液酸结合,其胞质区与蛋白酪氨酸磷酸酶 SHP-1 相互作用。SHP-1 能够使 BCR 信号下游的信号接头蛋白以及起相反作用的蛋白激酶去磷酸化。

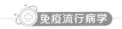

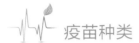 **疫苗接种**

接种疫苗的目的是诱导具有保护性的适应性免疫应答来预防疾病,主要通过病原体或病原体的组分对机体进行免疫来实现。当接种过的个体再次接触相同病原体时,免疫系统会快速地做出二次免疫应答,在疾病发生之前消除感染。

疫苗种类

多年来,疫苗的开发主要有两种方法:一种是通过加热或化学物质灭活病原体(如病毒),另一种是开发病原体的减毒形式。前一种产品被称为灭活疫苗,后一种产品被称为减毒疫苗。每种类型的疫苗都有其优缺点。在制备灭活疫苗时,诱导保护性免疫应答的抗原在灭活后保持其免疫原性是非常重要的。开发既有免疫原性又不引起疾病的减毒疫苗是非常困难的,但是目前两种类型的疫苗都在使用,包括灭活疫苗百日咳疫苗和减毒活病毒疫苗麻疹、腮腺炎疫苗、风疹和黄热病。流感和脊髓灰质炎疫苗则具有灭活和减毒两种形式。

随着1975年重组DNA技术的出现,从不同微生物中分离单个基因并制造亚单位疫苗成为可能。病原体基因可以插入细菌、酵母或细胞系(如昆虫或哺乳动物细胞)中进行蛋白表达。这种方法可以用于生产和纯化大量用于疫苗的蛋白质,例如,针对人类乳头瘤病毒的疫苗,主要的病毒衣壳蛋白L1在酵母中表达并组装成衣壳,纯化后便可用于疫苗。另一个例子是破伤风疫苗,破伤风梭菌会分泌一种有害的毒素。灭活毒素(类毒素)制备的疫苗能够诱导产生针对这种毒素的中和性保护抗体。

为了使亚单位疫苗有效,通常需要添加能够激活PRR的物质。抗原呈递细胞通过PRR接收来自其配体分子PAMP的信号才能激活T细胞。因此,这种添加到疫苗中以诱导免疫系统认为病原体存在的物质被称为佐剂(Adjuvant)。Adjuvant这个词的意思是"帮助者"。佐剂一般是灭活的细菌,可以活化固有免疫系统。DTP是一种广泛使用,可以预防白喉、破伤风和百日咳三种细菌的联合疫苗,由白喉和破伤风的两种蛋白类毒素以及灭活的百日咳杆菌组成。灭活的百日咳杆菌可同时作为抗原和PAMP被DCs识别并将DCs活化以启动适应性免疫应答。

另一种疫苗被称为偶联疫苗,用于诱导针对细菌表面多糖的高亲和力抗体,这些多糖通常是弱抗原。将强抗原与纯化的多糖连接(偶联)可用于免疫。强抗原激活的Tfh细胞有助于活化与偶联物多糖部分结合的B细胞。B型流感嗜血杆菌(hiB)疫苗就是一种偶联疫苗。

成本合理且高效的基因测序技术使开发更多类型的疫苗成为可能,例如,对B型脑膜炎奈瑟球菌进行测序并鉴定出基因。2013年在欧洲获批的脑膜炎双球菌疫苗Bexsero就是基于三个基因编码的抗原靶标开发的。此外,来自致病微生物的基因可以添加到作为免疫载体的非致病微生物中。

疫苗可通过三种方式保护机体抵御传染性病原体:

1. 预防性——这是最常见的疫苗接种形式。它们是预防性疫苗,可在接触病原体之前保护宿主。它们通常会诱导中和性抗体。

2. 治疗性——这种疫苗被设计用于治疗已经感染病原体的个体(常见于慢性病毒感染)。

3. 群体免疫——当人群中接种疫苗的比例很高时,会使感染传播和暴露的风险降到非常低的程度,从而使某些个体无需接种疫苗就能够有效免受病原体的侵害。群体免疫对于无法接种疫苗和免疫系统受损的个体尤其重要。对于麻疹等经空气传播的高传染性微生物,估计需要超过94%的人群进行免疫才能实现有效的群体免疫。

疫苗的有效性要求疫苗必须安全,副作用小,在遇到活病原体时具有保护作用。理想的疫苗还应该价格低廉,在运输和储存过程中生物学性质稳定,易于给药且为机体提供持续和长久的免疫力。天花和黄热病疫苗已证明对人类具有超过50年的保护效果。有些疫苗接种后机体的免疫力会逐渐减弱,因此一般建议接种加强疫苗,比如水痘带状疱疹(引起水痘)疫苗,可用于儿童预防水痘,但在感染过的老年人中则预防带状疱疹。在老年人群中,随着年龄的增长,处于神经细胞中的病毒会被重新激活并引发带状疱疹。另外,老年人机体的免疫系统会逐渐减弱,被称为免疫衰老。适应性免疫和固有免疫的衰老都会导致老年人群的疫苗反应受损。

 疫苗种类总结

减毒活病毒疫苗

病毒由于突变而导致致病能力削弱,但诱导的免疫反应能够很好地模拟原始病毒的自然感染。一般来说,减毒活病毒是很有效的疫苗,如水痘疫苗。

热灭活/福尔马林固定疫苗

病原体被杀死之后用于注射。免疫优势抗原有时在灭活过程中被破坏,但是这种方法对于有些病原体却非常有效,如乙肝疫苗。

偶联疫苗

这种疫苗是将高免疫原性抗原与弱抗原性细菌抗原(如多糖)连接起来,用以活化Tfh细胞,从而促进与多糖结合的B细胞的活化。

重组蛋白亚单位疫苗

分离编码一种来自病原体的具有免疫原性的蛋白基因,将该蛋白在其他物种中大量表达并作为免疫的蛋白。免疫原性蛋白可以与佐剂一起给药,佐剂可以通过PRR激活DCs。另外,也可以将编码蛋白的基因插入提供PAMP的非致病微生物的基因组中用于免疫。

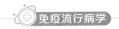

 DNA疫苗

该疫苗由编码抗原的DNA组成,DNA被宿主细胞吸收,转录并翻译成蛋白抗原,从而诱导针对该抗原的免疫应答。

相关微生物疫苗

天花病毒的疫苗是使用相关的、非致病性的、可引起牛痘的痘苗病毒来制备的。牛痘病毒与天花病毒抗原的相似性使该疫苗在过去50多年里一直非常有效地预防天花。

尽管疫苗领域的研究已经取得了巨大的进步,但是针对HIV、疟疾和结核病(TB)仍然没有有效的疫苗。某些病毒的突变率非常高,也是该领域的一大挑战,这也是每年开发一种新的流感疫苗的原因。我们相信通过不断的坚持创造、全球合作以及对生物医学研究的大力支持,疫苗的研究将取得进一步的突破。

病原体暴露监测和疫苗效力的免疫测定

适应性免疫系统的特异性使得判断个体是否接触过病原体以及疫苗是否激活免疫反应成为可能。分析血液中是否存在抗原特异性抗体或记忆T淋巴细胞是最常用的方法。有多种抗体检测的方法,例如,化学发光免疫分析(CLIA,光信号)、酶联免疫分析(ELISA,通过酶将底物显色)、免疫印迹/蛋白印迹(将重组或天然蛋白转移到薄膜上)、凝集以及流式免疫色谱法。对于某些检测,免疫应答的强度是通过分析血清或血浆可以连续稀释的程度来评估的,最后一个阳性反应的稀释度被称为抗体滴度。对于其他检测,指定体积的样品在缓冲液中稀释并测试,结果以定性的阳性、阴性或不确定的方式给出。

为了检测是否暴露于某些病原体,如结核分枝杆菌或巨细胞病毒,可以用微生物蛋白来源的多肽混合物刺激T细胞并测定细胞因子IFN-γ的释放来评估T细胞应答。分析的技术包括Quantiferon-TB Gold和ELISpot检测。在ELISpot检测中,我们可以定量滤纸上分泌目标细胞因子的T细胞数量。

参考网站:

www.who.int 世界卫生组织

www.cdc.gov 疾病控制和预防中心(CDC)

(翻译:王剑)

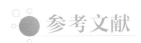 参考文献

[1] Allman D, Wilmore JR, Gaudette BT. The continuing story of T-cell independent antibodies. Immunol Rev. 2019;288(1):128-35.

[2] Angajala A, Lim S, Phillips JB, Kim JH, Yates C, You Z, et al. Diverse roles of mitochondria in im-

mune responses: novel insights into immuno-metabolism. Front Immunol. 2018;9:1605.

[3] Bengsch B, Ohtani T, Khan O, Setty M, Manne S, O'Brien S, et al. Epigenomic-guided mass cytometry profiling reveals disease-specific features of exhausted CD8 T cells. Immunity. 2018;48(5):1029-45 e5.

[4] Cinquanta L, Fontana DE, Bizzaro N. Chemiluminescent immunoassay technology: what does it change in autoantibody detection? Auto Immun Highlights. 2017;8(1):9.

[5] Cooper MD. The early history of B cells. Nat Rev Immunol. 2015;15(3):191-7.

[6] de Kouchkovsky DA, Ghosh S, Rothlin CV. Negative regulation of type 2 immunity. Trends Immunol. 2017;38(3):154-67.

[7] Forthal DN. Functions of antibodies. Microbiol Spectr. 2014;2(4):1-17.

[8] Geltink RIK, Kyle RL, Pearce EL. Unraveling the complex interplay between T cell metabolism and function. Annu Rev Immunol. 2018;36:461-88.

[9] Kumar BV, Connors TJ, Farber DL. Human T cell development, localization, and function throughout life. Immunity. 2018;48(2):202-13.

[10] LeBien TW, Tedder TF. B lymphocytes: how they develop and function. Blood. 2008;112(5):1570-80.

[11] McLane LM, Abdel-Hakeem MS, Wherry EJ. CD8 T cell exhaustion during chronic viral infection and cancer. Annu Rev Immunol. 2019;37:457-95.

[12] Mosmann TR, Cherwinski H, Bond MW, Giedlin MA, Coffman RL. Two types of murine helper T cell clone. I. Definition according to profiles of lymphokine activities and secreted proteins. J Immunol. 1986; 136(7):2348-57.

[13] Neurath MF, Kaplan MH. Th9 cells in immunity and immunopathological diseases. Semin Immunopathol. 2017;39(1):1-4.

[14] Plank MW, Kaiko GE, Maltby S, Weaver J, Tay HL, Shen W, et al. Th22 cells form a distinct Th lineage from Th17 cells in vitro with unique transcriptional properties and Tbet-dependent Th1 plasticity. J Immunol. 2017;198(5):2182-90.

[15] Rubin SJS, Bloom MS, Robinson WH. B cell checkpoints in autoimmune rheumatic diseases. Nat Rev Rheumatol. 2019;15(5):303-15.

[16] Sharma P, Wagner K, Wolchok JD, Allison JP. Novel cancer immunotherapy agents with survival benefit: recent successes and next steps. Nat Rev Cancer. 2011;11(11):805-12.

[17] Thakar J, Mohanty S, West AP, Joshi SR, Ueda I, Wilson J, et al. Aging-dependent alterations in gene expression and a mitochondrial signature of responsiveness to human influenza vaccination. Aging (Albany NY). 2015;7(1):38-52.

[18] Treanor B. B-cell receptor: from resting state to activate. Immunology. 2012;136(1):21-7.

第6章　免疫系统失衡

❶ 引言

到目前为止,本书的重点是介绍免疫系统的有益效应功能,如针对感染的免疫反应。本书之前已经讲述了固有和适应性免疫系统的器官、细胞和效应分子,以及它们互相协调清除体内病原体的方式。但是,在某些单基因突变疾病中(包括影响固有和适应性免疫系统的免疫缺陷疾病),免疫系统不能为机体争取到最佳利益。一方面,适应性免疫反应可能在过敏性疾病或自身免疫疾病中被异常激活,对自身起作用;另一方面,由于基因突变,在没有抗原的情况下,先天免疫系统被异常激活并诱导自身炎症。本章详细介绍了其中机理,并选择了一些疾病作为例证。

❷ 免疫缺陷

编码或非编码基因的突变可导致先天性免疫缺陷疾病/原发性免疫缺陷病(primary immunodeficiency diseases,PID)。截至2017年,已发现350多种先天性免疫缺陷疾病,而且随着下一代测序技术的发展,这一数字会不断增加。人类基因组21 000个基因中约有1.7%与这些单基因疾病有关。在美国,大约1/1 200的新生儿患有这种疾病。

PID中最常见的IgA缺乏症发生概率大约为1/300到1/500。引起疾病的基因损伤可以是单核苷酸的突变、插入和缺失或染色体改变(如易位)。最初,这些疾病被确定为对感染的易感性并伴有抗体缺陷、吞噬细胞功能障碍或补体缺陷。现在人们已经认识到,免疫缺陷还会导致免疫失调,表现为自身免疫、淋巴增殖或自身炎症。因此,一些人建议对先天性免疫缺陷进行更广泛的描述,而不是把这些疾病局限地称为PID或原发性免疫缺陷。国际免疫学会联盟将这些疾病分为九个主要类别,具体如下:

免疫缺陷的主要类别

影响细胞免疫和体液免疫的免疫缺陷

伴有相关或综合征特征的联合免疫缺陷

抗体缺乏

免疫失调疾病

吞噬细胞数量和/或功能的先天缺陷

固有免疫和先天免疫缺陷

自身炎症性疾病

第一个免疫缺陷疾病是1952年发现的布鲁顿无丙种球蛋白血症（Bruton's agammaglobu-linemia），发病原因是：婴儿不能产生抗体因而反复感染热原菌（pyrogenic bacteria）。最初治疗采用静脉注射免疫球蛋白替代疗法，直到1993年方确定布鲁顿酪氨酸激酶（Bruton tyrosine kinase，BTK）为缺陷致病基因。BTK蛋白对于前B细胞受体的信号转导很重要，因此缺乏BTK蛋白质的B细胞停止在前B细胞阶段，不能继续发育。

第二个免疫缺陷疾病，是广为人知的重症联合免疫缺陷（severe combined immunodeficiency，SCID），涉及T淋巴细胞和B淋巴细胞的缺陷。患SCID病的儿童会在日常生活中出现严重感染，更有甚者可能因注射某些减毒疫苗而被感染。这是由于编码共同γ链（γc）的基因发生突变，男性出现X连锁形式。γc是多种重要细胞因子受体的共同亚基（包括IL-2、IL-4、IL-7、IL-9、IL-15和IL-21）。该基因位于X染色体上，男性只有一个拷贝的X染色体而女性有两个拷贝的X染色体，因此，可能有一个拷贝的X染色体上该基因没有突变。未经治疗的患有SCID病症的儿童通常无法存活超过2年。在20世纪70年代到80年代，一名患有SCID的小男孩在塑料无菌泡泡中生活了12年并被称为"泡泡男孩"，使得SCID闻名天下。美国大多数州现在新生儿检查项目都包括SCID筛查。SCID以早期的骨髓移植作为主要治疗方法。

基因缺陷影响调节性T细胞的一个例子是"CTLA-4单倍剂量不足伴随自身免疫浸润"（CTLA-4 haploinsufficiency with autoimmune infiltration，CHAI）疾病。如前所述，活化T细胞表面的CTLA-4是一种抑制性受体，它与共刺激分子CD28竞争结合配体B7.1和B7.2（CD80和CD86）。此外，CTLA-4在调节性T细胞上组成性表达，在某些情况下对于Treg细胞发挥抑制功能至关重要。在这种疾病中，CTLA-4基因的一个拷贝有缺陷，因此，CTLA-4蛋白总量的减少会导致严重的免疫失调，破坏B细胞和T细胞的稳态。患者被观察到在多个非淋巴器官中有广泛的具有破坏性的淋巴细胞浸润。

这些原发性免疫缺陷疾病的病症是高度的异质性的，了解它们的遗传基础对于诊断、预后、遗传咨询和精准治疗至关重要。当发现疑似先天免疫缺陷的患者时，确定其遗传基础可能是一个挑战。将患病个体的DNA序列与健康的家庭成员和人类基因组序列数据库进行比较，以排除人群中常见的变异。如果证明来自不同家族的具有相同免疫表型的个体，具有相同基因突变，就能支持该基因突变导致免疫缺陷的假设。通常采取生化和分子分析进行验证，确定导致这些罕见的先天性免疫缺陷的突变。对于某些基因，突变可导致正常表达的蛋白质表达增加（超态）或表达降低（亚态）。也可能存在不完全显性，并非每个具有特定基因突变的人都会生病,这表明其他遗传基因、表观遗传或环境因素会影响疾病易感性。比如基因缺陷使个体易感染某些病毒,只有这些个体接触到特定病毒,才会导致严重疾病。

确定先天性免疫缺陷疾病的机制不仅对帮助患者开展治疗很重要,而且有利于深入了解人类免疫系统如何发挥作用。例如,有些患者缺乏中性粒细胞或IgA,可以根据患者对各种病原体的易感性来确定中性粒细胞或IgA在免疫中的作用。两种类型的自身免疫性疾病促使我们发现了两个重要的基因,AIRE和FOXP3。在Ⅰ型自身免疫性多腺体综合征(autoimmune polyglandular syndrome typeⅠ,APS1,也称为APECED)中,AIRE基因突变,该基因编码胸腺中的转录调节因子。因此,AIRE被证明在自身反应性T细胞发育的阴性选择过程中很重要,如第4章所述。在另一种称为IPEX综合征(免疫失调,多内分泌疾病性肠病,X染色体连锁)的自身免疫性疾病中,由于发现转录因子FoxP3的突变会影响CD4 Treg细胞的发育和功能,证明FoxP3对CD4 Treg细胞的成熟至关重要。

免疫缺陷也可能由非遗传原因引起,称为继发性或获得性免疫缺陷。产生原因包括营养不良、人类免疫缺陷病毒感染或采取化学疗法治疗癌症的继发症。维生素A缺乏症是营养不良影响免疫功能的典型案例。Alfred Sommer博士研究维生素A缺乏症及其对失明的影响,他在研究中注意到,在发展中国家,即使最轻微的干眼症儿童也比眼睛正常的儿童死于传染病的频率高得多。补充低剂量维生素A可恢复免疫功能并减少这些死亡。到1993年,全球开展预防维生素A缺乏的行动,以防止失明和传染病导致的死亡。疫苗通常对原发性或继发性免疫缺陷的患者无效,并且老年人的免疫衰老会降低疫苗的效力。

❸ 超敏反应和过敏

超敏反应是一种对无害抗原的病理性免疫反应。根据引起反应的免疫机制,超敏反应被分为四种类型:Ⅰ型,速发型超敏反应(IgE介导的过敏性疾病);Ⅱ型,抗体介导的疾病;Ⅲ型,免疫复合物疾病;Ⅳ型,迟发型超敏反应(淋巴细胞介导的疾病)(图1.4)。

感染性的或非感染性的过敏原通过诱导CD4细胞Th2免疫反应,产生针对某些抗原(过敏原)的IgE抗体来启动速发型超敏反应,发生这种情况的原因尚不清楚。过敏人群对通过特定途径传递的特定过敏原产生反应,导致Th2型淋巴细胞的产生和B细胞分泌IgE抗体(图6.1)。IgE抗体的Fc部分与肥大细胞、嗜碱性粒细胞和活化的嗜酸性粒细胞上的FcεR1受体结合,使细胞表面被IgE包被。每一次过敏患者接触到特定的过敏原,机体就会产生更多的IgE,更多的过敏原与肥大细胞和嗜酸性粒细胞的IgE结合。当过敏原与肥大细胞和嗜酸性粒细胞上足够多的IgE结合时,细胞释放颗粒酶、细胞因子和脂质介质,如组胺,导致许多有害的生理变化。释放的细胞因子包括IL-4、IL-5、IL-13和粒细胞集落刺激因子(GM-CSF)。速发型超敏反应可能在接触过敏原后几分钟内发生,并导致超过敏反应(anaphylaxis)、哮喘、食物过敏或花粉热。哮喘是影响人类健康的主要疾病之一,全球患者约3.5亿人。超过敏反应是一种严重的过敏反应,超过敏反应通常包括肿胀、荨麻疹、血压降低或

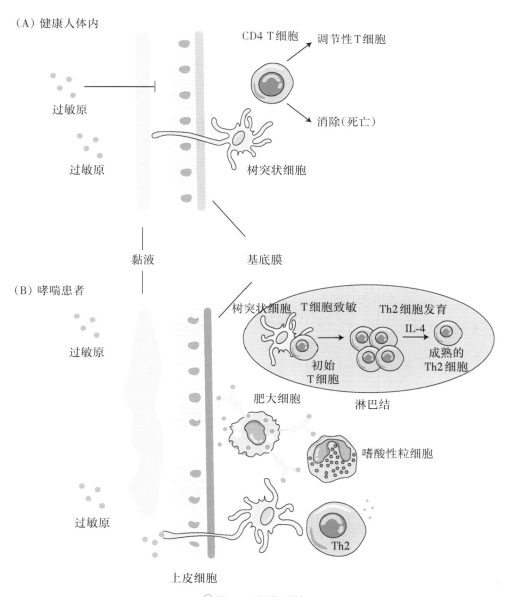

（A）健康人体内

CD4 T细胞 → 调节性T细胞

过敏原

过敏原

树突状细胞 → 消除（死亡）

黏液 基底膜

（B）哮喘患者

树突状细胞 T细胞致敏 Th2细胞发育

初始 T细胞 → IL-4 → 成熟的 Th2细胞

淋巴结

肥大细胞

过敏原

嗜酸性粒细胞

过敏原 Th2

上皮细胞

图6.1 哮喘/过敏

注：哮喘患者和正常人对吸入性过敏原的气管反应。（A）没有哮喘的人，其上皮细胞和黏液层是完整的，限制了树突状细胞摄取过敏原的数量，被带到淋巴结的过敏原不会引起炎症反应。（B）哮喘患者，疾病起始于过敏原进入肺部，被肺树突状细胞摄取并呈递给淋巴结中的T细胞。T细胞分化成Th2型细胞，然后辅助B细胞产生IgE抗体。IgE与活化的嗜酸性粒细胞和肥大细胞上的Fcε受体结合。当过敏原与IgE抗体识别、结合从而导致交联时，肥大细胞被激活，释放细胞因子、颗粒酶和炎症介质。这些分子具有很多生理作用，包括气管平滑肌收缩、中性粒细胞浸润气管、上皮损伤和呼吸困难。这些效应会导致持续性炎症或引起气道重塑，消除过敏原后方可恢复正常。

休克。超过敏性休克可能致命,通常涉及多个器官和系统,而普通过敏反应通常限制在局部。超过敏症状通常在机体接触过敏原后5~30分钟内出现,而有时候,可能需要一个多小时才能注意到超过敏症状。一些超过敏反应可能导致死亡,比如蜜蜂蜇伤、对花生和青霉素的过敏。普通的过敏原包括室内尘螨、花粉、宠物皮屑和霉菌。过敏临床症状取决于肥大细胞、嗜酸性粒细胞及其介质的定位和数量。

哮喘主要发生在具有过敏疾病遗传倾向的人群中,但是也有例外,一些哮喘患者几乎没有过敏家族史。哮喘不是一种单一的疾病,患者可能有轻微到非常严重的不同程度的疾病表现,会在儿童时期或以后的生活中患病。这些不同症状的机制仍在研究中。哮喘患者经历急性和慢性肺部炎症,除过敏外的风险因素包括肥胖、早期病毒感染、吸烟、饮食以及室内和室外过敏原。哮喘可由过敏原、呼吸道感染(如鼻病毒感染)、运动、冷空气、空气污染和压力引发。最初的发作通常是轻微的,因为只有少数IgE分子与肥大细胞和嗜酸性粒细胞结合。反复接触过敏原后,更多的IgE分子与肥大细胞和嗜酸性粒细胞结合。对于哮喘患者,与多种IgE分子结合的过敏原会导致肺组织中的肥大细胞和嗜酸性粒细胞活化。它们释放许多血管活性物质,导致肺部小气管收缩。在哮喘发作的早期,支气管扩张剂就可以治疗;在哮喘发作的后期,液体和中性粒细胞聚集在气管腔中,将比早期治疗更加困难。患者会出现气喘、咳嗽和呼吸困难。最严重的情况,患者会窒息而亡。可以对患者使用支气管扩张剂来治疗气管收缩,类固醇来抑制炎症,以及抑制肥大细胞脱粒的药物。脱敏疗法或过敏原免疫疗法(过敏注射针)是许多患有过敏性鼻炎、过敏性哮喘、结膜炎或蛰虫过敏患者的长期治疗方法。免疫疗法使患者接触剂量递增的过敏原,诱导患者对过敏原的耐受性。最近,针对IgE、IL-4、IL-5和IL-13的单克隆抗体疗法取得了一些进展。

Ⅱ型超敏反应是由针对自身组织的IgM或IgG抗体引起的。这可能是机体在清除抗原微生物时,损害了周围的健康组织(innocent bystander damage);或外来抗原与自身组织结合,比如药物超敏反应;或抗原具有与自身组织相似的分子结构,出现"分子模拟"现象。后一种情况的一个例子是风湿热,其中攻击化脓性链球菌(streptococcus pyogenes)的抗体也会攻击心脏、关节和脑组织。在某些自身免疫性疾病中,针对自身的抗体会导致自身抗体介导的细胞损伤。这种自身免疫性疾病的例子包括自身免疫性溶血性贫血,如Rh病、Goodpasture综合征、Graves病和重症肌无力。

当两个或多个IgG抗体分子在血液感染期间结合于可溶性抗原并形成免疫复合物时,就会发生Ⅲ型超敏反应。免疫复合物沉积在血管的内壁里。复合物中抗体分子的Fc部分与中性粒细胞和补体结合引起血管内皮炎症。血管炎通常是全身性的,因为免疫复合物遍布整个血管系统。循环单核细胞和中性粒细胞通过Fc受体和补体受体结合从而清除免疫复合物。免疫复合物被吞噬后在吞噬溶酶体中被裂解破坏。但是,吞噬细胞在免疫复合物疾病中超负荷运作会造成损伤,案例包括农民肺(Farmer's lung)、系统性红斑狼疮(systemic lupus erythematosus)和链球菌感染后肾小球肾炎(poststreptococcal glomerulonephritis)。

Ⅳ型超敏反应是由招募炎性浸润的活化T细胞引起的。当T细胞对细菌或病毒等外来抗原进行免疫应答时,发生延迟型超敏反应。用于诊断患者是否感染结核分枝杆菌的TB皮试,就是基于迟发型超敏反应。皮内注射结核菌素蛋白后,会出现皮肤肿胀和红斑,并在48~72小时后最严重,在这时即可诊断为阳性反应或者阴性反应。Ⅳ型超敏反应还涉及外部试剂（如毒葛或镍）修饰自身抗原，T细胞针对这些修饰后的自身抗原反应时的接触敏感性。有毒常春藤植物含有一种叫作漆酚的蛋白质，可以被真皮吸收。漆酚分解为树突状细胞吸收的代谢物，树突状细胞将这种抗原呈递给引流淋巴结中的T细胞，被这些代谢物激活的T细胞增殖并移动到皮肤部位，在那里它们释放细胞因子激活局部的巨噬细胞，导致皮肤水疱和瘙痒。Ⅳ型超敏反应的发生机制包括CD4⁺T细胞释放细胞因子，如IL-17和TNF，吸引中性粒细胞和巨噬细胞来到局部，释放细胞因子、蛋白水解酶和有毒氧化物。这些反应会损伤局部组织或导致细胞毒性CD8⁺T淋巴细胞破坏健康组织。

❹ 自身免疫

当T细胞和/或B细胞将自身识别为外来物并攻击自身组织时，就会发生自身免疫，从而导致病变。自身免疫性疾病涉及：单个细胞（1型糖尿病胰腺中的β细胞）、器官（类风湿性关节炎中的关节）或整个身体（系统性红斑狼疮中的核酸蛋白复合物）。病理机制可能是由炎性T细胞（Th1细胞或Th17细胞）、抗体、抗原-抗体复合物单个或共同起作用。自身免疫是一系列复杂相互作用的结果，简而言之，其受到性别、基因和地理等因素的影响。最重要的共同特征是机体失去对自我的耐受。

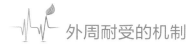 外周耐受的机制

机体存在多种机制免受自我攻击。在前面的章节中，介绍了消除胸腺中自身反应性T细胞和骨髓中自身反应性B细胞的中枢耐受机制。但是，一些具有自身反应潜力的细胞可以逃逸到外周。一旦T细胞离开胸腺并开始在全身循环，外周耐受机制就会发挥作用。调节性T细胞可以通过分泌抑制性细胞因子来调节自身反应性T细胞或B细胞。一些Treg细胞在胸腺中发育，被称为"天然"Treg细胞，而其他Treg细胞可以在外周被诱导。"免疫无能"是另一种形式的外周耐受，仅通过TCR接收信号但没有共刺激信号的T细胞要么死亡，要么不能够被激活。

外周耐受的另一种形式是"免疫忽视"。在这种情况下，T细胞无法结合自身抗原。T细胞可能无法接触到抗原，因为它隐藏在细胞内或位于缺乏T细胞的器官中，比如眼睛、大脑和睾丸，这些免疫豁免器官通常不会受到T细胞循环监视的影响。如果这些部位被物理或病原体引发损伤破坏，则免疫系统可以接触到细胞内容物。抗原可以渗漏到引流淋巴结并激活胸腺中尚未清除的自身反应性T细胞。如果T细胞具有识别肽-MHC复合物的TCR，T细胞就会被激活并迁移到受影响的器官，进一步对器官组织造成伤害。相关的病理学案例是交感性眼炎，受伤的眼睛会将抗原释放到血液循环中，T细胞被激活然后通过免疫反应攻击另一只眼睛。

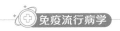

性别、基因和地理

　　如上所述,自身免疫性疾病是多种原因造成的,"3G"[gender(性别)、genes(基因)和geography(地理)]因素都有一定作用。在许多(不是所有)自身免疫性疾病中,女性更容易患病。这适用于多发性硬化症(MS)、中枢神经系统疾病和系统性红斑狼疮。但是,男性和女性患1型糖尿病的概率是一样的。遗传学在自身免疫中起主要作用,不同的致病基因倾向于诱导不同的自身免疫疾病。MHC分子与一些自身免疫性疾病密切相关,但其他基因也在起作用。就MS而言,在美国的发病率为0.1%。对于患者的一级亲属,这一比例上升到2.5%～5%。但是,同卵双胞胎中一个个体患病,另一个个体只有25%的概率患上这种疾病,这表明即使具有相同的基因组也有75%的机会不会患病,这揭示了环境的作用。流行病学研究表明,靠近赤道可以预防MS的发生发展。环境影响自身免疫的另一个例子是病毒感染可以诱发1型糖尿病。据此提出一种假设,暴露于特定微生物可能会导致自身免疫性疾病,原因可能是微生物"分子模拟"现象,即被病原体激活的T细胞可能会扩增并与自身抗原发生交叉反应。另一个假设是,由全身感染引起的"细胞因子风暴"可能会为一小部分已启动但未激活的T细胞群提供第三信号,促进其分化成效应T细胞。微生物组所发挥的作用近年来受到认真的考量,表明外部和内部环境都可以改变自身免疫性疾病的发病几率(图6.2)。

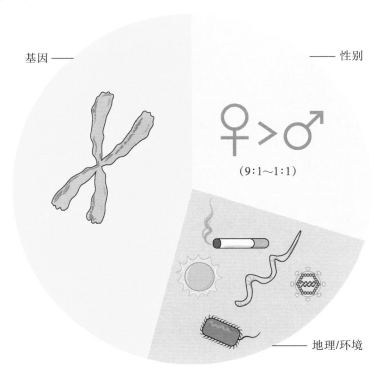

图 6.2　导致自身免疫性疾病的几种因素

注:遗传、性别和环境对自身免疫性疾病影响的粗略估计,在不同的疾病之间差异很大。

⑤ 自身炎症性疾病

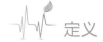
定义

　　自身炎症性疾病是遗传病,病症是在没有感染的情况下,固有免疫系统激活。自身炎症性疾病区别于自身免疫疾病的特点是,缺乏自身抗体或自身反应性T细胞。这些疾病通常是全身性的症状,伴有不明原因的反复发热和多个组织器官损伤,并且经常伴有皮肤和口腔的溃疡以及肾脏中淀粉样蛋白的沉积。在没有微生物感染的情况下,这些疾病的发生通常有遗传背景,可能是由于某些尚未知晓的环境因素所激发。

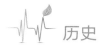
历史

　　周期性发热疾病,如家族性地中海热(FMF)和家族性冬眠热(FHF),涉及皮肤、心脏、肺和肾脏等多个器官的炎症。这些疾病似乎是偶发的,而不是由已知的病毒或细菌感染引起的。发热的原因一直不清楚,直到后来,一系列在家族谱系中的研究表明它们是由于先天免疫信号缺陷所造成的。在FMF中,MEVF(编码热蛋白pyrin,炎症小体的关键成分)的突变会导致IL-1β的异常激活。"自身炎症"一词起初是用于描述编码Ⅰ型TNF受体的常染色体发生了显性遗传缺陷,导致FHF疾病。最初由家族性发热所定义的"自身炎症"从最初的定义扩大到多种综合征,其中包括编码Ⅰ型干扰素、补体途径和一些蛋白质加工酶的基因缺陷。最初定义的单基因自身炎症性疾病现在包括多基因疾病,和一些不伴有发热的无菌性皮肤炎症和关节炎症。

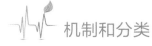
机制和分类

单基因自身炎症性疾病

　　单基因炎症性疾病至少有6种类型,包括热蛋白(pyrin)的激活、IL-1激活型TNF受体突变、NF-kB通路调节因子突变、干扰素的激活和补体的激活。MEVF(编码热蛋白pyrin的基因)突变是首先被发现的与自身炎症性疾病相关的突变。家族性地中海热(FMF)通常是单基因常染色体隐性遗传。已知至少有80种MEVF突变可以影响FMV的形成。研究表明pyrin有助于形成NLRP3之外的炎性小体,NLRP3炎性小体的功能是识别入侵病原体的毒素或病原体修饰的宿主蛋白。在某些人群中,杂合存在的MEVF突变可能更具有生存优势,比如杂合MEVF突变体对结核分枝杆菌和鼠疫耶尔森氏菌等病原体有更好的抗性。

参与 IL-1 产生或组成型激活的几种不同基因的突变,都是导致自身炎症性疾病的原因,其中包括失活的 IL-1 受体拮抗剂和 NLRP1、NLRP3 炎症体的激活。在许多情况下,功能增益突变导致炎症体的激活、caspase-1 的激活、IL-1β 和 IL-18 的产生以及 NF-κB 的激活。

TNFRI 突变导致常染色体显性的发热综合征,其病因在一个苏格兰–爱尔兰家族成员谱系中被确定。TNFRI 相关的周期性综合征(TRAPS)的特征是持续地激活 NF-κB 信号通路和产生炎症细胞因子,如 TNF 和 IL-1。最初认为 TRAPS 是由于 TNFR1 信号的增强,目前公认为受体脱落缺陷或错误折叠的蛋白质保留在内质网中导致疾病的产生。

调控 NF-κB 激活的基因突变被证实与几种自身炎症性疾病相关。Blau 综合征和早发型结节病是由 NOD2(一种模式识别受体)突变引起的。NOD2 的组成性激活导致 NF-κB 的激活和炎症细胞因子的释放。TNF 和 IL-1 诱导 NF-κB 通路相关的其他疾病产生,是由于 NF-κB 通路相关负调因子的基因缺陷所导致的,其症状为炎症、关节炎和发热。

Ⅰ型干扰素(IFN)是先天免疫系统的产物,在病毒感染后诱导产生。几种模式识别受体(PRR)识别病毒的 RNA、DNA 或 RNA/DNA 杂合体,从而释放 Ⅰ型干扰素,其与 IFN 受体相互作用,然后激活 IFN 效应基因,从而导致炎症。干扰素疾病与这一途径的异常激活、传感分子的突变和 IFN-I 的高水平有关。这些疾病包括 Aicardi-Goutières 综合征,其特征是大脑钙化、脑病、白细胞增多和皮肤浮肿(冻疮),与 TREX1(DNA 传感器或 RNA-DNA 杂合体传感器)、RNASEH2A、RNASEH2B 或 RNASEHC 的突变有关。在神经病理学方面会导致精神障碍。其他疾病与高水平的干扰素有关,没有明显的病毒感染也可能是由于干扰素生产或信号转导的缺陷。

一些自身炎症性疾病是由补体调节蛋白基因突变引起的,导致补体途径的持续性激活。非典型溶血性尿毒症综合征是因为补体因子 H 突变导致的功能缺失,其缺失使得替代途径中 C3bBb 可以被持续性激活。阵发性夜间血红蛋白尿(PNH)是由编码 PIGA 的基因突变引起起的,PIGA 是一种用于锚定两种补体抑制蛋白(CD55 和 CD59)的酶。PIGA 的突变对膜攻击复合体的调节,同样会导致持续性的补体活化和组织损伤。

多基因自身炎症性疾病

还有一些自身炎症性疾病不是单基因突变造成的。它们的病症是不明原因的炎症,这种炎症与微生物感染没有明显联系,也没有明显的抗体或 T 细胞活化。下面是其中一些综合征的举例。

Behçet 氏病最初被认为是一种自身免疫性疾病,因为它与 HLA-B51 和机体对链球菌高敏感性相关,但现在被认为是一种成人发病的自身炎症性疾病,具有高水平的 IL-1β 表达。患者具有一系列明显不相关的症状,如口腔溃疡、眼部炎症和皮疹。该病是一种十分类似经典形式的单基因型疾病,被分类成 6 个家族,它们都受到 NF-κB 负调控基因突变的影响。

其他几种疾病也属于自身炎症的范畴。Still 氏病是一种幼年特发性全身关节炎,常伴有发热、皮疹和/或淋巴结肿大、肝或脾肿大。该疾病的病症是巨噬细胞的激活和高水平的 IL-18 表达,其区别于其他幼年关节炎的特征是与特定的 HLA 无关联。成人型 Still 氏病与炎性小体激活和高水平的 IL-1β 相关。一些炎症性肠病的症状是胃肠道的慢性炎症,以及皮肤、眼睛、骨骼、肾脏和肺脏多个器官的损伤,比如 Crohn 氏病和溃疡性结肠炎。Schnitzler 氏综合征是一种罕见病,伴有皮疹、发热、中性粒细胞增多和淀粉样蛋白沉积,因为原因不明的反复发热和高水平的IL-1β和IL-18产生,被诊断为一种自身炎症性疾病。Sweet氏综合征又称急性发热性中性粒细胞皮肤病,其病症为发热和皮肤上出现红色丘疹,以及中性粒细胞浸润。

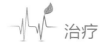 治疗

最初治疗自身炎症性疾病的方法是使用秋水仙碱,它能破坏微管的稳定性。现在,已阐明了许多单基因自身炎症性疾病的机制,可以采用特定的治疗方法,包括细胞因子抑制剂的治疗。在一些单基因和多基因自身炎症性疾病中抗IL-1和抗TNF治疗已被临床应用。JAK抑制剂可应用于干扰素疾病的治疗。

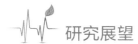 研究展望

即使是单基因自身炎症性疾病,表型异质性也是一个问题,具有相同突变的个体在肠道、皮肤和/或胃肠道系统方面表现出不同的临床症状。此外,每个人在不同的时间可能有不同的症状。什么细胞促成了发病?单核细胞?固有样淋巴细胞?诱因是什么?最新研究表明,微生物组可能发挥了重要作用。另一个未解决的问题是自身炎症性疾病与自身免疫症状、免疫缺陷症状和免疫球蛋白分泌过多或过少的症状重叠。最近提出了一个概念,慢性炎症会导致2型糖尿病、痛风和动脉粥样硬化,被称为"炎症性衰老"。

参考网站:

Infevers http://infevers.umai-montpellier.fr 遗传性自身炎症性疾病突变数据库

（翻译：李博峰）

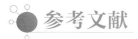 **参考文献**

［1］ Ciccarelli F, De Martinis M, Ginaldi L. An update on autoinflammatory diseases. Curr Med Chem. 2014; 21 (3): 261-9.

［2］ Fischer A, Provot J, Jais JP, Alcais A, Mahlaoui N, members of the CFPIDsg. Autoimmune and inflammatory manifestations occur frequently in patients with primary immunodeficiencies. J Allergy Clin Immunol. 2017; 140(5): 1388-93 e8.

［3］ Gauthier M, Ray A, Wenzel SE. Evolving concepts of asthma. Am J Respir Crit Care Med. 2015; 192(6): 660-8.

［4］ Kalish RS, Wood JA, LaPorte A. Processing of urushiol(poison ivy)hapten by both endogenous and exogenous pathways for presentation to T cells in vitro. J Clin Invest. 1994; 93(5): 2039-47.

［5］ Lenardo M, Lo B, Lucas CL. Genomics of immune diseases and new therapies. Annu Rev Immunol. 2016; 34: 121-49.

[6] Manthiram K, Zhou Q, Aksentijevich I, Kastner DL.The monogenic autoinflammatory diseases define new pathways in human innate immunity and inflammation.Nat Immunol.2017; 18(8):832-42.

[7] McCusker C, Upton J, Warrington R.Primary immunodeficiency. Allergy Asthma Clin Immunol.2018; 14 (Suppl 2):61.

[8] McDermott MF, Aksentijevich I, Galon J, McDermott EM, Ogunkolade BW, Centola M, et al.Germline mutations in the extracellular domains of the 55 kDa TNF receptor, TNFR1, define a family of dominantly inherited autoinflammatory syndromes.Cell.1999; 97(1):133-44.

[9] Moghaddas F, Masters SL.The classification, genetic diagnosis and modelling of monogenic autoinflammatory disorders.Clin Sci(Lond).2018; 132(17):1901-24.

[10] Picard C, Bobby Gaspar H, Al-Herz W, Bousfiha A, Casanova JL, Chatila T, et al.International Union of Immunological Societies: 2017 Primary Immunodeficiency Diseases Committee Report on Inborn Errors of Immunity.J Clin Immunol.2018; 38(1):96-128.

[11] Raje N, Dinakar C.Overview of immunodeficiency disorders.Immunol Allergy Clin N Am.2015; 35(4): 599-623.

[12] Ray A, Raundhal M, Oriss TB, Ray P, Wenzel SE.Current concepts of severe asthma.J Clin Invest.2016; 126(7):2394-403.

[13] Sommer A.Vitamin A, infectious disease, and childhood mortality: a 2 solution? J Infect Dis.1993; 167 (5):1003-7.

[14] Uzzaman AC, Cho SH.Classification of hyersensitivity reactions.In: Greenberger PA, Grammer LC, editors. Allergy asthma proceedings. 33 Suppl 1: OceanSide Publications, Inc; 2012. Providence, Rhode Island, USA.p.S96-S9.

[15] Zharkova O, Celhar T, Cravens PD, Satterthwaite AB, Fairhurst AM, Davis LS.Pathways leading to an immunological disease: systemic lupus erythematosus.Rheumatology(Oxford).2017; 56(suppl_1):i55-66.

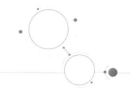

第2篇　免疫流行病学基础：人群免疫学

第7章　固有和适应性免疫系统特定组分的免疫流行病学研究

 引言

　　免疫流行病学是关于人群免疫变异的研究。本章将列举免疫系统特定组份的遗传变异或多态性的例子,既包括固有免疫系统、适应性免疫系统以及桥接它们的特定组份,也包括识别分子(recognition molecules)以及抗原非特异性和特异性效应器功能的组份。

　　DNA多态性是指基因序列的差异,能够引起基因调控(通常增强子或启动子)、基因功能(外显子序列)、简单内含子序列的改变。尽管简单内含子序列的改变对功能无明显影响,但仍在识别种群方面具有应用价值。这些多态性可以是单核苷酸多态性(single-nucleotide polymorphisms,SNP)、微卫星重复和小卫星序列(或又称为数目可变串联重复),可以使用限制性片段长度多态性(restriction fragment length polymorphisms,RFLP)或通过新方法(如Taq-Man、质谱阵列、单碱基延伸)检测。全基因组关联研究(genome wide association studies,GWAS)多运用于非编码区,高密度方法的靶向基因组测序常用于该项研究(GWAS)。基因组测序越来越容易实施且成本越来越低,多态性检测会变得更加高效。显然,不管采用何种方法,多态性检测已经被应用且将继续成为了解人群免疫系统变异和推进个性化医疗的关键工具。往往,多态性起到疾病的诱因作用,在某些情况下却只与特定的疾病相关。这里仅介绍免疫系统特定组分的多态性的概念,后面的章节将清晰地介绍免疫系统多态性如何促进对特定疾病的耐受(resistance)或易感性。

❷ 固有免疫:模式识别受体的多态性

　　模式识别受体(pattern recognition receptor,PRR)一直与病原体共同进化。PRR配体通常是病原体的不变结构,然而,某些病原体却可以改变配体,使得结合减弱甚至消失。这种情况下,宿主将变得脆弱,病原体可能成为致命因素。在拥有能够与改变的病原体配体结合的罕见变异体PRR的群体中,每个个体将识别病原体产生反应并具有选择性优势。随着世代的推移,潜在增加了 PRR 变异的频率。特定 PRR 下游信号衔接蛋白的多态性影响该 PRR 反应,也会影响对病原体的免疫反应。有趣的是,案例研究发现识别 RNA 病毒的 PRR IFIH1 基因(也称为 MDA5)存在遗传变异[1]。病毒性呼吸道感染是世界范围内最常见的儿童疾病,几乎 100% 的儿童在生命早期会被感染。通常,绝大多数患者症状轻微且自限,但大约 3% 的儿童会发展为更严重的疾病。因病毒性呼吸道感染而死亡的儿童人数占全球儿童死亡率的 21%。这项研究对需要重点监护支持的儿童(即使他们以前是健康且无免疫抑制或早产等任何其他主要风险因素)开展了基因测序,发现 MDA5 PRR 变异对 RNA 病毒的先天识别缺陷阻止了抗病毒干扰素有效的应答;从而,人们认识到 PRR 的改变会影响对某一类微生物的敏感性。

在第 3 章讨论的 10 种人类 Toll 样受体(toll-like receptor, TLR)中,每种受体约有 2～12 个 SNP[2],变异的频率可因种族而异。据报道,特定 SNP 是疾病易感性、感染性休克或癌症的危险因素。TLR-4 受体具有大约 10 种频率最高的遗传变异,主要在结合配体的细胞外 LRR 结构域。Asp299Gly(rs4986790)和 Thr399Ile(rs4986791)两个位点遗传变异与革兰氏阴性细菌配体 LPS 的低反应有关。Asp299Gly(rs4986790)变异与全身炎症反应综合征(systemic inflammatory response syndrome, SIRS)患者烧伤后严重脓毒症的风险和死亡率增加相关。Asp299Gly(rs4986790)变异是慢性牙周炎(牙齿周围结缔组织的炎症性疾病,可导致牙齿脱落)发展的一个危险因素。然而,也有报道称,这两个位点遗传变异对军团病和麻风病有保护性作用。

NLR 家族成员 NOD-2 的多态性已有报道。克罗恩病是一种炎症性肠病(IBD),发生该病的最高遗传风险是因为 NOD2 基因的 SNP,该病胃肠道的炎症性病变导致肠道屏障的破坏和对肠道微生物群的异常炎症反应。NOD2 是用于检测大多数细菌肽聚糖存在的胞壁酰二肽。NOD2 受体位于细胞的细胞质中,监测胞内细菌或被细胞吸收并输送到细胞质的细菌配体。发生克罗恩病时,NOD2 中三种不同单核苷酸多态性的纯合子比杂合子的优势比更大(20～40 VS 2～4)[3]。这 3 个 NOD2 突变影响了 NOD2 的配体结合域并且导致信号减弱,从而可能会影响对肠道微生物群、病原体或它们两者的监测与控制。另外,其他 NOD2 多态性导致信号增强,与自身炎症状态(Blau 综合征)相关。

❸ 补体

大量文献报道了补体系统多态性,涵盖大约 50 种不同的蛋白质,包括激活剂(甘露糖结合凝集素)、通路成份和抑制剂。替代补体途径的负调节因子 H 的多态性,目前被关注较多。因子 H 抑制 C3 转化酶(第 3 章),将 C3 裂解为 C3a 和 C3b,从而抑制补体效应器功能。成人发病或老年黄斑变性(age-related macular degeneration, AMD)是严重视力丧失的主要原因,因子 H 中的一个编码突变导致 Y402H(rs1061170),与高加索人群中的这种疾病有关[4-6],突变预测疾病的可能性可用于该病早期发现和潜在的治疗干预中。已有详尽的综述描述了这一点和其他补体基因中的几个 SNP 在全球的分布情况[7]。

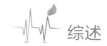

④ 固有和适应性免疫：细胞因子、趋化因子及其受体

综述

细胞因子、趋化因子及其受体的生物活性已在前几章中进行了详细的描述。巨噬细胞和基质细胞的产物表明它们在固有免疫系统对入侵病原体的即时反应中发挥作用，这些产物包括促炎分子、肿瘤坏死因子（tumor necrosis factor，TNF）、白细胞介素（interleukin，IL）-1、干扰素（interferon，IFN）-α和IL-6。另一方面，作为适应性免疫系统的一部分，T细胞和B细胞产生TNF、IL-4和IFN-γ等细胞因子。如前几章所述，细胞因子在炎症和适应性免疫的效应细胞功能中起着关键的信号传导作用，趋化因子是引导免疫细胞迁移到炎症部位的关键分子。因此，很自然地，细胞因子的多态性被认为在炎症性疾病中起主要作用，事实也的确如此。

人类疾病的细胞因子基因多态性

 概述

以下是细胞因子、趋化因子或它们受体的多态性在疾病中起直接作用的几个例子。TNF受体和IL-1基因多态性是自身炎症性疾病的直接原因；IL-2、IL-4、IL-7、IL-9、IL-15和IL-21受体常见的γ链突变会导致严重的免疫缺陷；CCR5和CXCR4趋化因子受体是HIV的辅助受体，因此它们的多态性与HIV病毒感染的易感性、疾病进展和抗逆转录病毒治疗反应有关（第10章）。

还有许多多态性与"细胞因子扮演疾病调节剂"的多因素疾病有关。在众多关于SNP、GWAS或单个细胞因子序列多态性对特定疾病影响的分析中，一项早期分析[8]，提供了几种不同细胞因子的特定多态性与癌症、冠状动脉疾病、自身免疫性和炎症性疾病，以及硅肺和农民肺等职业和环境疾病联系起来的数据。1999年，这些研究和其他研究的数据汇编于一个在线数据库，后来又进行了多次补充[9-12]，公开的数据描述了截至2005年与特定疾病相关的细胞因子多态性。最近的一篇综述[13]集中了阿尔茨海默病和有限的几个细胞因子基因（IL-1、IL-6、TNF-α和转化生长因子-β）的多态性。Kveler等[14]建立了另一个新的疾病全球免疫中心一览（global immune-centric view of diseases）的大型数据库，可以预测细胞因子–疾病的关系，并提供了一个在线网站（http://www.immunexpresso.org）用来查询相关细胞因子与疾病关联的信息。

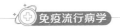

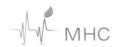与疾病相关的细胞因子多态性

以下是基于单个的人群研究(studies of individual human populations)的细胞因子多态性和疾病的免疫流行病学研究实例。一项研究报道了迁移抑制因子(migration inhibitory factor, MIF)基因启动子区多态性与肯尼亚儿童严重疟疾性贫血的关系[15],发现:个体具有-794CATT$_{5-8}$重复多态性7个或8个CATT重复,其病情更为严重,而MIF-794 CATT$_6$有保护作用。此外,具有长重复序列的个体往往MIF血清水平较低,这表明该标志物可导致炎症减轻,从而降低了发生严重贫血和死亡的机会。

在TNF-α基因中,已经识别出600多个与潜在疾病相关的SNP。例如,在伊朗人群中研究4个TNF启动子SNP与乙肝感染严重程度的关系,发现那些携带-308G(rs1800629)、-857C和-863A的人更有可能患慢性乙肝[16]。另外,一些启动子的多态性与细胞因子水平有关。在一项关于俄罗斯人群老年黄斑变性(age-related macular degeneration, AMD)的研究中,发现AMD与-863、-238(rs361525)这两个SNP均无关联[17],但患者 *TNF-α-308AA* 和 *TNF-α-308GA*(rs1800629)的频率明显高于对照组。然而,事实并非看起来那么简单,因为所研究的这3种多态性的某些SNP组合出现频率更高,与AMD相关。鉴于TNF-α在影响多种组织炎症中的重要性,出现如此多的多态性也就不足为奇。

⑤ 自身和外源性抗原提呈与识别:MHC和KIR多态性

MHC

主要组织相容性复合体(major histocompatibility complex, MHC),被称为人类白细胞抗原(human leukocyte antigen, HLA)复合体,位于6号染色体上,全人类基因组中最具多态性的基因,即第4章讨论过的编码细胞表面蛋白MHC Ⅰ类和Ⅱ类的基因。这些蛋白作为抗原提呈分子发挥作用,对疾病易感性/抵抗力(耐药性)、移植和自身免疫很重要。2003年建立了免疫多态性数据库(Immuno Polymorphism Database, IPD),为免疫系统基因多态性的研究提供了一个集中的系统。其中,IPD-IMGT/HLA 数据库(http://www.ebi.ac.uk/ipd/imgt/hla/)提供了人类MHC蛋白序列,包含每个HLA基因的所有不同等位基因的基因座-特异性(locus-specific)数据库。最初,这些序列通过蛋白质测序确定,后来则通过外显子或全基因组DNA测序确定。数据库还提供了序列的种族来源信息以及不同种族群体中等位基因的频率。截至2018年12月,共发现14 800个MHC Ⅰ类等位基因和5 288个MHC Ⅱ类等位基因。MHC Ⅰ类,多态性最高的蛋白分别为HLA-A(4638)、HLA-B(5590)和HLA-C(4374);MHC Ⅱ类,多态性最高依次为DRB(1908)、DQB1(878)和DPB1(728)。本小节讨论MHC多态性对感染性疾病易感性的意义,将在第8章中讨论其对自身免疫疾病的意义。

MHC基因的高度多样性是平衡和定向选择共同作用的结果[18-19]。通常,定向选择发生在突变导致的繁殖适应性提高以及在诸如病原体驱动的选择等环境中提供选择优势时。以下几项研究结果支持定向选择理论,首先,这种多态性并不是随机出现在MHC或HLA蛋白的每个氨基酸上,而主要出现在沟槽中的那些氨基酸上,也即蛋白质中参与肽提呈到T细胞的氨基酸。核苷酸替换模式分析表明:编码肽结合槽基因区域其氨基酸替换速率高于同义替换率(不会导致氨基酸替换的核苷酸变化),而相反的情况则发生在不编码肽结合槽的基因区域。携带有利变异的个体的存活率提高,驱动这些变异达到更高的频率,这显然支持了"正向自然选择"。比如,病毒通常表达有限数量的蛋白质(如HPV病毒表达9～10种蛋白质),如果可以将外来病毒肽提呈给细胞毒性T细胞的MHC蛋白在个体中没有表达,那么被该细胞内病毒感染的细胞将不会被识别和杀死,该个体则可能死于致命性病毒,如天花病毒。

不同个体表达不同MHC类型,其优势在于:即使其他T细胞死亡,群体中某些成员可能提供一种肽,从而引起T细胞对特定病原体的反应并存活下来。另一方面,群体的其他成员可以表达不同的MHC蛋白,并对不同的病原体做出良好的反应。因此,MHC等位基因的多样性或多态性增加了群体中某些成员被致命性病原体感染后存活的概率。由于病原体暴露不尽相同,不同地域人群的MHC等位基因频率就有所不同,这一事实支持定向选择。历史上,许多致命病原体,如欧洲中世纪疟疾和腺鼠疫等,都是人类遗传学具有选择性冲击影响的实例。

检查HIV感染和艾滋病(AIDS)进展,可以阐明人群成员MHC类型多样性的影响,带有某些特定HLA类型的HIV感染者不会发展为AIDS[20]。表达HLA蛋白HLA-B57、HLA-B27和HLAB14的个体能够将病毒基因组保守区的病毒多肽提呈到感染细胞表面的HLA蛋白沟槽。病毒保守序列的突变是不可行的或者仅有适度性降低,因此,病毒不能通过突变提呈给T细胞的肽序列,来"逃脱"CD8细胞毒性T细胞的监测。能够表达上述HLA蛋白的个体,被称为"精英控制者"。鉴于HIV病毒高突变率,病毒逃避细胞毒性CD8 T细胞杀伤是宿主防御HIV的主要问题。

不同种族群体的MHC等位基因频率不同,这并不奇怪,因为人们的居住环境使它们暴露于相同或不同的病原体。地方性病原体施加进化压力,使人群某些MHC等位基因频率升高或降低。一项对疟疾流行的西非儿童进行的大型病例对照研究表明,HLA-Bw53和HLA Ⅱ类单倍型DRB1*1302-DQB1*0501与预防严重疟疾独立相关[21]。这些MHC类型在西非人中很常见,因此西非疟疾很流行,但在其他种族群体中很少见。

另一个驱动MHC多态性的因素是平衡选择,也就是杂合子个体具有选择性优势,因为它们有可能向T细胞提呈来自多种MHC蛋白多肽。平衡选择,能在一个群体中形成几个等位基因并保持在中等频率。HIV流行提供了两种特定HLA等位基因的优势(如上例)和平衡选择证据,与HLA纯合子相比,HLA杂合子个体发展为AIDS度相对较慢。此外,MHC Ⅰ类和/或Ⅱ类基因编码的某些HLA等位基因个体同时发生的频率,高于基于人群估算出来的,这种连锁不平衡被认为代表了HLA蛋白具有特定组合的优势,能够一起提呈多肽。

不同区域的人移居城市,增加了城市内HLA类型的多样性,并影响了肾脏、骨髓和其他器官的组织移植。大约0.5%～0.1%的CD4和CD8 T细胞,能够与外源移植物的HLA抗原交叉反应和结合,并对外源移植物表达的HLA抗原应答和发生排斥反应。因此,应该对器官和骨髓捐献者进行HLA配型,选择与宿主HLA/MHC匹配的潜在供体。

除了直接选择HLA等位基因外,还可能存在称为上位性的多位点交互作用,即一个基因的作用依赖于另一个基因的作用。HLA蛋白与下节描述的杀伤细胞免疫球蛋白样受体(killer cell immunoglobulin-like receptor,KIR)相互作用,这两者都是多态性较强的系统。配体和受体的高频率组合,或是另一极端——低频率组合,分别与自身免疫和感染易感性有关[19]。这种组合还会影响生殖,将在后面章节阐述。

 ## NK细胞KIR基因多态性

自然杀伤(natural killer,NK)细胞是淋巴细胞的一个亚群,对病毒感染和肿瘤细胞的固有免疫反应以及生殖过程胎盘的形成都很重要。20世纪70年代,这些细胞首次被发现:在未致敏的情况下,能够清除不表达自身MHC Ⅰ类分子的肿瘤细胞,这就是第3章中所描述的"自我缺失"的检测。NK细胞不会伤害MHC Ⅰ类分子表达正常的健康细胞,但会攻击因感染、恶性肿瘤或其他形式应激而受损的细胞。能够与MHC Ⅰ类分子结合的抑制性受体是NK细胞活性的关键决定因素。人类有两种类型的NK细胞受体可以检测MHC Ⅰ类分子:CD94/NKG2A和杀伤细胞免疫球蛋白样受体(KIR)。随着NK细胞的发育,这些受体的表达模式也呈现出多样性。如果这些受体的配体在宿主细胞表达,在NK细胞发育过程中将影响NK细胞,以此来增强NK细胞对活化信号的反应性以及对"自我缺失"的敏感性,这称为NK细胞教育。

NK细胞CD94/NKG2A抑制性受体对NK教育的作用取决于其配体HLA-E蛋白的表达。非经典HC Ⅰ类蛋白HLA-E是非多态性的,然而它在细胞表面的表达因人而异。这是因为HLA-E有一个肽结合槽,就像经典的MHC Ⅰ类蛋白一样,必须在第2号位置与含有蛋氨酸的九聚体肽结合才能正确折叠。该肽是由HLA-A、HLA-B和HLA-C(−22至−14)蛋白的前导序列合成后被裂解而形成。虽然HLA-A和HLA-C前导序列具有正确的九聚体肽,但只有部分HLA-B前导序列第2号位置具有蛋氨酸,其他的则具有苏氨酸。这种情况下(HLA-B前导序列第2号位置具有苏氨酸),肽不会与HLA-E结合,因此蛋白质不能正确折叠,也就不能在细胞表面表达。由于HLA-B蛋白比HLA-A和HLA-C表达水平更高,个体HLA-B对HLA-E的表达具有主要影响。与T/T纯合子相比,HLA-B M/M纯合子个体表达更高的HLA-E水平。因此,携带CD94/NKG2A NK细胞在M/M个体中受到更多教育,并具有更强的"自我缺失"反应的调节能力。

检测HLA蛋白的另一组受体,被称为杀伤细胞免疫球蛋白样受体(KIR),是人类基因组中仅次于HLA的第二大多态性基因家族。免疫多态性数据库(Immuno Polymorphism Database,IPD)的IPD-KIR数据库,是人类KIR受体序列的集中储存库。KIR仅存在于人类和类人猿中,这是他们高度进化的迹象。基因的数量取决于个体从父母那里继承的两种单倍型。15个可能的基因中,被称为A和B的两种主要的单倍型具有不同数量的KIR基因,包括一些假基因(图7.1)。这两种单倍型都包括抑制或激活受体的编码基因,然而,A单倍型具有更多的基因编码抑制受体,B单倍型具有更大比例基因编码激活受体。KIR识别HLA表位HLA-A3/11、Bw4、C1或C2。所有HLA-C蛋白都表达C1或C2,某些HLA-A或B蛋白具有Bw4表位,而A3/11表位存在于HLA-A蛋白的亚群上。因此,个体可以有1~4个KIR受体配体。KIR基因多态性导致受体与其配体具有不同的亲和力,表达水平和抑制信号强度有差异。因此,KIR受体在"自我缺失"NK教育的作用,将取决于NK细胞KIR受体的表达模式和个体

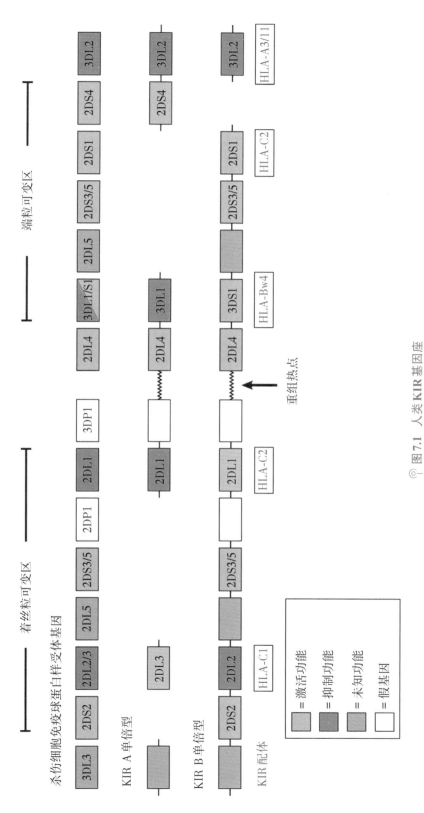

◎ 图 7.1 人类 KIR 基因座

注：15 个位于 19 号染色体的 KIR 基因，常见的 A 和 B 单倍型有以下基因子集：编码激活受体（绿色），抑制受体（红色），假基因（白色）或功能未知（灰色）。
受体命名法反映了免疫球蛋白样结构域的数量（2 个或 3 个）及其细胞质尾部的长度，其中激活受体尾巴短，抑制受体尾巴长。KIR B 单倍型具有更
大的基因含量多样性，可含有 2DS2 基因型，较罕见的单倍型，包括基因缺失的较短类受体或短类受体或带有重复的 B 单倍型。图
中还列出了 KIR 受体的 HLA 配体。不同之处在于，A 单倍型基因 3DL1 结合具有 Bw4 表位的 HLA I 类蛋白，而 B 单倍型基因 3DS1 结合 HLA-F。浅
色表示受体与配体的结合较弱。着丝粒和端粒区域之间的重复序列产生了 1 个重组热点（改编自 Parham and Guethlein[122]）（©Kavathas 2020）。

的HLA类型。由于NK细胞上的这些受体表达模式多样化,假如一个人拥有所有4种KIR配体,那么他们将拥有一系列由KIR教育的NK细胞。

因此,发育过程中,NK教育取决于个体KIR基因、HLA I类型和HLA-E的表达水平。如果发育中的NK细胞表达KIR抑制受体和/或CD94/NKG2A抑制受体,且存在强配体结合,NK细胞将发育成对宿主细胞自身MHC I类分子缺失更加敏感的细胞。如果HLA-E表达并且只有一个KIR配体存在,那么NK细胞的教育主要由CD94/NKG2A主导。有趣的是,具有某些HLA-C等位基因的HLA-B和HLA-C单倍型组与某些HLA-B多态性存在连锁不平衡:一个倾向于提供教育CD94/NKG2A⁺NK细胞的配体,另一个倾向于提供教育KIR⁺NK细胞的配体[22]。因此,NK细胞可以潜在地表达一系列与HLA结合的受体,从无受体到弱受体再到强受体。如果NK细胞的HLA抑制受体与配体强烈结合,则该细胞对受损或感染的靶细胞产生强烈的HLA缺失反应。不结合或弱结合HLA蛋白的NK细胞"受教育"程度较低,却有利于对抗不调节HLA水平的病原体[23]。它们在ADCC或促炎微环境中很有效。因此,NK教育决定了NK反应性的阈值,而NK教育的强度与激活受体对额外信号的需求呈负相关。这对失去HLA I类分子表达的传染性病原体和肿瘤的反应有重要影响。

个体表达的KIR与HLA蛋白组合的另一个影响体现在生殖方面。成功妊娠由专门的子宫NK(uterine NK,uNK)细胞培育,这些细胞是蜕膜(与胎盘相连的母体组织)中的主要细胞类型,对胎盘的发育和将母体血液输送给胎儿的螺旋动脉的形成起着重要作用[24]。胎儿滋养层细胞侵入母体组织进行重塑。这一过程必须平衡,因为广泛的侵袭与高出生体重和高风险分娩相关,而低侵袭与先兆子痫、低出生体重儿和反复流产相关。NK细胞不是杀死滋养层细胞,而是帮助它们重塑组织。

母亲和胎儿NK细胞的KIR受体和HLA类型的某些组合与首次妊娠蜕膜浸润不良有关[23]。当母亲携带HLA-C1等位基因,而胎儿遗传自父亲的HLA-C2等位基因时,具有KIR A单倍型纯合子的母亲流产、先兆子痫和低出生体重儿的几率会增加。滋养层细胞表达HLA-C和HLA-E,但不表达HLA-A和HLA-B。同源CD94/NKG2A和KIR2D受体在uNK细胞上过表达,与C1/C2杂合子胎儿细胞发生相遇。KIR A单倍型具有C1和C2的抑制性受体,但缺乏可与父系起源的HLA-C2结合的激活性受体KIR2DS1。这种情况,可能就是受教育的NK细胞没有被充分激活以促进组织重塑。uNK教育和胎儿HLA类型有利于母体NK反应而非抑制性,这可以促进胎盘和螺旋动脉的形成。

⑥ T细胞受体多态性

T细胞受体(T cell receptors,TCR),由αβ或γδ两条链组成的细胞表面分子。受体的可变结构域以类似于免疫球蛋白方式生成(第4章)。对于TCRαβ,每个α链由一个可变基因(TRAV)、一个连接基因和一个恒定基因(VJC)编码,有70~80个Vα片段和61个Jα片段。类似地,每个β链由一个可变基因(TRBV)、一个多样性基因、一个连接基因和一个恒定基因(VDJC)编码,有52个Vβ1序列、2个Dβ序列、13个Jβ序列和2个Cβ序列(图4.1和图4.8)。

VJ或VDJ基因片段的体细胞重组过程中,核苷酸的随机插入会产生进一步的变异。这两个α和β可变结构域的结合是受体的识别部分,与HLA Ⅰ类或Ⅱ类提呈的肽相互作用。恒定结构域是与相关CD3分子聚集在一起的区域,在受体与抗原结合后向细胞核传递信号。本节将通过分析SNP、GWAS研究和抗原特异性TCR的功能多态性,探讨人类TCR中的多态性。已经鉴定的多态性绝大多数位于α和β链,它们构成了大多数TCR。先前提到关于HLA、KIR和免疫球蛋白的国际免疫遗传学数据库(IMGT)也包括了多个物种的TCR数据,尽管主要关注的是已鉴定的人类多态性。

*TCRA*和*TCRB*基因中已经发现了多个SNP等位基因多态性,其中一些会导致氨基酸改变。在一项较早和较全面的研究中,Subrahmanyan等[25]分析了4个群体(非洲裔美国人、中国人、墨西哥人和北欧人)中各10个个体的*TCRBV*基因位点的序列变异。他们评估了63个V区基因,发现279个SNP分布在每个*TCRBV*片段的整个序列中,这些片段代表启动子、外显子、内含子,甚至是重组信号序列。共发现了111个多态性位点:非洲裔美国人86个,中国人13个,墨西哥人6个,北欧人6个。随后的研究评估了这4个群体的*TCRA/D*位点SNP[26]和序列[27]多态性,又发现了284个SNP,它们涵盖了基因的所有部分(启动子、外显子和内含子),平均每个V基因识别出5个SNP(0～15个)。与之前对*TCRB*多态性的研究一样,不同人群体间存在显著差异,284个变异体中有79个是在单个群体中发现的,其中非洲裔美国人被发现最多。

人们曾多次尝试将TCR多态性与疾病联系起来。一项关于种系多态性的早期研究,评估了TCR多态性与一种自身免疫性疾病——系统性红斑狼疮(systemic lupus erythematosus,SLE)的关系。在墨西哥和美国人中发现了一种特定的TCRα限制性片段长度多态性(restriction fragment length polymorphism,RFLP)与该疾病关联[24,28-29]。尽管TCR具有巨大的异质性,事实上,少数情况下,可定义为特定的公共特异性,即V基因的使用在人群中普遍存在,这与对特定病原体的反应有关。其中包括HIV和EB病毒,在对HIV决定因素Gag293的反应性研究中,Benati等[28]比较了HIV对照组和抗逆转录病毒治疗组(HAART组)患者TCR使用情况。与HAART组相比,尽管对照组T细胞存在相当大的克隆型多样性,但对照组对TRAV24和TRBV2可变基因片段的优先使用,其TCR库高度偏向于Gag293。这些数据表明,在即将面对病毒产生防御性免疫反应的一组个体中,优先使用一种公共特异性。

另一个优先使用公共特异性的例子由Gras等报道[30],他们研究了27名健康高加索人对EB病毒蛋白表位的T细胞反应性。他们注意到*TRBV9*01*主要用途是作为公共TCR,也就是说,许多个体都在使用*TRBV9*01*。作者也指出,常见的等位基因变异*TRBV9*02*,与*TRBV9*01*只有一个氨基酸差异,从未被使用过。这些研究表明基于表位特征预测TCR的使用是可行的。生物信息学的最新进展,以及对群体中的个体[31]和衰老过程中个体单个细胞[32]的谱系使用情况的分析,为进一步了解功能多态性提供了极大的希望。谱系分析和对单个病原体的反应将对疫苗开发和疾病易感性产生影响。

⑦ 免疫球蛋白多态性

随着基因组测序的广泛应用,免疫球蛋白多态性开始受到重视。抗体分子由两条重链和两条轻链组成(图4.1),通过体细胞重组过程产生(第4章)。目前,Ig基因上已发现有420多个关于重链和轻链的基因多态性。这种基因多样性源于单核苷酸多态性(single nucleotide polymorphism,SNP)和拷贝数变异(copy number variation,CNV),包括插入、重复和缺失[33-35]。这些数据来自千人基因组计划(1 000 Genomes Project)[35-36]:一个旨在研究人类遗传变异的多中心项目。免疫球蛋白多样性既存在于特定人群之间,又存在于人类族群之间。这种变异可能导致B细胞受体发育、B细胞记忆和抗体功能的差异[33]。

证据表明,免疫球蛋白(Ig)种系多态性对特定疾病(本例为流感病毒感染)的重要抗原的抗体反应具有功能影响。引人关注的IG重链可变簇(IGVH)基因IGHV1-69的数据已被报道。免疫球蛋白重链V区基因被组织成亚群。IGHV1亚群有几个成员,包括IGHV1-69基因[37]。流感病毒的血凝素(hemagglutinin,HA)主要衣壳蛋白有一个相对不变的茎区。已经明确,具有关键苯丙氨酸的IGHV1-69等位基因在CDR2环54位点(F54)(SNP rs5589101),主要用于广泛中和抗HA茎区的抗体。IGHV1-69等位基因取代重链蛋白中相同位置54位点的丙氨酸(A54)或亮氨酸(L54),显示出抗流感抗体的结合亲和力显著降低[33-34]。非洲人和欧洲人的F/F等位基因比例最高,南亚人最低(图7.2)。虽然没有研究比较这些人群中流感感染的发生率或严重程度,但IGHV1-69等位基因确实显示在抗原结合、克隆扩增、抗体亲和力成熟和类别转换方面存在差异[31]。这些差异提示,研究人群对流感和流感疫苗的抗体反应的程度可能不同[35,38]。单独缺乏F/F抗体并不一定意味着患流感的预后更差,这是由于其他基因可以产生替代的而且同样有效的抗体。

千人基因组计划还分析了第二个具有多个等位基因的IGVH1-69 SNP(rs1184524)使用情况,评估了一种抗体结合金黄色葡萄球菌NEAr铁转运蛋白2(NEAr iron transporter 2,NEAT2)结构域的能力。与编码精氨酸等位基因在50号位点(R50)相比,在50号位点(G50)有甘氨酸的个体能更好地中和抗体。甘氨酸位于50位点的抗体具有更高亲和力。与针对流感的抗体一样,金黄色葡萄球菌抗体的IGVH1-69等位基因在五个地理分布的人群中的分布也不同,其中非洲人和欧洲人的G/G等位基因频率最高(图7.2)。随着对免疫球蛋白(Ig)种系多态性和对特定表位的有偏向性抗体反应的深入了解,就更有可能理解个体基线原始库的免疫遗传潜力。

抗体的Fc组分也是多态性的,其结构和功能特征在不同免疫球蛋白类别之间以及在人类亚群中的分布都是不同的[39-40]。完整的抗体Fc区及其靶受体是多种抗体介导免疫反应所必需的,包括吞噬细胞清除免疫复合物。免疫复合物参与了多种自身免疫性疾病的发病,包括系统性红斑狼疮(systemic lupus erythematosus,SLE)。SLE与某些位于中性粒细胞和单核细胞的Fc受体突变体有关,这些突变体不能有效地结合和清除免疫复合物[41-42]。某些Fc受体突变体比其他突变体促进中性粒细胞吞噬的能力弱,从而可能抑制感染的消退。有趣的是,具有较低亲和力Fc受体的免疫细胞对单克隆抗体治疗的反应较差[41](第16章)。

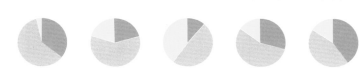

病原体抗体:流感

基因:　　　L/L　▨　　L/F　▨　　F/F　▨

种族群体:　　　　　　非洲人　　　东亚人　　　南亚人　　　中南美洲人　　　欧洲人

基因型频率:

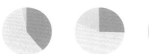

病原体抗体:金黄色葡萄球菌

基因:　　　R/R　▨　　R/G　▨　　G/G　▨

种族群体:　　　　　　非洲人　　　东亚人　　　南亚人　　　中南美洲人　　　欧洲人

基因型频率:

图7.2　免疫球蛋白(IG)种系多态性对抗体谱系/结构多样性的影响

注:高度可变的*IGHV1-69*基因(在B细胞种系中)的两个单核苷酸多态性(SNP),已被证明编码:对中和流感病毒血凝素茎区抗体至关重要的功能残基(F54和L54氨基酸相关等位基因;SNP rs55891010)和金黄色葡萄球菌"NEAT2"结构域(R50和G50等位基因;SNP rs11845244)。这些SNP的频率在5个人类种族(非洲人、东亚人、南亚人、中南美洲人和欧洲人)中有所不同。图的上端,F等位基因编码流感抗体关键的功能性苯丙氨酸残基;图的下端,G等位基因编码金黄色葡萄球菌抗体关键的功能性苯丙氨酸残基。而且,也图示了世界不同地区几个人群,其抗体形成的不同的基因流行率。

资料来源:Elsevier(Roopa Lingayath)5/2719/ from Watson et al. The Individual and Population Genetics of Antibody Immunity, Trends Immunology. Volume 38, Issue 7, July 2017, Pages 459-470. Original source: The 1000 Genomes Project Consortium. A global reference for human genetic variation. Nature 526: 68-74, 2015.

基于对*IGHV1-69* SNP的多项研究,Watson等提出了用于开展未来研究的框架:整合抗体多态性的基因型信息与抗体对感染和疫苗接种的反应[35](图7.3)。步骤如下:(i)鉴定群体不同种系抗体的基因型/单倍型(等位基因),根据其暗示的抗体应答类型将群体划分为不同的亚组;(ⅱ)描述这些不同亚组的抗体库;(ⅲ)描述每个抗体做出反应的微生物表位;(ⅳ)分析每个亚组每个表位的抗体滴度和感染的临床结果。这些信息可用于在病原体暴发期间为每个患者亚群定制疫苗类型(如亚单位与灭活生物体)以及提供临床护理。

(翻译:叶冬青、王斌)

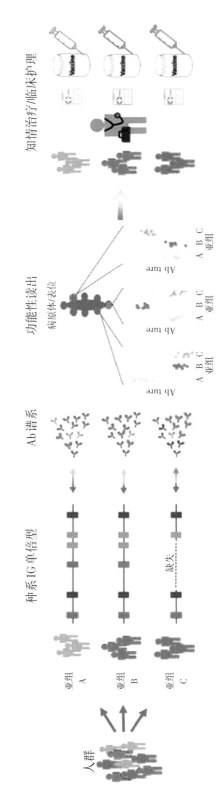

◎ 图7.3 基因型信息整合到疾病和临床表型中抗体介导的反应研究示例

注：示例中，人群队列划分为不同亚组，其依据是基于表达谱系中的亚群特异性特征直接相关的功能基因型/单倍型，以及其他相关表型（如抗体滴度、临床结果），这些表型与给定抗原表位的抗体反应相关。这种划分，可用于为量身定制的临床护理和治疗（如疫苗接种制度）提供信息（经 Watson 等[35]许可使用）。

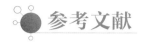

参考文献

［1］ Asgari S, Schlapbach LJ, Anchisi S, Hammer C, Bartha I, Junier T, et al. Severe viral respiratory infections in children with IFIH1 loss-of-function mutations. Proc Natl Acad Sci U S A. 2017;114(31):8342-7.

［2］ Noreen M, Arshad M. Association of TLR1, TLR2, TLR4, TLR6, and TIRAP polymorphisms with disease susceptibility. Immunol Res. 2015;62(2):234-52.

［3］ Zhang H, Zeng Z, Mukherjee A, Shen B. Molecular diagnosis and classification of inflammatory bowel disease. Expert Rev Mol Diagn. 2018;18(10):867-86.

［4］ Edwards AO, Ritter R 3rd, Abel KJ, Manning A, Panhuysen C, Farrer LA. Complement factor H polymorphism and age-related macular degeneration. Science. 2005;308(5720):421-4.

［5］ Haines JL, Hauser MA, Schmidt S, Scott WK, Olson LM, Gallins P, et al. Complement factor H variant increases the risk of age-related macular degeneration. Science. 2005;308(5720):419-21.

［6］ Klein RJ, Zeiss C, Chew EY, Tsai JY, Sackler RS, Haynes C, et al. Complement factor H polymorphism in agerelated macular degeneration. Science. 2005;308(5720):385-9.

［7］ Ermini L, Wilson IJ, Goodship TH, Sheerin NS. Complement polymorphisms: geographical distribution and relevance to disease. Immunobiology. 2012;217(2):265-71.

［8］ Yucesoy B, Kashon ML, Luster MI. Cytokine polymorphisms in chronic inflammatory diseases with reference to occupational diseases. Curr Mol Med. 2003;3(1):39-48.

［9］ Bidwell J, Keen L, Gallagher G, Kimberly R, Huizinga T, McDermott MF, et al. Cytokine gene polymorphism in human disease: on-line databases. Genes Immun. 1999;1(1):3-19.

［10］ Bidwell J, Keen L, Gallagher G, Kimberly R, Huizinga T, McDermott MF, et al. Cytokine gene polymorphism in human disease: on-line databases, supplement 1. Genes Immun. 2001;2(2):61-70.

［11］ Haukim N, Bidwell JL, Smith AJ, Keen LJ, Gallagher G, Kimberly R, et al. Cytokine gene polymorphism in human disease: on-line databases, supplement 2. Genes Immun. 2002;3(6):313-30.

［12］ Hollegaard MV, Bidwell JL. Cytokine gene polymorphism in human disease: on-line databases, Supplement 3. Genes Immun. 2006;7(4):269-76.

［13］ Su F, Bai F, Zhang Z. Inflammatory cytokines and Alzheimer's disease: a review from the perspective of genetic polymorphisms. Neurosci Bull. 2016;32(5):469-80.

［14］ Kveler K, Starosvetsky E, Ziv-Kenet A, Kalugny Y, Gorelik Y, Shalev-Malul G, et al. Immune-centric network of cytokines and cells in disease context identified by computational mining of PubMed. Nat Biotechnol. 2018;36(7):651-9.

［15］ Awandare GA, Martinson JJ, Were T, Ouma C, Davenport GC, Ong'echa JM, et al. MIF (macrophage migration inhibitory factor) promoter polymorphisms and susceptibility to severe malarial anemia. J Infect Dis. 2009;200(4):629-37.

［16］ Heidari Z, Moudi B, Mahmoudzadeh Sagheb H, Moudi M. Association of TNF-alpha gene polymorphisms with production of protein and susceptibility to chronic hepatitis B infection in the south east Iranian population. Hepat Mon. 2016;16(11):e41984.

［17］ Chernykh V, Shevchenko A, Konenkov V, Prokofiev V, Eremina A, Trunov A. TNF-α gene polymorphisms: association with age-related macular degeneration in Russian population. Int J Ophthalmol. 2019;

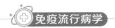
12(1):25-9.

[18] Cagliani R, Sironi M. Pathogen-driven selection in the human genome. Int J Evol Biol. 2013; 2013: 204240.

[19] Meyer D, VR CA, Bitarello BD, DY CB, Nunes K. A genomic perspective on HLA evolution. Immunogenetics. 2018;70(1):5-27.

[20] McMichael AJ, Jones EY. Genetics. First-class control of HIV-1. Science. 2010;330(6010):1488-90.

[21] Hill AV, Allsopp CE, Kwiatkowski D, Anstey NM, Twumasi P, Rowe PA, et al. Common west African HLA antigens are associated with protection from severe malaria. Nature. 1991;352(6336):595-600.

[22] Parham P, Guethlein LA. Genetics of natural killer cells in human health, disease, and survival. Annu Rev Immunol. 2018;36:519-48.

[23] Boudreau JE, Hsu KC. Natural killer cell education in human health and disease. Curr Opin Immunol. 2018;50:102-11.

[24] Mor G, Abrahams VM. Immunology of pregnancy. In: Resnick R, Lockwood CJ, Moore TR, Greene ME, Copel JA, Silver RM, editors. Creasy and Resnik's maternal-fetal medicine: principles and practice: Elsevier Health Sciences; 2018. p. 128-41.

[25] Subrahmanyan L, Eberle MA, Clark AG, Kruglyak L, Nickerson DA. Sequence variation and linkage disequilibrium in the human T-cell receptor beta (TCRB) locus. Am J Hum Genet. 2001;69(2):381-95.

[26] Mackelprang R, Carlson CS, Subrahmanyan L, Livingston RJ, Eberle MA, Nickerson DA. Sequence variation in the human T-cell receptor loci. Immunol Rev. 2002;190:26-39.

[27] Mackelprang R, Livingston RJ, Eberle MA, Carlson CS, Yi Q, Akey JM, et al. Sequence diversity, natural selection and linkage disequilibrium in the human T cell receptor alpha/delta locus. Hum Genet. 2006;119(3):255-66.

[28] Benati D, Galperin M, Lambotte O, Gras S, Lim A, Mukhopadhyay M, et al. Public T cell receptors confer highavidity CD4 responses to HIV controllers. J Clin Invest. 2016;126(6):2093-108.

[29] Tebib JG, Alcocer-Varela J, Alarcon-Segovia D, Schur PH. Association between a T cell receptor restriction fragment length polymorphism and systemic lupus erythematosus. J Clin Invest 1990;86(6):1961-67.

[30] Gras S, Chen Z, Miles JJ, Liu YC, Bell MJ, Sullivan LC, et al. Allelic polymorphism in the T cell receptor and its impact on immune responses. J Exp Med. 2010;207(7):1555-67.

[31] Dash P, Fiore-Gartland AJ, Hertz T, Wang GC, Sharma S, Souquette A, et al. Quantifiable predictive features define epitope-specific T cell receptor repertoires. Nature. 2017;547(7661):89-93.

[32] Lu Y, Biancotto A, Cheung F, Remmers E, Shah N, McCoy JP, et al. Systematic analysis of cell-to-cell expression variation of T lymphocytes in a human cohort identifies aging and genetic associations. Immunity. 2016;45(5):1162-75.

[33] Avnir Y, Watson CT, Glanville J, Peterson EC, Tallarico AS, Bennett AS, et al. IGHV1-69 polymorphism modulates anti-influenza antibody repertoires, correlates with IGHV utilization shifts and varies by ethnicity. Sci Rep. 2016;6:20842.

[34] Pappas L, Foglierini M, Piccoli L, Kallewaard NL, Turrini F, Silacci C, et al. Rapid development of broadly influenza neutralizing antibodies through redundant mutations. Nature. 2014;516(7531):418-22.

[35] Watson CT, Glanville J, Marasco WA. The individual and population genetics of antibody immunity. Trends Immunol. 2017;38(7):459-70.

[36] Genomes Project C, Auton A, Brooks LD, Durbin RM, Garrison EP, Kang HM, et al. A global reference for human genetic variation. Nature. 2015;526(7571):68-74.

[37] Watson CT, Breden F. The immunoglobulin heavy chain locus: genetic variation, missing data, and im-

plications for human disease. Genes Immun. 2012;13(5):363-73.

[38] Wheatley AK, Whittle JR, Lingwood D, Kanekiyo M, Yassine HM, Ma SS, et al. H5N1 vaccine-elicited memory B cells are genetically constrained by the IGHV locus in the recognition of a neutralizing epitope in the hemagglutinin stem. J Immunol. 2015;195(2):602-10.

[39] Ahmed AA, Giddens J, Pincetic A, Lomino JV, Ravetch JV, Wang LX, et al. Structural characterization of antiinflammatory immunoglobulin G Fc proteins. J Mol Biol. 2014;426(18):3166-79.

[40] Bournazos S, Chow SK, Abboud N, Casadevall A, Ravetch JV. Human IgG Fc domain engineering enhances antitoxin neutralizing antibody activity. J Clin Invest. 2014;124(2):725-9.

[41] Kaifu T, Nakamura A. Polymorphisms of immunoglobulin receptors and the effects on clinical outcome in cancer immunotherapy and other immune diseases: a general review. Int Immunol. 2017;29(7):319-25.

[42] Tsang ASMW, Nagelkerke SQ, Bultink IE, Geissler J, Tanck MW, Tacke CE, et al. Fc-gamma receptor polymorphisms differentially influence susceptibility to systemic lupus erythematosus and lupus nephritis. Rheumatology (Oxford). 2016;55(5):939-48.

第8章　免疫功能障碍的免疫流行病学研究

❶ 引言

第6章介绍了免疫系统功能障碍的概念。本章从免疫功能障碍视角对免疫缺陷和免疫功能亢进/超敏反应的免疫流行病学进行评估,并探讨其中某些主题。超敏反应,传统上机械地分为:(ⅰ)速发型超敏反应(过敏性疾病,常由IgE抗体介导);(ⅱ)抗体介导;(ⅲ)免疫复合物;(ⅳ)淋巴细胞介导的反应。本章还将从临床的角度更深入探讨免疫功能障碍,并讨论免疫缺陷、过敏和自身免疫各方面的免疫流行病学。免疫流行病学,研究的是人群免疫反应的多样性及其影响因素。一般人群中有一部分人会出现免疫缺陷、过敏或自身免疫,而且,每一个亚群中都有一系列的免疫功能障碍。对这些群体的既往研究,已经展现出一个较为清晰的局面:免疫系统如何工作,如何发生功能障碍,免疫功能障碍发生的危险因素以及如何诊断和治疗。

❷ 特异性基因突变导致原发性免疫缺陷

原发性免疫缺陷的定义

原发性免疫缺陷是一组异质性综合征,由对免疫系统功能有影响的基因突变引起[1]。原发性免疫缺陷,最初表现为适应性免疫系统受损,以婴幼儿的初发感染为特征,这些重症联合免疫缺陷病(severe combined immunodeficiency diseases,SCID)的患儿无法产生T细胞和/或B细胞。目前已经清楚的是这些综合征大部分是单基因突变引起,大多数情况是:位于常染色体(染色体1~22)或X染色体上的单个基因发生了隐性有害突变。常染色体基因发生突变,隐性有害突变削弱了2个等位基因,从而阻止功能分子的产生;而单隐性X连锁基因突变足以在男性中诱导表型,这是因为它们只携带一条X染色体。值得注意的是,许多在免疫系统中扮演重要角色的基因编码分子(*BTK*、*TNFSF5/CD40L*、*FOXP3*、*WAS*、*SH2D1A*),它们位于X染色体上,其突变会诱发小男孩患X连锁综合征,而携带者的母亲大多无症状,因为她们的第2条X染色体仍携有功能基因。

除了对各种感染性微生物的易感性外,原发性免疫缺陷患者的自身抗体,往往还会出现反常的自身免疫表现,不能分泌高亲和力的抗原特异性保护抗体,无法对疫苗产生有效应答。后面将讨论这些患者的自身免疫性并发症的起源。

原发性免疫缺陷的新概念

基因突变可表现为不完全外显性

最早的报告认为原发性免疫缺陷病遵循孟德尔遗传定律,意味着具有有害突变等位基因的个体都受到了影响,然而,最近的研究表明:与原发性免疫缺陷相关的基因突变,可能具有不完全外显性。例如,携带着编码细胞毒性T淋巴细胞相关蛋白4(CTLA-4又名CD152)、跨膜激活因子和CAML相互作用因子(transmembrane activator and CAML interactor,TACI)的*CTLA4*或*TNFRSF13B*基因杂合子突变的同一家族,某些个体没有受到任何影响,另外一些个体则患有免疫缺陷,表明是其他基因修饰或环境因素影响了疾病的发展[2]。

基因突变可诱导各种表型和综合征

此外,同一基因的不同突变,对免疫细胞的发育和反应可产生不同的影响,从而导致不同的综合征。例如,重组激活基因1(recombination-activating genes 1,RAG1)和RAG2[位于催化V(D)J重组的酶]突变,与广泛的临床和免疫学表现相关。与以抗体产生缺陷和自身免疫为特征的轻症患者相比,SCID或Omenn综合征患者的RAG突变诱导的酶,其活性更低[3]。

原发性免疫缺陷疾病的早期诊断

原发性免疫缺陷疾病的诊断,通常依赖于感染发作的复发或多重性,而这些恰好无法被医生立刻注意到,从而可能延迟提供适当治疗的时间。原发性免疫缺陷病的家族史也许能够提醒医生,否则他们不会想到诊断为该病。全球对原发性免疫缺陷病的认识不断提高,这有利于对其诊断。与此同时,目前美国许多州开展了新生儿筛查,用于筛查危及生命的原发性免疫缺陷,如SCID,以便于在出现任何症状之前早期识别出这些患者。该项筛查包含了:通过PCR检测T细胞受体基因重组时产生的T细胞受体切除环(T-cell receptor excision circles,TREC),用以评估新生儿血液中T细胞的存在[4]。未能检测到TREC表明T细胞缺失,就需要对这些新生儿做进一步血液检查,以便明确有无诊断为SCID的可能,以及快速启动骨髓移植或基因治疗等治疗方法(见后文)。

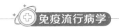
 基因突变在生命后期可呈现表型,促使特定病原体易感性受限

第一批被鉴定为原发性免疫缺陷疾病的患者,是受到广泛感染的年轻患者。现已证明,基因缺陷可诱发生命后期的免疫失调,有时与成年期的原发性免疫缺陷诊断有关,可诱发有限数量的病原体出现缺陷。最近发现,原发性免疫缺陷的免疫易感性仅局限于特定类型的病原体,甚至有时局限于单一的病原体,如单纯疱疹病毒(herpes simplex virus,HSV),它会导致 TLR3、UNC93B1、TRIF、TRAF3、TBK1 或 IRF3(这些是介导 HSV 免疫应答所必需的 TLR3 通路的关键分子[5])缺陷的患者患上脑炎。孟德尔遗传易感分枝杆菌病,与 IFN-γ 先天免疫缺陷有关。编码 SAP 的 X 连锁 *SH2D1A* 基因突变,可引起 X 连锁淋巴组织增生性疾病(X-linked lymphoproliferative disease,XLP),这是对单一病原体(EB病毒)易感性受限的另一个例子。

影响早期淋巴细胞发育和重症联合免疫缺陷疾病的基因突变

SCID 是危及生命的综合征,由损害了适应性免疫系统(更具体地说是 T 细胞)发育的基因突变引起。"泡泡男孩"这个称谓,源于这样一位著名的病人:他被迫生活在无菌环境,以避免受到感染。SCID 又分为 T-B 型和 T-B+SCID 型,前者,患者循环血液中几乎完全没有 T 细胞和 B 细胞;后者,患者缺乏 T 细胞但拥有 B 细胞。两种 SCID 类型患者,既可能有、也可能没有 NK 细胞。

 T-B-NK-、NK+SCID 和 Omenn 综合征

T-B-NK-SCID,可能是由常染色体腺苷脱氨酶(adenosine deaminase,ADA)基因突变引起,ADA 基因编码一种转化有毒嘌呤代谢物的酶,因此,ADA 功能丧失可导致早期淋巴样前体的凋亡和死亡。T-B-NK+SCID 患者,使 RAG 活性失效的突变,阻止了免疫球蛋白与 T 细胞受体(TCR)基因片段的重组,从而分别削弱了 B 细胞和 T 细胞发育所必需的 B 细胞受体(BCR)和 T 细胞受体(TCR)的产生,但 NK 细胞仍可正常发育。值得注意的是,准许少数 T 细胞形成的 RAG 突变可能会导致 Omenn 综合征,其特征不仅像 SCID 患者一样对真菌、细菌和病毒感染有高度易感性,而且还伴有红皮病、嗜酸性粒细胞增多、过敏等严重的自身免疫表现[3]。Omenn 综合征,很少有患者血液中可以检测到循环 B 细胞,但也偶有一些可产生 B 细胞,其血清 IgE 浓度升高就是明证。参与 V(D)J 重组的其他分子,如 DNA 交联修复 1C(DNA cross-link repair 1C,DCLRE1C)基因编码的 Artemis 和 PRKDC 基因编码的 DNA 依赖蛋白激酶(DNA-dependent protein kinase,DNA-PK),它们突变也可能导致 T-B-NK+SCID 或 Omenn 综合征。

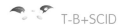 T-B+SCID

在 T-B+NK+/-SCID 患者中,某些基因突变,可能只影响 NK 细胞参与或不参与 T 细胞的发育,但不改变 B 细胞的发育。X 连锁共伽马链(X-linked common gamma chain,IL2RG)基因突变和 IL7RA 或 Janus 激酶 3(Janus kinase 3,JAK3)[编码结合共伽马(γc)链的 JAK3]的常染

色体突变,可以阻止白介素(Interleukin,IL)-7受体的组装和信号传导,这揭示了IL-7在T细胞发育的重要作用过程[6]。由于γc链也是IL-2、IL-4、IL-9、IL-15和IL-21受体的一部分,而且IL-15是NK细胞发育和存活所必需的,因此γc链缺陷的SCID患者既缺乏T细胞,也缺乏NK细胞。T-B+NK+SCID罕见形态与*CD3D*和*CD3E*基因突变有关,这些基因编码的CD3δ和CD3ε,是CD3复合物的两个关键成分,与TCR相关并介导其信号传导。

裸淋巴细胞综合征

裸淋巴细胞综合征(bare lymphocyte syndromes,BLS)Ⅰ型和Ⅱ型,分别以缺乏主要组织相容性复合体(major histocompatibility complex,MHC)Ⅰ类和Ⅱ类分子为特征,后者是由调节MHC Ⅱ类表达的转录因子突变引起。BLS Ⅰ和BLS Ⅱ,分别在CD8⁺T细胞或CD4⁺T细胞发育缺失情况下,出现严重免疫缺陷。

影响T细胞选择和功能的突变

基因突变,可能特异性地改变胸腺T细胞的选择,干扰在维持耐受性方面起着至关重要作用的调节性T细胞(Treg)的产生或功能。

自身免疫性多内分泌病–念珠菌感染–外胚层营养不良综合征

免疫调节剂(immune regulator,AIRE)突变,可导致自身免疫性多内分泌腺病–念珠菌感染–外胚层营养不良(autoimmune polyendocrinopathy – candidiasis – ectodermal dystrophy,APECED)综合征,也称为自身免疫性多腺体综合征1型(autoimmune poly-glandular syndrome type 1,APS-1),其特征是中枢T细胞耐受缺陷、靶向甲状旁腺和肾上腺的自身免疫、产生许多靶向组织特异性抗原和细胞因子的自身抗体,以及慢性黏膜皮肤念珠菌病等真菌感染。AIRE介导外周组织抗原(peripheral tissue antigens,PTAs)在髓性胸腺上皮细胞(medullary thymic epithelial cells,mTECs)异位表达,从而通过删除自反应胸腺细胞来调节TCR库的选择,并将自身反应的克隆引导到Treg谱系中,以确保免疫耐受性[7]。因此,功能性AIRE的缺失,使得某些自反应T细胞进入常规T细胞室,而不是成为Treg细胞,这可能促进自身免疫疾病的发展。

免疫失调、多内分泌腺病、肠病、X连锁综合征

由X连锁叉头框蛋白3(forkhead box protein 3,FOXP3)基因突变引起IPEX综合征[免疫失调、多内分泌腺病、肠病、X连锁综合征(immune dysregulation,polyendocrinopathy,enteropathy,X-linked)],表明Treg在维持耐受性发挥了关键作用[8]。事实上,*FOXP3*(对Treg功能至关重要的转录因子)的突变会导致IPEX患者严重的自身免疫系统紊乱,主要是针对内分泌腺和各种自身抗体的产生。这种综合征非常严重,受影响的新生儿可能已经表现出某些自身免疫性疾病,如1型糖尿病。

编码CD25/IL-2Rα、CTLA-4和LRBA分子的基因突变,对Treg的生存或功能很重要,也会诱发类似IPEX综合征的自身免疫症状,尽管有报道称,*CTLA4*基因突变杂合型个体中有

的表型较轻:这些个体可能仅表现为甲状腺自身免疫性疾病,或者甚至没有临床表现[2]。

威斯科特–奥尔德里奇 Wiskott-Aldrich 综合征/湿疹–血小板减少–免疫缺陷综合征(Wiskott-Aldrich syndrome,WAS)

如 Wiskott 博士和 Aldrich 博士所述,X 连锁 WAS 基因突变会诱发湿疹、血小板减少和免疫缺陷。异常 WAS 蛋白诱导细胞骨架重排缺陷,导致血小板体积变小和血小板计数低,TCR 激活后无法形成免疫突触,抗体产生发生改变,产生自身免疫表现相关的非抑制性 Treg,以及易患淋巴瘤。基因治疗对 Wiskott-Aldrich 患者疗效的评估,显示出的是有希望的结果,被认为是这种综合征可能的治疗方法。WAS 基因轻微的突变,可能诱发不太严重的疾病,如 X 连锁血小板减少症(X-linked thrombocytopenia,XLT)或 X 连锁先天性中性粒细胞减少症(X-linked congenital neutropenia,XLN)。

特异性影响抗体产生的基因突变

1952 年,Ogden C.Bruton 博士首次记录了一个易患复发性肺炎球菌感染的小男孩的病情,他的血清缺乏 γ 球蛋白,这表明他不能产生免疫球蛋白[9]。Bruton 还提出如下假设,给这些患者补充从健康个体分离的血清 γ 球蛋白,对这些患者可能是有益的,这也是目前许多原发性免疫缺陷患者的标准治疗方法。仅仅几十年后,X 连锁布鲁顿酪氨酸激酶(*Bruton tyrosine kinase*,*BTK*)基因突变,被证实会导致男性 X 连锁无丙种球蛋白血症(X-linked agammaglobulinemia,XLA)患者血液中几乎没有 B 细胞。常染色体基因突变,也可能导致 B 细胞发育受损和无丙种球蛋白血症,或 B 细胞发育正常但抗体反应缺陷,详见下文所述。

早期 B 细胞发育缺陷与无丙种球蛋白血症

据报道,人类中有几个基因突变,会特异性地阻断或抑制 B 细胞的产生,从而导致患者血清中缺乏免疫球蛋白。已知的突变,主要影响骨髓中 Pre-B 细胞阶段的发育。

这些无丙种球蛋白血症患者,存在着免疫球蛋白 mu 恒定区基因的隐性缺失或关键碱基对替换,在由编码替代轻链组份之一的 *IGLL5* 基因导致缺乏常规轻链的情况下,与 IgM 结合,形成 Pre-B 细胞受体(Pre-B cell receptor,Pre-BCR);或分别在 *CD79A* 或 *CD79B* 基因中,产生 CD79A/Igα 和 CD79B/Igβ,并形成 IgM 信号复合体。所有这些突变都阻止了 Pre-BCR 的表达,而 Pre-BCR 对于 Pre-B 细胞的增殖、存活和分化为 B 细胞至关重要[6]。

另外,编码酪氨酸激酶介导 Pre-BCR 和 BCR 信号的 X 连锁 BTK 的基因突变,是导致 XLA 综合征的原因,XLA 综合征也是以严重受损的 B 细胞和抗体产物为特征。值得注意的是,由于另一种酪氨酸激酶(Tec)的冗余,BTK 突变在小鼠中诱导了一个更为温和的表型,从而接受 BCR 信号传导。

BLNK 基因,编码结合 CD79A 和 BTK 的 B 细胞连接子/SLP-65 衔接蛋白,它的突变,导致了骨髓中 B 细胞的发育在 Pre-B 细胞阶段受到阻滞。

基因突变改变抗体的产生但不影响早期B细胞的发育

高IgM(Hyper IgM,HIGM)综合征

一些患者在抗体产生方面遭受了特异性损伤,特别是IgG和IgA,而初始B细胞的产生似乎不受影响。类别转换重组(class switch recombination,CSR)的这些缺陷,也表现为血液循环同型转换记忆B细胞数量的严重减少,这通常与HIGM综合征患者血清IgM浓度升高和复发性细菌感染有关。

HIGM的遗传基础多种多样,可能是由CD40L/CD40通路缺陷引起的,该通路是B细胞活化、生发中心(germinal center,GC)形成和类别开关重组(CSR)的诱导所必需的[6]。大多数HIGM病例,由X连锁*CD154*(*CD40*配体)基因突变引起。CD40L由T细胞表达,在活化B细胞中发挥重要作用。隐性*CD40*基因突变导致一种常染色体罕见的疾病,由于CD40L缺陷,B细胞固有缺陷在临床上与HIGM难以区分。事实上,CD40L和*CD40*缺失患者都缺乏GCs,无法产生针对病原体的同型转换抗体反应。在缺乏功能性核因子-κB基本调节剂(functional nuclear factor-κB essential modulator,NEMO/IKKγ)的情况下,*CD40*信号改变也会诱导一种与脱水性外胚层发育不良相关的HIGM形式,这是该综合征的一个关键特征。

HIGM,也可能是由编码参与CSR和体细胞高频突变(somatic hypermutations,SHM)相关酶的基因突变引起。活化诱导胞苷脱氨酶(activation-induced cytidine deaminase,AID),是GC-B细胞诱导的一种酶,对CSR和SHM具有催化作用[6]。编码AID的*AICDA*基因突变,导致HIGM常染色体隐性形式,其特征是:在小鼠和人体中,表现为GCs的增大,以及CSR和SHM的缺失。

另一种CSR缺陷,与尿嘧啶-DNA糖基化酶(uracil-DNA glycosylase,UNG)的基因突变相关,该基因可编码一种酶,该酶是由胞嘧啶的酶解脱氨作用产生的DNA尿嘧啶被AID对切割而来。因此,UNG缺陷患者有CSR受损,尽管SHM模式有偏差,但其过程仍发挥着功能。

与AID缺乏相反,缺乏UNG不会诱导增生性GC反应或自身反应性初始B细胞的出现。高亲和力突变抗体的产生,可能通过滤泡树突状细胞(follicular dendritic cells,FDCs)上的特异性抗原而下调GC反应,因此,AID缺陷患者不能诱导SHM和产生高亲和力特异性抗体,可能会导致GCs中FDCs持续表达抗原,从而促使延长B和T细胞活化和增殖过程,增加滤泡辅助性T细胞(T follicular helper cells,Tfh)和细胞因子(如IL-4、IL-10和IL-21)的产物[10]。这些细胞因子,干扰Treg抑制功能,并有助于AID缺陷患者血液中自身反应性初始B细胞积累,而且,这些自身反应性初始B细胞可以被Tfh细胞和系统细胞因子激活;这些系统细胞因子不仅支持自身抗体分泌,而且经常有报道称,可能出现的自身免疫表现与AID缺陷有关。此外,部分HIGM患者,具有正常的*CD40L*、*CD40*、*NEMO*、*AICDA*或*UNG*基因,这提示其他未知的基因突变可能诱发其他的HIGM形式。

常见变异型免疫缺陷病

常见变异型免疫缺陷病(common variable immunodeficiency disease,CVID),包括一组异质性的抗体缺陷性疾病,其特征是血清IgG降低伴随IgM和/或IgA浓度降低,同型转换B细胞的频率下降,以及接种疫苗后产生特异性抗体滴度的能力差[11]。CVID多为偶发,提示其为隐性遗传。然而,5%~20%的患者可能有家族史,这表明*CTLA4*、*NFKB1*、*NFKB2*和*IKZF1*

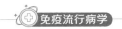

基因的杂合突变能够作为常染色体显性遗传存在的证据。

由于新一代测序技术的发展,CVID单基因型的鉴定正在不断发展。诱导CVID样表型的基因突变,要么影响T细胞激活B细胞的能力,要么从本质上阻止B细胞活化、存活或发育成分泌抗体的浆细胞。例如,由于双等位隐性ICOS突变,无法使T细胞分化为GC B细胞发育和抗体分泌所必需的Tfh细胞,导致诱导型T细胞共刺激分子(inducible T cell costimulator,ICOS)表达缺陷。同样,纯合隐性IL21基因突变也无法产生IL-21,这会损害GC B细胞的发育。IL-21受体缺乏,导致了一种类似于IL-21功能性缺失的表型。杂合子CTLA4基因突变,诱导CTLA-4单倍体功能不全,可改变T细胞活化和Treg功能的下游调节能力[2],或者,纯合子LRBA基因突变,阻止内体CTLA-4降解的LRBA依赖性救援。这两种突变,都会诱导抗体产生缺陷,并可能常伴有严重的自身免疫表现,特别是LRBA缺陷患者。

影响B细胞生存和活化的基因突变,也会导致抗体分泌缺陷。BAFF受体缺陷诱导外周血B细胞严重损失,这说明BAFF在维持初始B细胞存活中有重要作用。编码TACI的TNFRSF13B发生杂合基因突变,以及与BAFF或APRIL结合的另一个TNF受体家族成员,可干扰浆细胞存活,从而干扰抗体的产生。此外,由于TLR与TACI结合,可放大TLR7和TLR9的信号[12],因而导致TACI突变,则可减弱TLR介导的B细胞活化。编码CD19/CD81/CD21 BCR共受体组份基因的双等位基因的隐性突变,导致BCR信号传导缺陷,以及B细胞活化和抗体产生的损伤。参与B细胞活化的其他基因突变,如编码Ikaros DNA结合分子的CD20、NFKB1、NFKB2和IKZF1,也会导致CVID样表型。其中,某些患者仅携带一个杂合基因突变,这就产生对未突变等位基因的显性负效应,或单倍体功能不全。矛盾的是,大约20%的CVID患者也会发生自身免疫并发症,特别是靶向红细胞引起自身抗体介导的自身免疫性血细胞减少症和诱导自身免疫性溶血性贫血,或血小板方面导致免疫性血小板减少症,或两者兼而有之的伊文思(Evans)综合征。与AID缺陷患者类似,患有自身免疫性细胞减少症的CVID患者,表现为增殖性GC,与SHM频率严重降低和IgA缺陷相关[与无法控制肠道微生物群相关(associated inability to contain gut microbiota)],从而可能导致产生与自身抗原交叉反应的抗体[13]。最后,某些患者可能患有特定的IgA缺陷症,这种综合征的病因尚不清楚。

淋巴组织增生综合征

这类综合征,由淋巴细胞毒性缺陷引起,涉及两个主要途径:FAS/FASL相互作用途径,诱导半胱氨酸蛋白酶激活和细胞死亡;或穿孔素依赖性分泌途径,取决于细胞溶解颗粒的胞外分泌。

自身免疫性淋巴组织增生综合征

自身免疫性淋巴组织增生综合征(autoimmune lymphoproliferative syndrome,ALPS),其特征是:淋巴细胞异常存活、多克隆T和B细胞扩增,以及异常TCRαβ⁺CD4⁻CD8⁻双阴性成熟T细胞的累积[14]。ALPS患者的自身免疫,与抗红细胞自身抗体的出现有关。ALPS通常是由编码CD95/FAS的TNFRSF6基因突变引起,CD95/FAS是一种膜受体,可诱导半胱氨酸蛋白酶激活并通过细胞凋亡导致死亡。TNFRSF6/CD95L/FAS配体或caspase 10(CASP10)基因的其他罕见突变,也可能导致 ALPS。

 ### 噬血细胞性淋巴组织细胞增生综合征

噬血细胞性淋巴组织细胞增生(hemophagocytic lymphohistiocytosis,HLH)综合征,指在没有自身免疫表现的情况下,巨噬细胞吞噬红细胞、血小板和其他细胞,导致以发热和脾肿大为特征的病症[15]。此外,细胞毒性 T 细胞和 NK 细胞无法消除它们的靶标,导致 CD8$^+$ 和 CD4$^+$T 细胞在遭受抗原攻击和器官损伤后,发生活化和扩张,这可能是致命的。HLH 综合征,可由穿孔素基因突变和靶细胞膜上无法形成杀死它们所必需的孔而引起。又或者,HLH 可由编码控制分泌性细胞溶解颗粒的胞外分泌分子的基因突变引起。因此,RAB27 或溶酶体运输调节因子(lysosomal trafficking regulator,LYST)的缺陷,通过阻止颗粒中所含的细胞溶解分子的释放,分别导致 Griscelli 综合征和小儿先天性白细胞颗粒异常综合征(Chediak-Higashi syndrome)。

X 连锁淋巴组织增生(X-linked lymphoproliferative,XLP)综合征,是由爱泼斯坦-巴尔(EB)病毒(Epstein-Barr virus,EBV)诱导的单核细胞增多症引起的另一种 HLH 形式,发生于携带编码 SAP(信号淋巴细胞激活分子/SLAM 相关蛋白)的 X 连锁 SH2D1A 基因突变的男性患者,SAP 具有介导特异性细胞毒性 T 细胞和 NK 细胞的功能。

 ## 原发性免疫缺陷患者的治疗策略

由于异质性,原发性免疫缺陷患者之间的治疗策略差别很大。静脉注射免疫球蛋白替代疗法(Intravenous immunoglobulin replacement therapy,IVIg),是预防许多免疫球蛋白分泌缺陷的原发性免疫缺陷患者复发感染的常用方案,可以减少与这类患者相关的感染事件发生。然而,该方案终身需要定期提供 IVIg,而且无法纠正原发性免疫缺陷的病原。

对于 SCID 或 IPEX 综合征等更严重且可能危及生命风险的疾病,骨髓移植可能是这些患者的一种治疗选择,移植的供体干细胞利于移植患者免疫系统的功能性发育。干细胞移植在 1 岁以下婴儿中显示出了更好的疗效,因而,美国许多州开展的新生儿 SCID 筛查,能够改善这些患者的骨髓移植的效果。

然而,即使早期已被诊断为 SCID,HLA 匹配的骨髓供体可能也无法用于移植。对于一些原发性免疫缺陷患者,基因疗法可能是一种替代治疗选择,需在体外再次植入患者自身干细胞之前,使用逆转录病毒或慢病毒递送策略,递送一种新的功能基因,以补偿突变的内源性基因[16]。这种策略,对 ADA 患者和 SCID 患者有效,最近发现对 WAS 患者也有效,然而,在 IL2RG 缺陷的 SCID 患者中,逆转录病毒驱动 γc 链表达,而准许了 T 细胞的产生,但由于逆转录病毒在患者基因组中整合,导致致癌基因表达失控,但随后在 20 例患者中有 5 例,由于患者基因组中逆转录病毒整合,引起癌基因表达失调,从而导致克隆性 T 细胞增殖失控。目前,仍在开发新的基因治疗方法,旨在利用 CRISPR/Cas9 核酸酶介导的靶向基因组编辑技术,在原位修复基因突变。这种改进的基因治疗策略,可能会因此消除先前的基因缺陷,并允许功能基因在患者自身细胞中正常表达[17]。

总之,据报道,数百个突变基因与原发性免疫缺陷的发展有关,而且可诱发许多不同的人类免疫系统缺陷。对原发性免疫缺陷患者的研究,识别出了许多参与特异性病原体的细胞或体液免疫应答的分子和途径,或参与人类调节 T 细胞和 B 细胞耐受性的分子和途径。

③ 过敏

 综述

过敏,是机体对被称为过敏原这个外来抗原的异常反应。大多数过敏原,是非感染性的,在非过敏性人群中不会引起任何症状。过敏症患者以 Th2 细胞反应为典型的反应,并形成对抗特异性抗原的 IgE 抗体。过敏性疾病很常见,特别是在发达国家,而且越来越普遍。本节将重点关注食物过敏,这是最为常见的过敏反应之一,发生频率越来越高,引起了科学界和公众的极大兴趣。食物过敏,有时与食物不耐受相混淆,这是因为两者症状通常是相似的,但食物不耐受不是由免疫介导的。食物不耐受,可由碳水化合物(如乳糖不耐受)、脂肪不耐受(如胆囊疾病)、咖啡因、食品添加剂或其他食品引起。

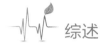 食物过敏的分类

食物过敏,是最常见的超敏反应之一。它们出现的频率越来越高,引起了科学界和公众的极大兴趣。它们被定义为"暴露于特定食物后,可重复发生特异的免疫反应,对健康产生不良影响"[18-23]。有效区分食物过敏和食物不耐受至关重要。两者都会引起类似的胃肠道症状,但食物过敏是由异常免疫反应驱动,可引起严重的全身和胃肠道症状;而食物不耐受不是由免疫功能障碍引起,一般不会出现全身症状[19,22]。目前,还没有普遍公认的食物过敏的分类,但根据机制可以将其大致分为 IgE 介导(即时)和非 IgE 介导(延迟反应)[19,20,22](图8.1)。前者由 IgE 抗体引起;后者由细胞介导或由多种免疫球蛋白亚型机制引起。与 IgE 相关的疾病,包括花生或贝类过敏引起的危及生命的休克,非 IgE 介导的疾病包括乳糜泻和食物蛋白诱导的小肠结肠炎综合征[19,20,22]。最近,关于食物过敏的科学研究主要集中在 IgE 介导的反应上。另一种已经提出的食物过敏分类,由 5 种亚型组成,可体现典型食物过敏表型:(ⅰ)持续性;(ⅱ)即时性;(ⅲ)食物依赖性运动诱导过敏(food-dependent exercise-induced allergy, FDEIA);(ⅳ)非甾体类抗炎药(nonsteroidal anti-inflammatory drug, NSAID)或阿司匹林诱导过敏;(ⅴ)酒精依赖性过敏[18]。即时性表型指的是,儿童时期产生食物过敏的人,随着时间的推移,他们的过敏症状会"消失",而持续性表型的人则不会。例如,对鸡蛋、大豆、小麦或牛奶过敏的儿童,随着时间的推移,其中超过80%的人对这些食物失去过敏反应。关于这两种表型机制的假说研究,仍在持续进行着。其他类别,描述了引起食物过敏反应的辅因子(如运动、NSAID、阿司匹林或酒精),这些辅因子暴露几乎与食物过敏原摄入

同时发生。

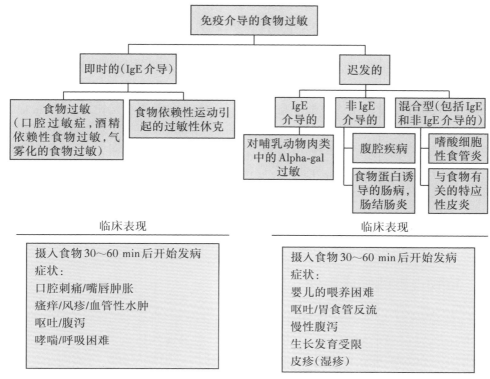

图8.1 食物过敏分类和临床特征

注：IgE介导，非IgE介导，混合型（IgE介导和非IgE介导）的示意图（改编自Lin[22]）（©Krause 2020）。

 食物过敏的流行病学和免疫流行病学

据估计，在美国约有1 500万人对食物过敏[21]。过去25年，食物过敏的患病率有所上升。一系列研究发现，4%～8%的5岁以下儿童和1%～3%的成年人有过食物过敏。如果仅依据自我报告，无需实验方法确证，这个值估计更高。总之，美国人口食物过敏的总体患病率在1%～10%之间[18-27]。由于这些研究存在（食物过敏）定义、研究方法以及群体特征的明显差异，因而估算的患病率范围较大。食物过敏的人，仅有很少部分会出现危及生命的症状，美国每年大约有150人因之死亡。

食物过敏，通常始于儿童时期，但有些食物过敏，尤其由贝类和树坚果引起的，成年才开始[19,28]。虽然，文献记载有超过170种食物会引起过敏，但约90%都是由8种食物引起[19,20,22,23,25,28]。牛奶，是引起儿童食物过敏的最常见过敏原，基于自我报告研究，估算其患病率为3.5%（95%CI：2.9%～4.1%），而据实验室或食物激发实验确证的研究，估算其患病率为0.6%～0.9%[25]。牛奶过敏，通常发生在婴儿出生的第一年，大多数情况下，6岁时就会消失。鸡蛋，是引起儿童食物过敏的第二大常见过敏原，同样，在出生的第一年就发生，通常在6岁时就会消失。花生过敏，可能在人生中的任何时候发生，通常是永久性的。与其他食物相比,花生引起的严重反应更常见,并且花生过敏的频率似乎在增加。坚果过敏,既可首发于儿童期也可首发于成年期;对鱼和贝类的过敏倾向于成年期出现;大豆和小麦过敏是8大食物过敏中最不常见的,但相比肉类、水果或蔬菜过敏,仍较为常见。

食物过敏的危险因素包括遗传因素,它可以解释有过敏家族史的那些人,患食物过敏的概率会增加,另外,还包括人种(个体的身体特征,如皮肤、头发或眼睛颜色等)和种族(文化因素,如国籍、祖先和语言等)。非西班牙裔黑人和亚洲人食物过敏的总体发生率高于高加索人;但亚洲人花生过敏的发生率低于高加索人。另一个危险因素是性别,男性食物过敏的危险性更高。其他过敏也是危险因素,如那些患有过敏性皮炎和被医生诊断为哮喘的人,有更高的食物过敏风险。最后,某些环境因素会增加食物过敏危险。例如,移民父母所生的美国儿童,患过敏的风险较高;婴儿期食物多样化的儿童,风险较低;家中有兄弟姐妹和宠物的儿童,风险较低[20,21,28]。暴露于更广泛微生物组(如环境类别所列)的儿童,其食物过敏风险较低,这与卫生假说相一致。这一假说认为:早期接触各种微生物(特别是蠕虫),可以减少过敏和食物过敏的发生[29]。

 ## 食物过敏的临床表现

食物过敏的症状,通常在吃了过敏食物后的几分钟至2小时内出现。食物过敏的临床表现多种多样,从轻微的局部口咽反应到危及生命的过敏性休克。多个器官系统可受到影响,包括皮肤(红斑、肿胀、瘙痒)、胃肠道(呕吐、腹泻)、肺部(气喘、呼吸困难)和心脏/血管系统(休克、心脏骤停)。

最常见的食物过敏体征和症状包括:荨麻疹;瘙痒或湿疹;口腔刺痛或发痒;嘴唇、面部、舌头、喉咙或身体其他部位肿胀;气喘、鼻塞或呼吸困难;腹痛、腹泻、恶心或呕吐;头晕、头昏或昏厥。危及生命的过敏性反应的特征是影响到呼吸的咽喉肿胀,气道收缩和紧绷,休克伴有血压严重下降,脉搏加快,头晕,头昏或意识丧失。总的来说,花生是最常见的食物过敏原,可导致致命或接近致命的过敏反应,而贝类是成年人最常见的诱因。

 ## IgE诱发食物过敏的机制

IgE诱发食物过敏的机制,可以从其他抗原(过敏原)如何引起过敏症的研究中推断出来[28-30]。在细胞因子的作用下,抗原提呈细胞将过敏原提呈给T淋巴细胞,使其极化为Th2细胞。T细胞产生细胞因子(IL-4,5,13),激活B细胞转化为产生IgE的浆细胞。分泌的IgE,与肥大细胞、嗜酸性粒细胞和嗜碱性粒细胞上的IgE Fc受体结合。反复接触过敏原,会增加过敏原诱发的IgE结合量。一旦超过阈值,过敏原会与肥大细胞、嗜酸性粒细胞或嗜碱性粒细胞上的多个IgE分子结合,导致脂质介质和血管活性胺的快速颗粒释放、合成和分泌,以及细胞因子的合成和分泌。这些都有许多后续影响,可能引起荨麻疹快速发作和/或胃肠道疼痛、腹泻、低血压,甚至造成严重死亡病例。只需很少量的过敏原,就能引发严重反应迅速发作。例如,仅仅0.1毫克花生蛋白,能在几分钟到1小时内引起严重的症状[22]。

IgE介导食物过敏的例子:3-半乳糖的故事

与蜱虫叮咬相关的肉类过敏,是最近被认识到的一种食物过敏,其发生频率和地理范围正在不断增加[28,31]。2009年,首次报道了澳大利亚居民与蜱虫叮咬有关的红肉过敏,他们食用红肉(包括牛肉、猪肉和羊肉)2～6小时后,开始出现荨麻疹、过敏反应和肠胃不适。随后,有些美国居民(主要是那些生活在美国东南部的居民),也出现了类似的反应。食用红肉后不久,而且几周或几个月内暴露于美洲孤星蜱叮咬,会出现瞬时性超敏反应[31]。这种关联的过程,是通过一种迂回的方式才明确的。据报道,接受西妥昔单抗(用于治疗癌症的一种单克隆抗体)治疗的少数患者,出现了荨麻疹和过敏反应,东南部居民比东北部居民更多。出现这些反应的患者血清中,发现有高浓度的IgE抗体,这些抗体靶向对抗哺乳动物寡糖、半乳糖α-1,3-半乳糖(α-gal)。另外的研究表明,α-半乳糖IgE抗体在美国东南部人群(血清阳性率>20%),比在美国东北部人群(血清阳性率<1%)更为常见[31]。对潜在致病因素的调查研究,在红肉、西妥昔单抗溶液以及孤星蜱幼虫和成虫的唾液中,发现了高水平的α-半乳糖。现在认为,许多人在摄入红肉后产生抗α-半乳糖IgM和IgG抗体,但没有过敏症状。相反,通过不同途径暴露于α-半乳糖的人(静脉/皮下注射西妥昔单抗或孤星蜱叮咬),会产生针对α-半乳糖的IgE抗体,这种IgE抗体会导致过敏反应。孤星蜱正在向北扩张,随着越来越多的人接触到这些蜱虫,预计红肉过敏的发病率也会增加。欧洲蜱,即蓖麻硬蜱,也会通过其唾液传播α-半乳糖,欧洲已经发表了关于红肉过敏的几篇报道。α-半乳糖/红肉过敏的案例表明,不同来源的过敏原之间发生交叉反应,可能产生严重的临床后果,暴露模式可以决定是否形成诱发过敏的IgE抗体,遗传和环境因素的共同作用可以用作定义过敏个体的亚群。

 ## 诊断、治疗与预防

食物过敏的诊断往往是困难的,因为用可疑的食物再次接触过敏者存在一定风险。疾病史可提示食物过敏,但实验室检测IgE抗体,通过皮肤针刺或皮内试验进行确诊,通常是必需的[19,21,22,25]。如上所述,儿童时期发生的食物过敏,可能会在成年后消失,建议医生每年至少对患者进行一次随访,记录过敏症状消失情况,以及慢慢地重复食用引起过敏症状的食物[19];脱敏疗法对一部分食物过敏患者有效。重复食用逐渐增加的花生蛋白,对一些花生过敏患者有作用[19],许多儿童在出生后的第一年就尽早食用花生,可大大降低花生过敏风险。对于那些持续过敏的人,建议避免接触会引起过敏的食物,并携带肾上腺素注射器。最近,一个有前景的方法是:在花生脱敏期间,给这些患者服用抗IgE药物奥马珠单抗[32]。与对照组相比,接受奥马珠单抗治疗仅8周的患者,能够耐受更高剂量的花生过敏原,并且停用奥马珠单抗后,脱敏作用仍在持续。

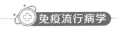

④ 自身免疫

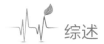 综述

第6章介绍了自身免疫疾病的概念——免疫系统,将利用对抗病原体的全部细胞和物质,去对抗自身并攻击宿主组织。正如前面所介绍,自身免疫疾病可以直接针对特定的细胞,如1型糖尿病(type I diabetes,T1D)产生胰岛素β细胞,也可以针对某个器官,如类风湿关节炎(rheumatoid arthritis,RA)的关节,或针对所有细胞的内容物,如系统性红斑狼疮(systemic lupus erythematosus,SLE)。自身免疫性疾病是复杂的、多因素的,既有遗传因素,也有后天因素——概括为"基因、性别和地理因素",并受生活方式影响。自身免疫性疾病存在种族差异,非洲人和亚洲人发生SLE、多发性硬化症(multiple sclerosis,MS)几率不等[33]。大多数自身免疫性疾病,都有遗传成分起作用,这在对家庭的研究中表现得较为明显:兄弟姐妹患自身免疫性疾病的几率,高于整个人群,同卵双胞胎的几率甚至更高,但很少是100%。这说明还应该考虑其他因素的影响,也就是要考虑环境(地理)因素。虽然,自身免疫性疾病的许多动物模型,已经能够对可能的机制和修饰因子的作用提供深刻见解,但本章还是重在强调,那些对该领域具有启发性的人类流行病学研究。

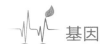 基因

 概述

如上所述,患病个体的兄弟姐妹出现自身免疫性疾病的几率增加。MS病例中,兄弟姐妹患病风险为7%,但单卵双胞胎患病风险更高(23%)[34]。因此,自身免疫,显然受遗传因素影响。即使某一特定基因已被确定为危险因素,但其进一步的风险,也可能是来自基因组合和/或另一个用于修饰功能(上位性)位点上的某个基因的功能改变。作为自身免疫危险因素的个体基因,其鉴定首先始于家族研究,然后发展到群体研究,再后发展到GWAS的大数据研究,现在已经发展到高通量基因测序。

主要组织相容性复合体

到目前为止,自身免疫性疾病的最高危险因素,是在主要组织相容性复合体(major histocompatibility complex,MHC)基因发现的(图4.2)。发现的MHC的这些关联,大多为正相关,也就是说,特定等位基因的存在与特定的疾病有关,尽管也存在保护性等位基因[35]。TNF细胞因子家族的3个成员,在同一位点图谱内,都与自身免疫性疾病有关。MHC与自身

免疫最早和最显著的关联,是 HLA B*27 与强直性脊柱炎,强直性脊柱炎是一种涉及脊髓炎症的自身免疫疾病[36]。在最初的描述中,40名患者中有35名(88%)表达了该基因的等位基因,而406名对照组中,只有72人(8%)表达了该基因。这一早期观察结果,已在多个群体的多项研究中得到证实,优势比(OR)一般都为39,该基因与内质网氨肽酶1(ERAP1)处于上位性,ERAP1 可以对内质网中的多肽进行修饰以结合 MHC Ⅰ类分子[37]。还有其他的 MHC 单倍型,与另外的自身免疫性疾病的易感性相关,但是优势比(OR)没有那么高。有一篇文章对这些广泛的关联进行了列表回顾[38]。MHC 中的许多基因,与其他基因存在连锁不平衡,这使得对疾病机制进行解释变得困难,其机制倾向于:限制性自身抗原表达特定的组织。然而,最近的进展,揭示了 MHC 等位基因对各种疾病的多种作用方式,如文献[39]所述。例如,HLA-DR15,MS 的一个危险因素,已被证明可以使髓鞘碱性蛋白肽特异性 T 细胞逃避胸腺选择。HLA-A*02:01 是 T1D 的危险因素,对胰岛素肽具有低亲和力,也可以使自身反应性 T 细胞逃避选择。其他的等位基因,可调节 HLA 表达,并影响 HLA 的稳定性。

MHC Ⅲ类区域,包含许多与免疫系统相关的基因,包括一些补体基因和那些"直系"TNF家族(TNF-α、LT-α 和 LT-β)基因。TNF-α 和 LT-α 的多态性,与多种自身免疫性疾病相关[40,41],补体基因 C4 和 C2,与 SLE 相关[42]。然而,由于它们处于连锁不平衡状态,很难将这些多态性从 Ⅰ类基因和 Ⅱ类基因区分开来。很明显,这些细胞因子,参与了许多自身免疫性疾病的病理过程。此外,TNF 信号通路基因,通过 NF-κB 参与 MS 发生发展[43],因而抑制 TNF通路基因活性的治疗,在这些自身免疫性疾病中非常有效(第16章)。

PTPN22

淋巴样蛋白酪氨酸磷酸酶[非受体型22,nonreceptor-type 22(Lyp),由 PTPN22 编码],是固有和适应性免疫系统中许多细胞表达的信号分子。一种变异(PTPN22R620T),已被确定为至少17种不同自身免疫性疾病的危险因素,包括 RA、T1D、Graves 病和 SLE,其优势比(OR)在1.16到1.98之间。另一方面,至少有4种疾病,包括乳糜泻、MS、银屑病和溃疡性结肠炎(ulcerative colitis,UC),不受该变异的影响;该变异与白塞氏病和克罗恩病(Crohn's disease,CD)相关的风险较低(见文献[44])。Lyp 表达于多种类型的细胞(髓细胞、T 细胞和 B细胞),能够导致免疫失调,是某些自身免疫性疾病的危险因素,其确切功能仍在研究中。它已被确定为 TCR 信号的负调节因子,但除了 TCR 外,还发现了与其结合的其他因子。

全基因组关联研究

全基因组关联研究(genome-wide association studies,GWAS),在识别与自身免疫相关的基因方面,取得了巨大进展。它们对两组[患有特定(自身免疫)疾病和未患该疾病]人的DNA 展开研究。然后,通过对 DNA 进行分析,以明确感染人群某特定单核苷酸多态性(single-nucleotide polymorphisms,SNP)是增多的。一项 MS 的早期研究,发现了110个与该疾病密切相关的 SNP;2个在 IL-2 受体 α 基因(IL2RA)内,一个在 IL7RA 中,多个位于 HLA-DRA 位点。从那时起,该技术已经鉴定出超过233个 MS 易感基因。同样的技术,也已经被用于鉴定 RA 和克罗恩病(Crohn's disease,CD)的易感基因,这些疾病机制的基础途径,已经开始有可能被识别,特别是在免疫系统中。然而,人们已经对该领域有了新的认识:虽然"GWAS 时代尚未结束"[46,47]，但研究人员有必要考虑：除了对 DNA 片段（其中许多是非编码变异）易感基因识别以外，更应该关注在自身免疫疾病中染色质结构和结构-功能映射的潜在影响（Todd，2018）。有一篇文章，外显子组测序识别出了与 MS 相关的 4 种罕见的编码变异，这些变异未曾被 GWAS 检测到过[43]。

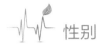 ## 性别

许多自身免疫性疾病，在患病率上有明显的性别差异，以女性为主，包括 MS(3∶1)，SLE 和干燥综合征(Sjögren's syndrome，SS)(均为 9∶1)，而 T1D 男女比例几乎相等。另一方面，一些研究表明，男性强直性脊柱炎的患病率较高（见文献[48]）。除发病率存在差异，在严重程度和死亡率方面，性别之间也存在差异。一般而言，男性 MS 的临床症状和认知功能障碍，比女性更为严重[48]。一项对超过 14 000 名登记在册的患者的研究显示，原发进展性 MS 男性患者，比女性患者致残性更快[49]。据报道，男性 SLE 患者的临床症状更为严重，但女性 SLE 患者的死亡率更高（见文献[48]）。

自身免疫性疾病性别差异的生物学原因，必须考虑到各种疾病的不同且复杂的致病机制，以及导致这些疾病的各种基因产物的差异。对性别差异的解释，可以从多个方面展开，包括生物因素和社会文化的差异。

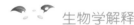 ## 生物学解释

性激素

男性、女性之间最明显的差异是性激素，这可能导致自身免疫性别流行。许多以女性比例为主的自身免疫性疾病，如 SLE、MS 和 RA，都发生在青春期之后。T1D 没有表现性别比例失衡，平均发病时间在青春期之前。引人注目的是，SLE 在成人的性别比例为 9∶1，虽然儿童很少发病，但青春期前性别比例为 1∶1（见文献[50]）。通常，雌性激素倾向于抑制 Th1 和 Th17 反应，雄性激素倾向于抑制 B 细胞反应。由于女性对疫苗产生更高的抗体滴度，人们估计女性更倾向于抗体介导的疾病（如 SLE），事实也的确如此。然而，这并不能解释为何 MS 和 SS 女性患者占多数，这些疾病虽然以抗体产生为特征，但却具有明显的 T 细胞介导的致病机制。

内源性雌激素，包括雌激素、雌二醇和雌三醇。雌激素对免疫系统细胞有多重作用。一般来说，它们对 T 细胞有免疫抑制作用，并可增强 B 细胞的活性。雌三醇，仅在妊娠期间产生，妊娠晚期特别高，这一时期 MS 和 RA 的复发率降低（见下文）。一项 2b 期临床试验，评估了雌三醇与已广泛采用的药物科帕松 copaxone(醋酸格拉替拉莫)的联合使用效果。该试验是为复发缓解型多发性硬化症(relapsing remitting MS，RRMS)的女性设计的，这是一个特别难以治疗的群体，这项研究到预先设计的终点时，复发率降低了 70%[51]，其他效果，还包括磁共振成像中灰质萎缩的减缓[52]。黄体酮，另一种女性性激素，由胎盘高水平分泌产生，然而男性也可分泌产生低水平的黄体酮，研究表明，这种激素可能抑制 B 细胞分化，并可能影响免疫球蛋白翻译后的糖基化[50]。

睾酮，是一种与男性特征相关的激素，为一种已知的抗癌抑制剂，可能是 SLE 的一种保

护因子。另外,在残疾和认知能力下降方面,睾酮水平低的 MS 男性患者表现不佳[48]。最近的一项研究表明,睾酮抑制 BAFF(一种 B 细胞存活因子),这就容易解释男性具有较低的抗体反应的原因[53]。在 SLE 和 MS 中,使用睾酮贴片的临床研究只取得了有限的疗效。关于性激素在自身免疫小鼠模型体外和体内的活性的研究已有多项,这些研究虽不能完全解释某些自身免疫性疾病性别倾斜的原因,仍可提示激素可以影响那些在基因和地理上易患个体的疾病发展。

妊娠

妊娠期间,MS 临床症状的严重程度降低。这一点最初被证实,是一项对 12 个欧洲国家269 名孕妇中 254 名 MS 患者残疾评分和复发率开展的观察研究[54]。妊娠期复发率降低,妊娠晚期更是降低了 72%。然而,令人不安的是,分娩后的 3 个月内,复发的严重程度和频率增加到基线水平之上,最终回到基线水平。这些及许多其他的研究证实,妊娠状态对 MS 和RA 有暂时保护作用。对以上结果的一种可能的解释是,妊娠期的高水平雌三醇(尤其妊娠晚期),在分娩后,雌三醇会趋于平稳,这解释了反弹效应。孕酮是妊娠期自身免疫性疾病的另一个候选保护因子,怀孕期间,它通过胎盘产生的比例特别高。孕酮在妊娠期的高产量和自身免疫性疾病的临床症状的缓解相关,表明孕酮可能是一个有助于改善的因素。

X 染色体

X 染色体携带超过 1 000 个基因,其中许多与免疫反应有关,这些基因包括 *CD40L*、*FOXP3*、*TLR7*、*TLR8*、*IL9R*、*IL2RG* 和 *BTK*。女性有 2 条 X 染色体,而男性有一条 X 染色体和一条 Y 染色体。为了防止来自 X 染色体双倍剂量的基因表达,一个被称为 X 失活的过程,会引起每个女性细胞的一个 X 失活。一般来说,这导致母系 X 染色体和父系 X 染色体的活性比为 50∶50,也就是说,有相同数量的细胞会表达母系或父系 X 连锁基因。然而,某些情况下,会出现倾斜模式,这种倾斜与几种自身免疫性疾病有关,包括系统性硬化症、桥本甲状腺炎、格雷夫斯病和风湿性关节炎(见文献[55])。在某些情况下,X 染色体只发生了部分失活,会导致某些 X 连锁基因剂量加倍。性染色体数量的异常,往往不会立即显现。这些个体包括:具有一条额外 X 染色体的表型男性(克兰费尔特综合征 47,XXY),具有一条额外 X 染色体的女性,或者缺少部分或全部 X 染色体的女性。X 染色体数量异常的个体,有较高的自身免疫性疾病发病率,尤其是 SLE、MS 和 RA。这些数据表明,X 染色体上免疫系统相关基因编码的不平衡,会增加自身免疫疾病的风险。

社会文化因素

除了生物学上的解释,如男性、女性之间的激素差异,还需要考虑男、女性之间的社会和文化差异,这些也可能会影响自身免疫。多项大型研究,调查了吸烟在 MS 中的作用,发现它是疾病发生和进展的主要危险因素。最近一项对 56 项病例对照研究的(Meta)荟萃分析发现,吸烟与 MS 风险[56]有统计学意义的相关。其他研究表明,吸烟与 MS 进展或残疾之间存在关联,但这些在这项研究中并没有得到证实。有趣的是,女性 MS 发病率在增加,性别差异也在增加——从 20 世纪 50 年代的 1∶1 到现在的 3∶1,与女性吸烟数量的增加相对应。其他可能影响自身免疫性别倾斜的因素,包括职业、寿命、暴露于感染和暴露于阳光等。其中许多问题,将在后面的章节进行更详细的讨论。

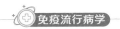

![地理环境图标] 地理环境

认识到基因和性别都不能单独解释自身免疫,就会转而考虑外部和内部的环境(微生物组)的作用。某些国家,主要在北纬地区,自身免疫性疾病的发病率较高。例如,在瑞典,MS 的发病率大于 100/100 000,而在巴西和墨西哥,它的发病率为 0~5/100 000。T1D 也有类似的趋势。自身免疫性疾病患病率在不同区域的差异,绝不仅仅是由于这些国家的个体基因构成具有差异。移民研究表明,如果移民发生在 15 岁之前,MS 发病率与移民的国家有关。同样,许多研究评估了移民人群中 T1D 的发病率。对从印度和巴基斯坦移民到英国的儿童进行的一项研究,开始,每年发病率为 3.1/100 000;10 年的研究发现移民儿童 T1D 发病率增加到 11.7/100 000,接近英国人口的水平[57]。

对于自身免疫性疾病在不同环境中患病率的差异,已存在多种解释。一个经常被提及的解释,是日照的差异。几项研究表明,维生素 D 具有保护作用,但至少有两项独立的研究表明,阳光照射(和紫外线照射)比维生素 D 更为重要[33]。按照这个逻辑,北纬地区的高发病率可能是由于日照不足。然而,在澳大利亚和新西兰,T1D 发病率和 MS 发病率都很高,表明纬度和日照之间的直接因果解释还是过于简单。另一个假设是饮食习惯:高盐饮食可能诱导 Th17 细胞[58]和/或抑制 Treg[59],从而成为诱发 MS 的一种危险因素。然而,一项研究分析了 465 名临床孤立综合征(MS 早期前兆)患者的尿钠,并没有发现与临床进展为 MS 有关[60]。

自身免疫性疾病在不同地理区域的高发病率,它的另一种解释是暴露于特定微生物。Levin 等[61]对 300 万美国军人进行的纵向研究,是表明微生物与自身免疫性疾病存在关联的最早、最彻底的研究之一。这项研究发现,MS 风险与 EB 病毒抗体滴度的变化有关,但与巨细胞病毒无关。几种不同病毒,包括腮腺炎、轮状病毒、风疹、巨细胞病毒和人类肠道病毒,它们的感染都与 T1D 有关(见文献[62])。一项针对人类肠道病毒和 T1D 的 33 项研究的荟萃分析显示,该病毒与临床疾病的优势比(OR)为 9.8[63]。另一项有趣的研究表明,随着轮状病毒疫苗的引入,T1D 的增加趋于平稳[64]。那么,某种特定病毒和自身免疫性疾病关系的机制是什么呢? 两种最可能的非排他性的解释是:(ⅰ)病毒和自身抗原之间的交叉反应表位;(ⅱ)病毒诱导炎症细胞因子的能力。事实上,"干扰素信号",即干扰素诱导的基因表达增高,是许多自身免疫性疾病的特征[65]。

矛盾的是,接触微生物除了会导致疾病外,还能防止自身免疫。"肮脏"环境的保护作用已被卫生假说唤起,以解释早期接触微生物对过敏性疾病具有预防作用[66]。最近有人提出,这是对自身免疫保护的一种解释[67]。自身免疫的发生,与该国家肝炎病毒和结核病低发病率、极少的旅行者腹泻[67]和高的国内生产总值呈正相关。由此,提出了多种机制,如免疫产物(细胞因子、抗体、MHC)的竞争和病原体的免疫调节。

了解微生物组和共生环境在自身免疫的作用,可以更细致地了解微生物的作用,以及自身免疫的易感性或保护作用。几项研究表明,T1D 发病时存在异常微生物群[68]。采用微阵列技术(基因芯片)分析了 1~5 岁新发 T1D 患儿的肠道微生物群,并与年龄匹配的健康对照组进行比较。不同年龄组的优势生物种群不同,糖尿病儿童与对照组间有明显差异。青少年糖尿病的环境决定因素(TEDDY)研究,旨在前瞻性地确定 T1D 的环境因素,该研究对 3 月龄到出现抗胰岛抗体或发展为T1D的783名儿童,通过宏基因组学评估了这些儿童的10 913份粪便样本,并与美国和欧洲6个临床中心开展的病例对照研究进行了比较[69]。267名血清转化者(对疫苗产生抗体者)和101名诊断为T1D的儿童,与415名对照组进行比较。最引人注目的发现,涉及母乳喂养和停止母乳喂养,相关的微生物组成发生巨大变化,尽管这些变化在两组间没有显著差异。健康对照组,几种有助于合成短链脂肪酸的途径的分类和功能信号效应增强,但是作者指出"大多数分类和功能信号……在效应大小和统计意义上都是适度(意义不大)的"。对来自同一中心的903名儿童进行16 s rRNA测序的配套研究,再次揭示了"微生物分类与胰岛自身免疫或T1D发展之间的微妙关联"[70]。

2019年的一项研究,通过研究两组自身免疫性疾病患者队列的共生菌抗体,不仅评估了微生物组的组成,而且还评估了微生物组的免疫反应[71]。第一个队列,对诊断为T1D的6个月内的患者采集血清,并与健康对照组和克罗恩病患者组进行比较。根据对共生菌的抗体反应,可以将这3组区分开来。另一个队列,分析了诊断为T1D前和不符合该病诊断(两者单倍型相同)的两组个体的抗共生细菌反应。抗粪罗斯伯里氏菌和抗细菌联合体的血清IgG2抗体,以HLA DR3/DR4依赖的方式与T1D未来的发展相关。这些结果表明,更大规模的功能分析研究,可能会进一步深入了解环境与自身免疫的关系,并为诊断和危险因素的识别提供新的认识。

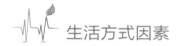 生活方式因素

自身免疫的发展过程中,基因、性别和环境相互影响。此外,其他生活方式因素,也可促进自身免疫性疾病的发展和进程。这些危险因素,包括接触某些化学物质[72]和肥胖[73]。如上所述,在一项可信度较高的关于护士和吸烟的纵向研究中,吸烟显示为MS的一个危险因素,吸烟者MS发病率增加了1.6倍[74],并且与继发性进展性多发性硬化症的危险有关[75]。同样如前所述,日照似乎提供了保护(但患皮肤癌风险必须加以控制)。在一项研究中,补充维生素D仅对白人的MS有保护作用[33]。这与其他的研究结果,恰是相互矛盾的[76]。不过,健康饮食被证明与MS患者更好的神经功能表现相关[77]。总之,这些研究似乎表明,生活方式的选择可以影响某些自身免疫性疾病的易感性和进展。显然,在这一领域有必要进行更多的研究。

(翻译:叶冬青、王斌)

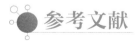 参考文献

[1] Picard C, Bobby Gaspar H, Al-Herz W, Bousfiha A, Casanova JL, Chatila T, et al. International Union of Immunological Societies: 2017 Primary Immunodeficiency Diseases Committee Report on Inborn Errors of Immunity. J Clin Immunol. 2018;38(1):96-128.

[2] Kuehn HS, Ouyang W, Lo B, Deenick EK, Niemela JE, Avery DT, et al. Immune dysregulation in hu-

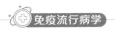

man subjects with heterozygous germline mutations in CTLA4. Science. 2014;345(6204):1623-7.

[3] Villa A, Notarangelo LD. RAG gene defects at the verge of immunodeficiency and immune dysregulation. Immunol Rev. 2019;287(1):73-90.

[4] Puck JM. Newborn screening for severe combined immunodeficiency and T-cell lymphopenia. Immunol Rev. 2019;287(1):241-52.

[5] Zhang SY, Casanova JL. Inborn errors underlying herpes simplex encephalitis: from TLR3 to IRF3. J Exp Med. 2015;212(9):1342-3.

[6] Durandy A, Kracker S, Fischer A. Primary antibody deficiencies. Nat Rev Immunol. 2013;13(7): 519-33.

[7] Mathis D, Benoist C. Aire. Annu Rev Immunol. 2009;27:287-312.

[8] Torgerson TR, Ochs HD. Immune dysregulation, polyendocrinopathy, enteropathy, X-linked: forkhead box protein 3 mutations and lack of regulatory T cells. J Allergy Clin Immunol. 2007;120(4):74 4-50; quiz 51-2.

[9] Bruton OC. Agammaglobulinemia. Pediatrics. 1952;9(6):722-8.

[10] Cantaert T, Schickel JN, Bannock JM, Ng YS, Massad C, Delmotte FR, et al. Decreased somatic hyper-mutation induces an impaired peripheral B cell tolerance checkpoint. J Clin Invest. 2016;126(11): 4289-302.

[11] Bonilla FA, Barlan I, Chapel H, Costa-Carvalho BT, Cunningham-Rundles C, de la Morena MT, et al. International Consensus Document (ICON): common variable immunodeficiency disorders. J Allergy Clin Immunol Pract. 2016;4(1):38-59.

[12] Romberg N, Chamberlain N, Saadoun D, Gentile M, Kinnunen T, Ng YS, et al. CVID-associated TACI mutations affect autoreactive B cell selection and activation. J Clin Invest. 2013;123(10):4283-93.

[13] Romberg N, Le Coz C, Glauzy S, Schickel JN, Trofa M, Nolan BE, et al. Patients with common variable immunodeficiency with autoimmune cytopenias exhibit hyperplastic yet inefficient germinal center responses. J Allergy Clin Immunol. 2019;143(1):258-65.

[14] Meynier S, Rieux-Laucat F. FAS and RAS related Apoptosis defects: from autoimmunity to leukemia. Immunol Rev. 2019;287(1):50-61.

[15] Sepulveda FE, de Saint Basile G. Hemophagocytic syndrome: primary forms and predisposing conditions. Curr Opin Immunol. 2017;49:20-6.

[16] Cicalese MP, Aiuti A. Clinical applications of gene therapy for primary immunodeficiencies. Hum Gene Ther. 2015;26(4):210-9.

[17] Roth TL, Puig-Saus C, Yu R, Shifrut E, Carnevale J, Li PJ, et al. Reprogramming human T cell function and specificity with non-viral genome targeting. Nature. 2018;559(7714):405-9.

[18] Baker MG, Sampson HA. Phenotypes and endotypes of food allergy: a path to better understanding the pathogenesis and prognosis of food allergy. Ann Allergy Asthma Immunol. 2018;120(3):245-53.

[19] Boyce JA, Assa'ad A, Burks AW, Jones SM, Sampson HA, Wood RA, et al. Guidelines for the Diagnosis and Management of Food Allergy in the United States: summary of the NIAID-Sponsored Expert Panel Report. J Allergy Clin Immunol. 2010;126(6):1105-18.

[20] Dunlop JH, Keet CA. Epidemiology of food allergy. Immunol Allergy Clin N Am. 2018;38(1):13-25.

[21] Jones SM, Burks AW. Food Allergy. N Engl J Med. 2017;377(23):2294-5.

[22] Lin CH. Food allergy: what it is and what it is not? Curr Opin Gastroenterol. 2019;35(2):114-8.

[23] Sicherer SH. Food allergy. Mt Sinai J Med. 2011;78(5):683-96.

[24] Bock SA. Prospective appraisal of complaints of adverse reactions to foods in children during the first 3

years of life. Pediatrics. 1987;79(5):683-8.

[25] Chafen JJ, Newberry SJ, Riedl MA, Bravata DM, Maglione M, Suttorp MJ, et al. Diagnosing and managing common food allergies: a systematic review. JAMA. 2010;303(18):1848-56.

[26] Rona RJ, Keil T, Summers C, Gislason D, Zuidmeer L, Sodergren E, et al. The prevalence of food allergy: a metaanalysis. J Allergy Clin Immunol. 2007;120(3):638-46.

[27] Young E, Stoneham MD, Petruckevitch A, Barton J, Rona R. A population study of food intolerance. Lancet. 1994;343(8906):1127-30.

[28] Savage J, Johns CB. Food allergy: epidemiology and natural history. Immunol Allergy Clin North Am. 2015;35(1):45-59.

[29] Gupta RS, Singh AM, Walkner M, Caruso D, Bryce PJ, Wang X, et al. Hygiene factors associated with childhood food allergy and asthma. Allergy Asthma Proc. 2016;37(6):e140-e6.

[30] Berin MC. Mechanisms that define transient versus persistent food allergy. J Allergy Clin Immunol. 2019;143(2):453-7.

[31] Steinke JW, Platts-Mills TA, Commins SP. The alpha-gal story: lessons learned from connecting the dots. J Allergy Clin Immunol. 2015;135(3):589-96.

[32] MacGinnitie AJ, Rachid R, Gragg H, Little SV, Lakin P, Cianferoni A, et al. Omalizumab facilitates rapid oral desensitization for peanut allergy. J Allergy Clin Immunol. 2017;139(3):873-81 e8.

[33] Langer-Gould A, Lucas R, Xiang AH, Chen LH, Wu J, Gonzalez E, et al. MS sunshine study: sun exposure but not vitamin D is associated with multiple sclerosis risk in blacks and Hispanics. Nutrients. 2018;10(3).

[34] Westerlind H, Ramanujam R, Uvehag D, Kuja-Halkola R, Boman M, Bottai M, et al. Modest familial risks for multiple sclerosis: a registry-based study of the population of Sweden. Brain. 2014;137(Pt 3):770-8.

[35] Gough SC, Simmonds MJ. The HLA region and autoimmune disease: associations and mechanisms of action. Curr Genomics. 2007;8(7):453-65.

[36] Schlosstein L, Terasaki PI, Bluestone R, Pearson CM. High association of an HL-A antigen, W27, with ankylosing spondylitis. N Engl J Med. 1973;288(14):704-6.

[37] Cortes A, Pulit SL, Leo PJ, Pointon JJ, Robinson PC, Weisman MH, et al. Major histocompatibility complex associations of ankylosing spondylitis are complex and involve further epistasis with ERAP1. Nat Commun. 2015;6:7146.

[38] Matzaraki V, Kumar V, Wijmenga C, Zhernakova A. The MHC locus and genetic susceptibility to autoimmune and infectious diseases. Genome Biol. 2017;18(1):76.

[39] Dendrou CA, Petersen J, Rossjohn J, Fugger L. HLA variation and disease. Nat Rev Immunol. 2018;18(5):325-39.

[40] Fernandes Filho JA, Vedeler CA, Myhr KM, Nyland H, Pandey JP. TNF-alpha and -beta gene polymorphisms in multiple sclerosis: a highly significant role for determinants in the first intron of the TNF-beta gene. Autoimmunity. 2002;35(6):377-80.

[41] Hajeer AH, Hutchinson IV. TNF-alpha gene polymorphism: clinical and biological implications. Microsc Res Tech. 2000;50(3):216-28.

[42] Schur PH. Genetics of systemic lupus erythematosus. Lupus. 1995;4(6):425-37.

[43] International Multiple Sclerosis Genetics Consortium. Electronic address ccye, international multiple sclerosis genetics C. low-frequency and rare-coding variation contributes to multiple sclerosis risk. Cell. 2018;175(6):1679-87 e7.

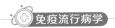
[44] Stanford SM, Bottini N. PTPN22: the archetypal non-HLA autoimmunity gene. Nat Rev Rheumatol. 2014;10(10):602-11.

[45] International Multiple Sclerosis Genetics C, Hafler DA, Compston A, Sawcer S, Lander ES, Daly MJ, et al. Risk alleles for multiple sclerosis identified by a genomewide study. N Engl J Med. 2007;357(9): 851-62.

[46] De Jager PL. The era of GWAS is over - No. Mult Scler. 2018;24(3):258-60.

[47] Vandenbroeck K. The era of GWAS is over - Yes. Mult Scler. 2018;24(3):256-7.

[48] Ngo ST, Steyn FJ, McCombe PA. Gender differences in autoimmune disease. Front Neuroendocrinol. 2014;35(3):347-69.

[49] Golden LC, Voskuhl R. The importance of studying sex differences in disease: the example of multiple sclerosis. J Neurosci Res. 2017;95(1-2):633-43.

[50] Hughes GC, Choubey D. Modulation of autoimmune rheumatic diseases by oestrogen and progesterone. Nat Rev Rheumatol. 2014;10(12):740-51.

[51] Voskuhl RR, Wang H, Wu TC, Sicotte NL, Nakamura K, Kurth F, et al. Estriol combined with glatiramer acetate for women with relapsing-remitting multiple sclerosis: a randomised, placebo-controlled, phase 2 trial. Lancet Neurol. 2016;15(1):35-46.

[52] MacKenzie-Graham A, Brook J, Kurth F, Itoh Y, Meyer C, Montag MJ, et al. Estriol-mediated neuroprotection in multiple sclerosis localized by voxel-based morphometry. Brain Behav. 2018;8(9):e01086.

[53] Wilhelmson AS, Lantero Rodriguez M, Stubelius A, Fogelstrand P, Johansson I, Buechler MB, et al. Testosterone is an endogenous regulator of BAFF and splenic B cell number. Nat Commun. 2018;9(1): 2067.

[54] Confavreux C, Hutchinson M, Hours MM, Cortinovis-Tourniaire P, Moreau T. Rate of pregnancy-related relapse in multiple sclerosis. Pregnancy in Multiple Sclerosis Group. N Engl J Med. 1998;339(5):285-91.

[55] Orstavik KH. Why are autoimmune diseases more prevalent in women? Tidsskr Nor Laegeforen. 2017; 137(12-13):866-8.

[56] Degelman ML, Herman KM. Smoking and multiple sclerosis: a systematic review and meta-analysis using the Bradford Hill criteria for causation. Mult Scler Relat Disord. 2017;17:207-16.

[57] Bodansky HJ, Staines A, Stephenson C, Haigh D, Cartwright R. Evidence for an environmental effect in the aetiology of insulin dependent diabetes in a transmigratory population. BMJ. 1992;304(6833): 1020-2.

[58] Kleinewietfeld M, Manzel A, Titze J, Kvakan H, Yosef N, Linker RA, et al. Sodium chloride drives autoimmune disease by the induction of pathogenic TH17 cells. Nature. 2013;496(7446):518-22.

[59] Sumida T, Lincoln MR, Ukeje CM, Rodriguez DM, Akazawa H, Noda T, et al. Activated beta-catenin in Foxp3(+) regulatory T cells links inflammatory environments to autoimmunity. Nat Immunol. 2018;19 (12):1391-402.

[60] Fitzgerald KC, Munger KL, Hartung HP, Freedman MS, Montalban X, Edan G, et al. Sodium intake and multiple sclerosis activity and progression in BENEFIT. Ann Neurol. 2017;82(1):20-9.

[61] Levin LI, Munger KL, Rubertone MV, Peck CA, Lennette ET, Spiegelman D, et al. Temporal relationship between elevation of epstein-barr virus antibody titers and initial onset of neurological symptoms in multiple sclerosis. JAMA. 2005;293(20):2496-500.

[62] Christen U, Bender C, von Herrath MG. Infection as a cause of type 1 diabetes? Curr Opin Rheumatol. 2012;24(4):417-23.

[63] Yeung WC, Rawlinson WD, Craig ME. Enterovirus infection and type 1 diabetes mellitus: systematic re-

view and meta-analysis of observational molecular studies. BMJ. 2011;342:d35.

[64] Perrett KP, Jachno K, Nolan TM, Harrison LC. Association of rotavirus vaccination with the incidence of type 1 diabetes in children. JAMA Pediatr. 2019;173:280.

[65] Baechler EC, Batliwalla FM, Karypis G, Gaffney PM, Ortmann WA, Espe KJ, et al. Interferon-inducible gene expression signature in peripheral blood cells of patients with severe lupus. Proc Natl Acad Sci U S A. 2003;100(5):2610-5.

[66] Strachan DP. Hay fever, hygiene, and household size. BMJ. 1989;299(6710):1259-60.

[67] Bach J-F. The hygiene hypothesis in autoimmunity:the role of pathogens and commensals. Nat Rev Immunol. 2018;18:105-20.

[68] de Goffau MC, Fuentes S, van den Bogert B, Honkanen H, de Vos WM, Welling GW, et al. Aberrant gut microbiota composition at the onset of type 1 diabetes in young children. Diabetologia. 2014;57(8): 1569-77.

[69] Vatanen T, Franzosa EA, Schwager R, Tripathi S, Arthur TD, Vehik K, et al. The human gut microbiome in earlyonset type 1 diabetes from the TEDDY study. Nature. 2018;562(7728):589-94.

[70] Stewart CJ, Ajami NJ, O'Brien JL, Hutchinson DS, Smith DP, Wong MC, et al. Temporal development of the gut microbiome in early childhood from the TEDDY study. Nature. 2018;562(7728):583-8.

[71] Paun A, Yau C, Meshkibaf S, Daigneault MC, Marandi L, Mortin-Toth S, et al. Association of HLA-dependent islet autoimmunity with systemic antibody responses to intestinal commensal bacteria in children. Sci Immunol. 2019;4(32).

[72] Olsson T, Barcellos LF, Alfredsson L. Interactions between genetic, lifestyle and environmental risk factors for multiple sclerosis. Nat Rev Neurol. 2017;13(1):25-36.

[73] Langer-Gould A, Brara SM, Beaber BE, Koebnick C. Childhood obesity and risk of pediatric multiple sclerosis and clinically isolated syndrome. Neurology. 2013;80(6):548-52.

[74] Hernan MA, Olek MJ, Ascherio A. Cigarette smoking and incidence of multiple sclerosis. Am J Epidemiol. 2001;154(1):69-74.

[75] Hernan MA, Jick SS, Logroscino G, Olek MJ, Ascherio A, Jick H. Cigarette smoking and the progression of multiple sclerosis. Brain. 2005;128(Pt 6):1461-5.

[76] Shoemaker TJ, Mowry EM. A review of vitamin D supplementation as disease-modifying therapy. Mult Scler. 2018;24(1):6-11.

[77] Fitzgerald KC, Tyry T, Salter A, Cofield SS, Cutter G, Fox R, et al. Diet quality is associated with disability and symptom severity in multiple sclerosis. Neurology. 2018;90(1):e1-e11.

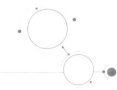

第3篇　传染病与癌症
免疫流行病学

第9章 结核分枝杆菌免疫流行病学

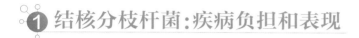

① 结核分枝杆菌:疾病负担和表现

结核分枝杆菌流行病学

结核分枝杆菌(mycobacterium tuberculosis,MTB)是全球第九大死因,也是传染源致死的首要病因。2016年,全世界新增结核病(tuberculosis,TB)病例约630万例,其中人类免疫缺陷病毒(human immunodeficiency virus,HIV)阴性者死亡约130万例,HIV阳性者死亡约37.4万例。东南亚(45%)、非洲(25%)和西太平洋(17%)地区报告的新发病例占比最高。总体而言,MTB的发病率每年按约2%的速度下降,死亡率按每年约3%的速度下降[1]。然而,全球23%的人口(约17亿人)携带潜伏性MTB[2],贫困、人口密集、营养不良、HIV感染和吸烟限制了彻底根除该病的努力。

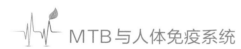

MTB与人体免疫系统

对MTB菌株的遗传分析显示,这种病原体出现于大约7万年前,并随人类一起传出非洲。因此,MTB和人类已经共同演化了数万年之久。MTB是一种人类特异性病原体,主要通过雾化颗粒传播,使其能够在人口密集居住地区迅速传播[3]。吸入病原体后,肺泡巨噬细胞利用大量受体识别并吞噬细菌。巨噬细胞内的MTB通过阻断与含毒素溶酶体的融合来防止其自身降解。然后,病原体扰乱吞噬体膜,允许细菌产物和DNA进入细胞质中增长和繁殖。当细菌扩散到肺泡上皮和肺实质时,树突状细胞和炎性单核细胞将MTB抗原转运到淋巴结进行抗原递呈和T细胞致敏。致敏的T细胞将免疫细胞召集到感染部位产生肉芽肿,以遏制病原体的传播。免疫信号分子维持这些肉芽肿的完整性,隔离在肉芽肿内的MTB被称为潜伏的MTB。如果肉芽肿失效,MTB就会被激活,并可以传播到几乎任何宿主器官,引起致命的接触传染性疾病。MTB的吞噬、T细胞致敏、肉芽肿形成和维持依赖于一个庞大的免疫级联网络[4]。

一旦感染，机体可消除病原体，发展为潜伏性结核病，或进一步发展为活动性结核病[4]。潜伏的病原体可在宿主体内共存数十年。重新激活可导致病原体传播给他人，以感染新的人群，例如，在初次感染时尚未出生的儿童[5]。只有5%～15%的人在一生中发展为活动性结核病，但一旦发展为活动性结核病，如未经治疗可导致多达一半的患者死亡[4]。宿主反应的决定因素很多，并未完全清楚；然而，许多环境、遗传和先天因素已经被确定。本章通过讨论典型的分子和通路来探讨MTB的免疫流行病学。

❷ 其他病原体对MTB-宿主反应的影响

疟疾、MTB和人类免疫学

经过数千年的进化，传染病通过选择压力重塑了人类基因组。对一种病原体具有防护作用的遗传变异可能会影响对另一种病原体的易感性。天然细胞因子-巨噬细胞迁移抑制因子（migration inhibitory factor，MIF）可变表达水平相关的等位基因说明了这一现象。MIF是巨噬细胞活化的上游调节因子，其启动子的等位基因变异，即−794碱基对CATT微卫星，决定了MIF基因的表达。微卫星有5～8个CATT重复序列。与较短的序列（CATT$_5$）相比，较长的序列（CATT$_6$、CATT$_7$或CATT$_8$）导致基因表达增加。虽然早期的体外实验表明，MIF抑制了炎性细胞（如中性粒细胞）的迁移，但现有知识表明，MIF实际上增强了炎性细胞的移动和活性，较高的MIF表达水平导致炎症反应的增加。因此，−794 CATT$_{6-8}$等位基因与MIF高表达和更强的炎症反应相关[6]。地理区域与MIF等位基因变异高度相关，在非洲撒哈拉以南地区，导致MIF低表达的−794 CATT$_5$ MIF等位基因的全球携带率最高。具体来说，78%的赞比亚人口携带−794 CATT$_5$ MIF等位基因，而北美高加索人该等位基因携带率仅为46%[7]。等位基因频率上的这些差异可能是由于撒哈拉以南人口对致命疟疾的选择性压力造成的，这些人群的死亡来自过度炎症反应引起并发症，如脑病或严重贫血。在一项针对肯尼亚儿童的研究中，那些具有高表达等位基因的儿童患严重疟疾性贫血的可能性要高出70%[8]。与其他病原体一样，MIF介导的炎症反应可能导致高表达型MIF基因携带者出现更严重的疾病和致命的终末器官损伤。

−794 CATT$_{6-8}$ MIF等位基因与更严重的炎症性疟疾相关，同时也可能增加肺部MTB的易感性。来自全球各地的研究发现，携带高表达型MIF等位基因的人群患肺脏MTB的风险增加。两项荟萃分析回顾了所有这些研究中HIV阴性的研究对象，每项研究都有大约1 000例肺MTB病例[9-10]。两项分析都报告了−794 CATT$_{6-8}$等位基因与肺MTB发病有关，其比值比（odds ratios，OR）在1.5到1.8之间。通过增加局部组织炎症，高表达MIF等位基因促进肺泡损伤、分枝杆菌播散和活动性肺MTB的进展。

值得注意的是，MTB发病率最高的地理区域，其低表达MIF等位基因的全球携带率也最高，这与在疟疾中观察到的情况一致。因此，区域性传染病对免疫系统的选择性压力可能导致宿主对包括 MTB 在内的其他感染反应的变异性。尽管以上讨论的研究提示,CATT₅*MIF* 等位基因的高携带率应该可以预防 MTB,但也有研究显示了相反的趋势。这可能与 MTB 流行地区的 HIV 高流行有关。具体来说,虽然 MIF 水平高会加重健康个体的 MTB 感染,但对于 HIV 感染而免疫抑制的人可能受益于 MIF 的炎症作用,从而保护自己免受 MTB 的感染。

HIV可能改变MIF在MTB中的作用

人类 HIV 感染患者中 MIF 表达的相关研究提示 *MIF* 等位基因与 MTB 严重程度之间存在明显的交互作用。在南非 HIV 阳性患者队列中,MTB 患者中 *MIF* 低表达等位基因(-794 CATT₅)的频率高于无 MTB 的 HIV 阳性患者(OR=2.03),提示低表达等位基因增加了 HIV 阳性患者感染 MTB 的风险[11]。在乌干达 HIV/MTB 共感染队列中,三分之一的 -794 CATT₅ 等位基因携带者患有 MTB 菌血症,这是一种严重的感染形式,相比之下,只有 18% 的 -794 CATT₆₋₈ 等位基因携带者患有 MTB 菌血症。即使在控制了年龄、性别和 HIV 感染的严重程度后,其 OR 值仍为 2.4[12]。因此,在 HIV 导致免疫功能受损的患者中,高表达的 *MIF* 等位基因可能带来生存优势。虽然 MIF 的致炎作用可能加重免疫系统完整患者 MTB 的疾病进展,但那些 HIV 相关免疫抑制的患者可能因此(即 MIF 增强了宿主对 MTB 的防御反应)而受益。

HIV与MTB

人类免疫缺陷病毒(HIV)的出现极大地改变了 MTB 的免疫流行病学。在美国,MTB 感染的发病率在 1953 年至 1985 年间每年下降 6%,但在 1985 年至 1992 年间上升了 20%。MTB 感染患者与 HIV 患者之间存在重叠,包括年龄、性别和地理位置。MTB 新发病例中至少有一半可归因于 HIV[14]。在 HIV 出现之前,发展中国家几乎一半的成年人口有潜伏的 MTB,每年有 1%～3% 的风险感染 MTB。1985 年以后,MTB 患者数以每年 6% 的速度增长,受影响最严重的国家有 5%～8% 的成年人存在 MTB/HIV 共感染。共感染与更严重的 MTB 相关,70% 的共感染患者发生肺外疾病,而 HIV 阴性患者的比例只有 20%。不考虑抗生素的情况下,共感染患者 MTB 相关死亡率为 33%,而 HIV 阴性患者死亡率仅为 2%[15]。这一高死亡率与两种病原体之间的协同作用有关。体外研究表明,MTB 通过刺激 HIV 细胞进入受体和细胞因子(这些受体和细胞因子可促进病毒的产生,并降低保护性免疫信号)的表达来增加 HIV 的复制[16]。同时,通过削减 CD4 T 细胞数,HIV 可削弱免疫反应,促进肉芽肿降解和 MTB 传播。HIV 还通过抑制免疫细胞迁移解除免疫系统对 MTB 的遏制[13]。

在治疗手段选项有限的情形下,MTB 感染发病率的上升导致了耐多药结核病(multidrug-resistant tuberculosis,MDR-TB)。这种感染的定义是分枝杆菌菌株对至少一种一线抗生素具有耐药性,因此需要更长时间、更昂贵和更具毒副作用的治疗。HIV 感染是 MDR-TB 的一个主要危险因素,一项荟萃分析显示,HIV 阳性患者比 HIV 阴性患者发生 MDR-TB 的几率高 24%[17]。MDR-TB 的暴发通常发生在 MTB 和 HIV 患者住在一起的情况下,在 4 年的时间里,一所医院的暴发占了美国 MDR-TB 病例的四分之一。HIV/MDR-TB 共感染患者的死亡率为 72%,而只有 MDR-TB 的患者死亡率为 20%[18]。HIV 感染与抗生素吸收减少有关,这进一步使治疗方案复杂化[19]。HIV 通过影响易感性、抗生素吸收和死亡率,极大地改变了 MTB 的免疫流行病学,并对全球公共卫生体系构成重大挑战。

　　HIV 抗逆转录病毒疗法扭转了合并感染的严峻趋势。例如,在佐治亚州亚特兰大,HIV/MTB 合并感染患者的 1 年生存率从 1991 年的 58% 提高到 1997 年的 83%,这主要是由于治疗方面的进展[20]。世界卫生组织(World Health Organization,WHO)报告称,在 2005 年至 2016 年间,有约 620 万合并感染的患者获救,但在 HIV 阳性患者中,由 MTB 导致的死亡仍有三分之一以上。HIV/MTB 延迟治疗是发生 MDR-TB 的一个首要危险因素,2016 年迄今共发生约 49 万例 MTB 耐药病例[1]。总的来说,HIV 已经永远改变了 MTB 与人类交互的方式,而全球合作对于消除这两种感染至关重要。

　　HIV 的出现对 MTB 的全球负担产生了前所未有的影响(见上方文本框),通过破坏"辅助性"CD4 T 细胞反应,HIV 破坏了肉芽肿的完整性和宿主维持 MTB 潜伏的能力,加速了 MTB 的重激活[13]。事实上,具有免疫能力的人群中 MTB 再活化的终生风险约为 10%[4],而在 HIV 感染者中,这一风险每年增加 10%[13]。总之,免疫系统和人类病原体之间的交互模式是复杂的,区域传染病施加的选择性压力影响了 MTB 的免疫流行病学。

❸ 宿主反应的环境决定因素

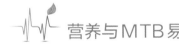

营养与 MTB 易感性

　　营养和微量营养素的可得性导致宿主对 MTB 免疫反应的某些差异。美国一项以人群为基础的研究在 20 年的时间里跟踪了 14 279 名患者,其中 61 名患上了肺结核。在 MTB 感染前,11% 的患者白蛋白水平较低,这是营养状况不良的标志,而在未感染 MTB 的患者中,白蛋白水平较低者仅占 0.5%。即使在控制了人口、社会经济和医学因素后,低体质指数(body mass index,BMI)人群感染 MTB 的风险比仍是正常体重人群的 12.4 倍以上[21]。用于治疗肥胖的胃旁路手术有意减少了营养吸收,接受这种治疗的人群感染 MTB 的风险是普通人群的 10 倍以上。据报道,这些患者的新感染或活动性感染发生率为 0.4%~5%[22]。尽管有这些发现,营养干预试验的结果却有所不同。一些研究调查了在接受结核病治疗的受试者中补充常量和微量营养素的效果,结果发现死亡率或治愈率方面没有显著改善[23]。也许营养状况对于预防 MTB 感染比根除它更重要。

维生素D与宿主防御

营养物质支持免疫功能的机制尚未完全阐明,但一些补充剂似乎对宿主防御更为重要。例如,在体外,维生素D已被证明支持巨噬细胞介导的对MTB的杀伤[24]。在欧洲[25]和非洲[26]队列中,维生素D缺乏与MTB感染相关。在一项对南非人群的研究中,那些活动性MTB感染者明显比潜伏性感染者更有可能缺乏维生素D(OR=5.2)。此外,MTB发病率的季节性变化似乎与不同的维生素D水平有因果关系,冬季月份报告的MTB病例明显增多[26]。

在一项对巴西囚犯的研究中,那些活动性和潜伏性MTB感染的人,即使在调整了药物使用、前期监禁和黑人种族因素后,维生素D水平也明显低于健康对照者(OR=3.71)。然而,维生素D缺乏与从未感染到潜伏性MTB或从潜伏性发展到活动性MTB无关[27]。因此,这些研究者得出结论,维生素D缺乏不会导致MTB的发生,而活动性MTB疾病可能会破坏维生素D的代谢。与此相反,西班牙的一项研究表明,那些暴露于MTB并进展为感染者的人群体内维生素D水平明显低于那些没有感染的人群(20 ng/mL VS 27 ng/mL,P=0.028)[28]。

类似地,巴基斯坦一项对暴露于MTB的患者的研究报告称,维生素D水平低的患者发展为活动性疾病的风险是水平正常患者的5倍以上[29]。总之,这些研究表明,维生素D水平在MTB感染的发展中发挥作用,而MTB疾病本身可能干扰维生素D的代谢。有趣的是,作为MTB治疗的一部分,补充维生素D并没有明显改善死亡率或治愈率[23]。观察和干预试验之间的不一致性可能与维生素D补充剂的不同剂量和配方、受试者间不同的基线维生素D水平,以及可能影响维生素D吸收和反应的身体组分的差异有关[29]。

除了维生素D水平,维生素D受体的遗传差异也与MTB的发病有关。免疫细胞表达维生素D受体,感染刺激其产生。当与维生素D结合时,该受体激活支持宿主防御的免疫信号通路。降低维生素D受体活性的遗传变异与更高的MTB易感性有关。一项对65篇文献的荟萃分析报告称,携带能降低下游信号的维生素D受体多态性的患者其MTB的风险增加了70%~90%,但这些结果因种族而异[30]。另一项荟萃分析显示,在一个中国人群中,维生素D受体的一种突变位点增加了MTB的风险,而在欧洲组中,不同的多态性对MTB具有保护作用[31]。此外,一项补充维生素D的双盲随机试验表明,只有具有特定维生素D受体变异位点的患者其MTB的治愈时间更短[32]。因此,维生素D补充效果的不一致可能部分与受体的遗传变异有关。总的来说,维生素D可得性及受体遗传的差异可能会导致MTB免疫反应的多样性,但仍需要更多的研究来证实这些关系。

❹ 宿主反应的遗传性决定因素

 人白细胞抗原与MTB

　　双生子研究表明,同卵双胞胎(66%)与异卵双胞胎(23%)相比,其MTB疾病的一致性明显更高,表明疾病表型与基因成分有很强的关系,其中一些是遗传性的[33]。人白细胞抗原(human leukocyte antigen, HLA)分子与免疫细胞启动的抗原提呈和影响宿主防御蛋白的遗传变异有关。有两类HLA基因在刺激免疫系统方面发挥着不同的作用。第一类包括6种可遗传的不同同种型(HLA-A、HLA-B、HLA-C、HLA-E、HLA-F和HLA-G),第二类有5种同种型(HLA-DM、HLA-DO、HLA-DP、HLA-DQ和HLA-DR)。在每个类别中,都有遗传多样性,通过影响抗原提呈和信号功能来影响免疫反应。这些变化将根据本节中使用的字母和数字命名法来注释。许多研究通过评估有病和无病的受试者中每种HLA类型的频率,来确定HLA类型和MTB感染之间的关系[34]。在MTB患者中比例较高的HLA抗原被认为是发生感染的危险因素,而在健康对照组中较常见的抗原则具有保护作用。表9.1中列出了一些案例。

表9.1　根据功能和同种型描述的HLA类别

	HLA Ⅰ类	HLA Ⅱ类
功能	提呈内源性抗原给CD8 T细胞	提呈外源性抗原给CD4 T细胞
同种型	6个同种型：HLA-A, HLA-B, HLA-C, HLA-E, HLA-F, HLA-G	5个同种型：HLA-DM, HLA-DO, HLA-DP, HLA-DQ, HLA-DR
增加MTB风险	HLA-B51(p=0.001)[35]	HLA-DR8(p=0.003)[34] HLA-DQA1(p=9.3×10^{-9})[36]
降低MTB风险	HLA-B13(p≤0.0001)[34] HLA-B27(p=0.006)[37] HLA-B52(p=0.003)[35]	HLA-DR3(p=0.002)[34] HLA-DR7(p≤0.0001)[34] HLA-DQB1(p=0.018)[38]

注:列出了与MTB风险相关的HLA同种型及P值。

　　即使在同种型中,HLA分子小的遗传变化所提供的免疫原性多样性也是值得注意的。一项关于HLA-DRB1的研究报告称,HLA-DRB1*04:11:01亚型与肺部MTB的风险增加有关(OR=2.23, p=0.0019),而DRB1*04:07:01亚型对感染具有高度保护作用(OR=0.02, p<0.0001)[39]。这和HLA-DRB1*04:11:01与MTB蛋白的低结合亲和力是一致的,这限制了该分子提呈病原体片段从而启动免疫细胞的能力。相反,DRB1*04:07:01与MTB蛋白有很高的结合亲和力,使其能够刺激免疫细胞对抗病原体,从而提高根除率。其他数据表明,各种HLA类型可能已经进化到与特定的MTB菌株结合。一项研究报告显示,*HLA-B*14:01*和*HLA-B*1402*等位基因与高加索人和欧美人的MTB菌株有关。相反,*HLA-A*23:01*和*HLA-C**

*16:01*等位基因在白种人中也比较常见,对欧美MTB菌株有保护作用,但会增加东亚MTB毒株的风险[38]。因此,看来与不同种族有关的*HLA*等位基因可能已经演化为对区域性MTB毒株有保护作用。同时,MTB菌株可能已经发生突变,以逃避该地区的主要HLA类型。HLA分子为了解MTB和人类免疫系统之间复杂的交互作用提供了一个窗口,并增加了对MTB免疫流行病学的研究。

⑤ 单核苷酸多态性与免疫反应

 单核苷酸多态性概述

单核苷酸多态性(SNP)是基因组中单个核苷酸的变化,是人类遗传序列变异的最大来源。当SNP影响编码或启动子区域时(这只发生在少数情况下),它们可以改变蛋白质的结构、功能和/或效能,从而影响免疫反应。例如,HLA编码基因中的数千个SNP导致了上一节讨论的分子多样性。其他关键的免疫调节分子中的SNP与更严重的MTB表型有关,从而导致了对感染反应的多样性。

 Toll样受体与MTB

Toll样受体(TLR)与微生物抗原结合,促使T细胞产生细胞因子和杀微生物分子。这些受体延伸至细胞膜上,其表面部分与来自病毒、细菌和真菌的蛋白质结合。一旦被病原体激活,受体的细胞内部分就会被激活,启动先天免疫系统来防御感染(图9.1)。TLR是第一个被发现的感染反应蛋白,有九种类型随后被发现(编号为1~9)。鉴于它们对免疫功能的核心作用,其SNP与MTB易感性变化有关也就不奇怪了。

2013年的一项基于16个研究的荟萃分析称,TLR2的一个SNP增加了MTB的风险(OR=5.82,p=0.02),而TLR6的一个SNP则降低了MTB的风险(OR=0.61,p=0.04)[40]。分层分析显示,TLR1的一个SNP与非洲人(OR=2.47,p<0.01)和美国西班牙裔(OR=2.12,p<0.01)的MTB易感性有关,但这些趋势在欧洲人或亚洲人中没有观察到。与之相反,TLR2的一个SNP增加了亚洲人(OR=2.95,p<0.001)和欧洲人(OR=2.73,p=0.002)的MTB风险,但在西班牙裔或非洲人中与该疾病没有明显关系。不同种族的免疫反应差异可能反映了不同群体间SNP频率的差异。区域性MTB菌株和人类免疫系统之间随着时间的推移而发生的相互作用也可能是原因之一。一个研究小组通过用4种不同MTB菌株的TLR结合蛋白刺激中国人、菲律宾人和高加索人的细胞,探索了这些种族和地区差异[41]。该报告称,无论MTB菌株如何,菲律宾受试者的细胞产生的炎症信号分子较少。此外,无论何种种族,一种MTB菌株在所有细胞中引起的免疫反应较少。因此,宿主和病原体在MTB的免疫流行病学中都起着核心作用,需要进一步研究来证实这些关系。

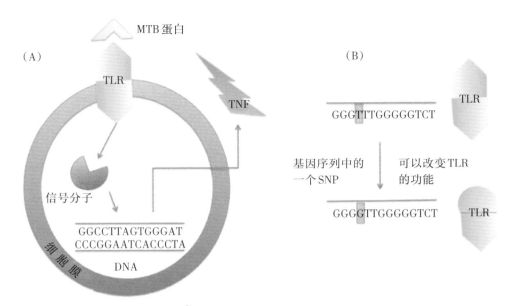

图9.1 Toll样受体和结核病

注:(A)当TLR与病原体结合时,其改变了形状并刺激信号分子。这些分子激活DNA进而促进TNF等
炎症细胞因子的产生,用于宿主防御。(B)SNP改变了基因序列中的一个核苷酸,而这可以改变防
御分子的结构和功能。

除了种族之外,与性别关联的MTB易感性也与TLR的SNP有关。在大型研究中,男性
患MTB的风险比女性高,其患病率男女之比为2.21。造成这种差异的原因可能包括男性获
得或参与医疗保健的机会减少[42]。然而,也发现了一些生物学的原因。特别是,由于TLR8
是在决定性别的X染色体上遗传的,TLR8 SNP与性别易感性有关。一项研究报告称,一个
TLR8 SNP增加了女性患MTB的风险(OR=1.41),但减少了男性的风险(OR=0.72)。因此,其
他与性别相关的信号分子可能与TLR8变异位点相互作用,并对MTB的易感性作出贡献[43]。
未来需要进行更多的基于性别分层的研究来阐明与MTB免疫有关的生物学机制。

 ## 肿瘤坏死因子和MTB

正如上一节所提到的,MTB与TLR结合产生炎症和杀微生物信号通路,这对宿主防御至
关重要。例如,肿瘤坏死因子(tumor necrosis factor,TNF)阻断剂被广泛用于管理自身免疫性
疾病,在接受TNF阻断剂治疗的患者中,MTB感染率增加。*TNF*基因的SNP与MTB风险有
关。一项对2 735个病例和3 177个对照的荟萃分析报告称,两个*TNF* SNP与肺结核有关,且
与种族无关[44]。有趣的是,不同的研究将其中一个SNP与TNF表达量减少联系起来[45],另一
个则与TNF表达量增加联系起来[46]。因此,*TNF*遗传变异和MTB疾病之间的关联可能比影
响免疫的TNF表达水平变化更复杂。同样,需要更多的工作来阐明这些关联和它们的潜在
机制。

6 肺外MTB的决定因素

IL-12/IFN-γ通路与肺外MTB

约10%发展为活动性MTB的患者中,大约有20%发展为肺外疾病,包括脑、骨、肝和其他器官的感染。肺外扩散的机制是一个需要继续研究的课题。免疫抑制,比如HIV、癌症和药物治疗,是一个已经确定的危险因素[47]。其他免疫功能正常宿主中的肺外疾病仍然不清楚,但是关键基因的SNP已经解释了其中的一些病例(表9.2 a和表9.2 b)。

表9.2 a 影响IL-12-IFN-γ通路的SNP

分 子	功 能	注 意 要 点
IL-12Rβ1[48]	刺激T细胞产生能根除MTB的IFN-γ	IFN-γ成功治疗了具有这些突变的且病情严重的MTB患者[49]
IFN-γ[50]	诱导自由基和激活周围的免疫细胞来杀死MTB	IFN-γ SNP和中和抗体增加了肺外MTB的风险,抗其他关键分子的抗体可能也会导致严重的MTB
STAT1[53]	将IFN-γ转导至胞内从而有利于免疫激活	该蛋白的基因变异突显了IFN-γ通路对预防严重MTB的核心作用

注:这些都与严重的肺外MTB显著相关(含功能和要点)。

表9.2 b 影响非IL-12-IFN-γ通路的SNP

分 子	功 能	注 意 要 点
MIF[54]	由感染刺激的细胞所释放,促进炎症	MIF相关的炎症可能损害肉芽肿,从而有助于发展为活动性和肺外的MTB
TLR2[55]	细胞表面受体,可结合MTB,进而引起免疫反应	MTB菌株与其SNP交互可影响疾病特征
TGF-β1[54]	由TLR结合病原体时产生,可增强免疫反应	其SNP可能影响MTB感染相关的炎症程度
P2X7[47]	巨噬细胞嘌呤结合受体,激活时可促进杀灭分枝杆菌	研究具有这些SNP的人群细胞可以帮助鉴别这些变异影响感染风险的机制

注:所列分子中的SNP与严重的肺外MTB显著相关,其功能及研究的显著性被记录下来。

与重症MTB相关的最常见的基因突变发生于IL-12Rβ1。这个受体将与由MTB刺激的巨噬细胞产生的免疫信号分子IL-12结合。当IL-12与T细胞上的IL-12Rβ1受体结合时,会产生IFN-γ,诱导自由基和激活周围的免疫细胞来杀死MTB。一项针对50名患有严重MTB的儿童的研究报告称,有4%的儿童的这种受体发生了突变[48]。鉴定IL-12Rβ1突变的发生可能具有治疗意义,因为用IFN-γ治疗受影响的患者显示出治愈严重MTB的潜力[49]。

鉴于IFN-γ对宿主防御的重要性,许多研究检测了MTB患者IFN-γ的SNP。一个研究团队比较了肺外MTB(n=33)和肺MTB患者(n=129)与健康对照组(n=156),发现MTB患者中IFN-γ的一个SNP更常见($p<0.0001$),但肺内和肺外MTB组之间SNP频率无显著差异。值得注意的是,与其他两组相比,肺外MTB组IFN-γ水平显著降低。该SNP位于*IFN-γ*基因的一个重要结合位点,其限制了IFN-γ的产生[50]。一项比较刺激细胞的研究中,观察到有此SNP的患者体内IFN-γ水平较低[51]。另一项研究报告了一例弥散性MTB患者体内存在IFN-γ中和抗体,进一步证实IFN-γ在宿主防御中的重要性。另外,IFN-γ下游分子中的SNP也与弥散性的MTB有关。特别是,IFN-γ通过激活STAT1蛋白来激活免疫细胞。在严重的MTB和其他播散性感染患者中发现了该蛋白的突变,凸显了这种途径在感染控制中的重要性[52]。

与严重MTB有关的其他SNP

对脊髓(n=110)[53]和脑膜(n=187)[54]型MTB患者进行分析,发现与本章已经讨论过的两个蛋白质(MIF和TLR2)的SNP有关。高表达的*MIF*等位基因使脊髓MTB的几率增加了47%($p<0.01$),*TLR2* SNP使脑膜MTB的几率增加了51%($p=0.006$)。值得注意的是,TLR2 SNP的相关性只在有特定MTB菌株的患者中观察到。因此,各种MTB菌株和免疫系统SNP之间的交互作用是导致肺外疾病的一个重要因素。

TLR的激活刺激了炎症细胞因子TGF-β1的产生。脊髓结核病研究报告称,病例组与对照组相比,TGF-β1两个SNP的频率较高,其OR值为2.3($p≤0.04$)。这些等位基因也与较高的炎症标志物有关,表明基因变异可使炎症恶化。另外,一项对18项研究的荟萃分析调查了肺外MTB的风险因素,并报告称,巨噬细胞嘌呤能受体蛋白P2X7的一个SNP与严重的MTB最密切相关(OR=2.28)。这种受体存在于巨噬细胞上,当被激活时可促进分枝杆菌的杀伤。P2X7 SNP是一种功能缺失的突变,解释了该SNP如何增加MTB传播的风险[47]。有趣的是,这项荟萃分析还合并了4项研究的数据,考察了上述提及的*IFN-γ* SNP,但没有发现该SNP与肺外疾病之间的关联(OR=1.03)。一项哥伦比亚的研究报告称,没有该*IFN-γ* SNP则肺外感染率较高,而一项埃及的研究结论则相反[47]。此外,巴西[50]和突尼斯的研究则报告肺外疾病与这个*IFN-γ* SNP无关[47]。应该注意的是,尽管突尼斯的研究确实报告了人口中"主要"的MTB菌株,但这些研究都没有控制种族或MTB菌株变量。这些研究也受到小样本量(从30到50)的限制,只有最大的队列(n=84)报告了*IFN-γ* SNP与肺外疾病有正关联。这组研究表明,识别SNP与感染之间的相关性是一个挑战。将来的研究应尝试按照种族、性别和MTB菌株对数据进行分层。此外,通过MTB治疗中心之间的合作,可以进一步扩大样本量。

结论

MTB 的临床表现受多种宿主免疫因素的影响。

　　MTB 呈现出很大的异质性特征谱，从亚临床的微生物根除到普遍传播，表型则由宿主和病原体的交互作用决定。许多因素导致了表现形式的多样性，包括其他病原体对免疫的选择压力、环境影响、遗传因素、病原体菌株以及免疫系统的先天性差异。鉴于这种复杂的、多层面的交互，很难勾画出 MTB 免疫流行病学的完整图景。到目前为止，具有开创性的发现都是零星的，并突出了创建大型的、临床上特征明确的队列的重要性，这些队列可以根据具有显著影响的人口统计学特征进行分层。有了这些知识，我们预计更全面的研究将产生预后和治疗反应新算法，以改善预防和治疗方法，汲取的教训也为宿主-病原体交互的一般研究和不同疾病表现的潜在机制提供信息。

（翻译：冷瑞雪）

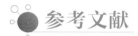 参考文献

[1]　WHO | Global tuberculosis report 2017. WHO. 2017 [cited 2018 Mar 23] Available from：http://www.who.int/tb/publications/global_report/en/.

[2]　Houben RMGJ, Dodd PJ. The global burden of latent tuberculosis infection：a re-estimation using mathematical modelling. PLoS Med. 2016；13（10）：e1002152.

[3]　Comas I, Coscolla M, Luo T, Borrell S, Holt KE, Kato-Maeda M, et al. Out-of-Africa migration and Neolithic coexpansion of Mycobacterium tuberculosis with modern humans. Nat Genet. 2013；45（10）：1176-82.

[4]　Pai M, Behr MA, Dowdy D, Dheda K, Divangahi M, Boehme CC, et al. Tuberculosis. Nat Rev Dis Primer. 2016；2：16076.

[5]　Levy S. The Evolution of TuberculosisGenetic analysis offers new insight on the spread of an ancient disease. Bioscience. 2012；62（7）：625-9.

[6]　Yao J, Leng L, Sauler M, Fu W, Zheng J, Zhang Y, et al. Transcription factor ICBP90 regulates the MIF promoter and immune susceptibility locus. J Clin Invest. 2016；126（2）：732-44.

[7]　Zhong X, Leng L, Beitin A, Chen R, McDonald C, Hsiao B, et al. Simultaneous detection of microsatellite repeats and SNP in the macrophage migration inhibitory factor（MIF）gene by thin-film biosensor chips and application to rural field studies. Nucleic Acids Res. 2005；33（13）：e121.

[8]　Awandare GA, Martinson JJ, Were T, Ouma C, Davenport GC, Ong'echa JM, et al. Macrophage Migration Inhibitory Factor（MIF）promoter polymorphisms and susceptibility to severe malarial anemia. J Infect Dis. 2009；200（4）：629-37.

[9]　Ma M, Tao L, Liu A, Liang Z, Yang J, Peng Y, et al. Macrophage migration inhibitory factor-794.

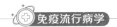
CATT microsatellite polymorphism and risk of tuberculosis: a meta-analysis. Biosci Rep. 2018;38(4): BSR20171626.

[10] Areeshi MY, Mandal RK, Dar SA, Jawed A, Wahid M, Lohani M, et al. MIF −173G>C (rs755622) gene polymorphism modulates tuberculosis risk: evidence from a meta-analysis and trial sequential analysis. Sci Rep. 2017;7(1):17003.

[11] Reid D, Shenoi S, Singh R, Wang M, Patel V et al. Low expression macrophage migration inhibitory factor alleles and tuberculosis in HIV infected South Africans. Cytokine: X. 2019 Feb 11; 100004.

[12] Das R, Koo M-S, Kim BH, Jacob ST, Subbian S, Yao J, et al. Macrophage migration inhibitory factor (MIF) is a critical mediator of the innate immune response to Mycobacterium tuberculosis. Proc Natl Acad Sci U S A. 2013;110(32):E2997-3006.

[13] Pawlowski A, Jansson M, Sköld M, Rottenberg ME, Källenius G. Tuberculosis and HIV co-infection. PLoS Pathog. 2012;8(2):e1002464.

[14] Cantwell MF, Snider DE, Cauthen GM, Onorato IM. Epidemiology of tuberculosis in the United States, 1985 through 1992. JAMA. 1994;272(7):535-9.

[15] Corbett EL, Watt CJ, Walker N, Maher D, Williams BG, Raviglione MC, et al. The growing burden of tuberculosis: global trends and interactions with the HIV epidemic. Arch Intern Med. 2003; 163(9): 1009-21.

[16] Rosas-Taraco AG, Arce-Mendoza AY, Caballero-Olín G, Salinas-Carmona MC. Mycobacterium tuberculosis upregulates coreceptors CCR5 and CXCR4 while HIV modulates CD14 favoring concurrent infection. AIDS Res Hum Retrovir. 2006;22(1):45-51.

[17] Mesfin YM, Hailemariam D, Biadglign S, Kibret KT. Association between HIV/AIDS and multi-drug resistance tuberculosis: a systematic review and meta-analysis. PLoS One. 2014;9(1):e82235.

[18] Frieden TR, Sherman LF, Maw KL, Fujiwara PI, Crawford JT, Nivin B, et al. A multi-institutional outbreak of highly drug-resistant tuberculosis: epidemiology and clinical outcomes. JAMA. 1996;276(15): 1229-35.

[19] Gurumurthy P, Ramachandran G, Hemanth Kumar AK, Rajasekaran S, Padmapriyadarsini C, Swaminathan S, et al. Malabsorption of rifampin and isoniazid in HIV-infected patients with and without tuberculosis. Clin Infect Dis. 2004;38(2):280-3.

[20] Leonard MK, Larsen N, Drechsler H, Blumberg H, Lennox JL, Arrellano M, et al. Increased survival of persons with tuberculosis and human immunodeficiency virus infection, 1991—2000. Clin Infect Dis. 2002;34(7):1002-7.

[21] Cegielski JP, Arab L, Cornoni-Huntley J. Nutritional risk factors for tuberculosis among adults in the United States, 1971-1992. Am J Epidemiol. 2012;176(5):409-22.

[22] Khiria LS, Narwaria M. Tuberculosis after laparoscopic Roux-en-Y gastric bypass for morbid obesity. Surg Obes Relat Dis. 2011;7(3):323-5.

[23] Grobler L, Nagpal S, Sudarsanam TD, Sinclair D. Nutritional supplements for people being treated for active tuberculosis. Cochrane Database Syst Rev. 2016;6:1-195.

[24] Martineau AR, Wilkinson KA, Newton SM, Floto RA, Norman AW, Skolimowska K, et al. IFN-gamma- and TNFindependent vitamin D-inducible human suppression of mycobacteria: the role of cathelicidin LL-37. J Immunol. 2007;178(11):7190-8.

[25] Ustianowski A, Shaffer R, Collin S, Wilkinson RJ, Davidson RN. Prevalence and associations of vitamin D deficiency in foreign-born persons with tuberculosis in London. J Infect. 2005;50(5):432-7.

[26] Martineau AR, Nhamoyebonde S, Oni T, Rangaka MX, Marais S, Bangani N, et al. Reciprocal seasonal

variation in vitamin D status and tuberculosis notifications in Cape Town, South Africa. Proc Natl Acad Sci U S A. 2011;108(47):19013-7.

[27] Maceda EB, Gonçalves CCM, Andrews JR, Ko AI, Yeckel CW, Croda J. Serum vitamin D levels and risk of prevalent tuberculosis, incident tuberculosis and tuberculin skin test conversion among prisoners. Sci Rep. 2018;8(1):997.

[28] Arnedo-Pena A, Juan-Cerdán JV, Romeu-García MA, García-Ferrer D, Holguín-Gómez R, Iborra-Millet J, et al. Vitamin D status and incidence of tuberculosis infection conversion in contacts of pulmonary tuberculosis patients: a prospective cohort study. Epidemiol Infect. 2015;143(8):1731-41.

[29] Talat N, Perry S, Parsonnet J, Dawood G, Hussain R. Vitamin D deficiency and tuberculosis progression. Emerg Infect Dis. 2010;16(5):853-5.

[30] Sutaria N, Liu C-T, Chen TC. Vitamin D status, receptor gene polymorphisms, and supplementation on tuberculosis: a systematic review of case-control studies and randomized controlled trials. J Clin Transl Endocrinol. 2014;1(4):151-60.

[31] Chen C, Liu Q, Zhu L, Yang H, Lu W. Vitamin D receptor gene polymorphisms on the risk of tuberculosis, a metaanalysis of 29 case-control studies. PLoS One. 2013;8(12):e83843.

[32] Martineau AR, Timms PM, Bothamley GH, Hanifa Y, Islam K, Claxton AP, et al. High-dose vitamin D3 during intensive-phase antimicrobial treatment of pulmonary tuberculosis: a double-blind randomised controlled trial. Lancet. 2011;377(9761):242-50.

[33] Meyer CG, Thye T. Host genetic studies in adult pulmonary tuberculosis. Semin Immunol. 2014;26(6):445-53.

[34] Kettaneh A, Seng L, Tiev KP, Tolédano C, Fabre B, Cabane J. Human leukocyte antigens and susceptibility to tuberculosis: a meta-analysis of case-control studies. Int J Tuberc Lung Dis. 2006;10(7):717-25.

[35] Vijaya Lakshmi V, Rakh SS, Anu Radha B, Hari Sai Priya V, Pantula V, Jasti S, et al. Role of HLA-B51 and HLAB52 in susceptibility to pulmonary tuberculosis. Infect Genet Evol. 2006;6(6):436-9.

[36] Sveinbjornsson G, Gudbjartsson DF, Halldorsson BV, Kristinsson KG, Gottfredsson M, Barrett JC, et al. HLA class Ⅱ sequence variants influence tuberculosis risk in populations of European ancestry. Nat Genet. 2016;48(3):318-22.

[37] Salie M, van der Merwe L, Möller M, Daya M, Spuy VD, D G, et al. Associations between human leukocyte antigen class I variants and the Mycobacterium tuberculosis subtypes causing disease. J Infect Dis. 2014;209(2):216-23.

[38] Wamala D, Buteme HK, Kirimunda S, Kallenius G, Joloba M. Association between human leukocyte antigen class Ⅱ and pulmonary tuberculosis due to Mycobacterium tuberculosis in Uganda. BMC Infect Dis. 2016;16:23.

[39] de LDS, Ogusku MM, dos SMP, Silva CM de M, de AVA, Antunes IA, et al. Alleles of HLA-DRB1*04 associated with pulmonary tuberculosis in Amazon Brazilian population. PLoS One. 2016;11(2):e0147543.

[40] Zhang Y, Jiang T, Yang X, Xue Y, Wang C, Liu J, et al. Toll-like receptor -1, -2, and -6 polymorphisms and pulmonary tuberculosis susceptibility: a systematic review and meta-analysis. PLoS One. 2013;8(5):e63357.

[41] Nahid P, Jarlsberg LG, Kato-Maeda M, Segal MR, Osmond DH, Gagneux S, et al. Interplay of strain and race/ethnicity in the innate immune response to M. tuberculosis. PLoS One. 2018;13(5):e0195392.

[42] Horton KC, MacPherson P, Houben RMGJ, White RG, Corbett EL. Sex differences in tuberculosis burden and notifications in low- and middle-income countries: a systematic review and meta-analysis. PLoS

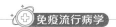

Med. 2016;13(9):e1002119.

[43] Salie M, Daya M, Lucas LA, Warren RM, van der Spuy GD, van Helden PD, et al. Association of toll-like receptors with susceptibility to tuberculosis suggests sex-specific effects of TLR8 polymorphisms. Infect Genet Evol. 2015;34:221-9.

[44] Yi Y-X, Han J-B, Zhao L, Fang Y, Zhang Y-F, Zhou G-Y. Tumor necrosis factor alpha gene polymorphism contributes to pulmonary tuberculosis susceptibility: evidence from a meta-analysis. Int J Clin Exp Med. 2015;8(11):20690-700.

[45] Kaluza W, Reuss E, Grossmann S, Hug R, Schopf RE, Galle PR, et al. Different transcriptional activity and in vitro TNF-alpha production in psoriasis patients carrying the TNF-alpha 238A promoter polymorphism. J Invest Dermatol. 2000;114(6):1180-3.

[46] Louis E, Franchimont D, Piron A, Gevaert Y, Schaaf-Lafontaine N, Roland S, et al. Tumour necrosis factor (TNF) gene polymorphism influences TNF-alpha production in lipopolysaccharide (LPS)-stimulated whole blood cell culture in healthy humans. Clin Exp Immunol. 1998;113(3):401-6.

[47] Webster AS, Shandera WX. The extrapulmonary dissemination of tuberculosis: a meta-analysis. Int J Mycobacteriol. 2014;3(1):9-16.

[48] Boisson-Dupuis S, Baghdadi JE, Parvaneh N, Bousfiha A, Bustamante J, Feinberg J, et al. IL-12Rβ1 deficiency in two of fifty children with severe tuberculosis from Iran, Morocco, and Turkey. PLoS One. 2011;6(4):e18524.

[49] Alangari AA, Al-Zamil F, Al-Mazrou A, Al-Muhsen S, Boisson-Dupuis S, Awadallah S, et al. Treatment of disseminated mycobacterial infection with high-dose IFN-γ in a patient with IL-12Rβ1 deficiency. Clin Dev Immunol. 2011;2011:1.

[50] Vallinoto ACR, Graça ES, Araújo MS, Azevedo VN, Cayres-Vallinoto I, Machado LFA, et al. IFNG + 874T/A polymorphism and cytokine plasma levels are associated with susceptibility to Mycobacterium tuberculosis infection and clinical manifestation of tuberculosis. Hum Immunol. 2010;71(7):692-6.

[51] López-Maderuelo D, Arnalich F, Serantes R, González A, Codoceo R, Madero R, et al. Interferon-gamma and interleukin-10 gene polymorphisms in pulmonary tuberculosis. Am J Respir Crit Care Med. 2003;167(7):970-5.

[52] Pedraza-Sánchez S, Lezana-Fernández JL, Gonzalez Y, Martínez-Robles L, Ventura-Ayala ML, Sadowinski-Pine S, et al. Disseminated tuberculosis and chronic mucocutaneous candidiasis in a patient with a gain-of-function mutation in signal transduction and activator of transcription 1. Front Immunol. 2017;8:1651.

[53] Wang J, Zhan X-L, Liu C, Zhang D, Meng L, Deng LMIF. TGF-β1, IFN-γ and NRAMP1 gene polymorphisms in relation to the clinicopathological profile of spinal tuberculosis in Chinese Han population. Int J Clin Exp Path. 2016;9(4):4438-47.

[54] Caws M, Thwaites G, Dunstan S, Hawn TR, Thi Ngoc Lan N, Thuong NTT, et al. The influence of host and bacterial genotype on the development of disseminated disease with Mycobacterium tuberculosis. PLoS Pathog. 2008;4(3):e1000034.

第10章　人类免疫缺陷的免疫流行病学

 ① 获得性免疫缺陷综合征大流行的起源

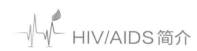 HIV/AIDS简介

1981年,美国疾病控制与预防中心(US Centers for Disease Control and Prevention,CDC)根据在以前健康的男男性行为者(men who have sex with men,MSM)中观察到的一系列症状,正式将获得性免疫缺陷综合征(acquired immunodeficiency syndrome,AIDS)确认为一种新疾病[1]。此后不久,法国和美国的研究人员发现艾滋病的病原体是逆转录病毒——人类免疫缺陷病毒(human immunodeficiency virus,HIV)[2,3]。1995年,高活性抗逆转录病毒疗法(highly active antiretroviral therapy,HAART)的出现改变了HIV-1感染者的疾病结局,从必然死亡转变成了一种慢性可治疗的疾病。根据目前的抗逆转录病毒疗法(antiretroviral therapy,ART),想要在感染者中完全根除HIV-1预计需要70多年的时间。科学界仍然没有发现可治愈的ART和可预防感染的疫苗,HIV的流行仍然是一个主要的全球公共卫生问题,自疫情开始以来,已有约3 500万人因此丧生。联合国艾滋病规划署(Joint United Nations Programme on HIV/AIDS,UNAIDS)2018年的数据显示(图10.1),截至2017年底,全世界约有3 690万人感染HIV,其中约180万人为新感染病例,每天约有5 000例新病例。

2017年,全球有近100万人因HIV相关原因死亡。如图10.2所示,该病的流行对非洲的影响非常严重;全球艾滋病毒负担的70%在非洲,66%在撒哈拉以南非洲。

 艾滋病起源:猴免疫缺陷病毒的跨物种传播

HIV-1感染是宿主免疫系统如何调节传染病病原体跨物种传播和蔓延的典型例子。1986年,人们在西非的艾滋病患者身上分离出另一种逆转录病毒HIV-2,从而首次发现了HIV的起源。从生物学的角度,HIV-2与HIV-1的病原体相似,但在基因学上不同[4]。根据病

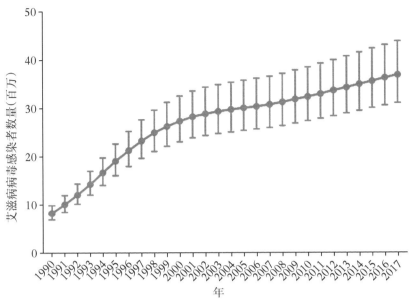

图 10.1　1990～2017 年间所有年龄段的艾滋病病毒感染者

注：黑点表示每个年份的平均估值，黑点所在竖线的最高和最低线段表示平均估值的上限和下限〔根据联合国艾滋病规划署 2018 年发布的数据进行改编和修正（http://aidsinfo.unaids.org/）〕。

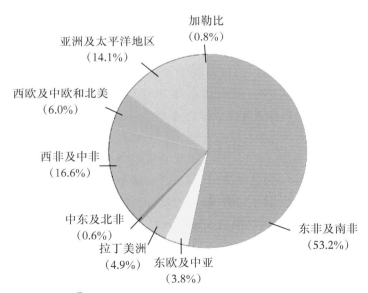

图 10.2　按区域划分的艾滋病病毒感染者

注：饼图描绘了 2017 年底世界卫生组织（WHO）各区域艾滋病病毒感染者的比例〔根据联合国艾滋病规划署 2018 年发布的数据进行改编和修正（http://aidsinfo.unaids.org/）〕。

毒分离的先后顺序,这两个分离株被命名为 HIV-1 和 HIV-2。研究发现,HIV-2 在基因上更接近一种导致圈养猕猴免疫缺陷的猴病毒[5]。随后,从撒哈拉以南非洲的不同灵长类动物中分离出了几种猴免疫缺陷病毒(simian immunodeficiency virus,SIV),包括非洲绿猴、乌白眉猴、山魈、黑猩猩等。研究发现,旧世界猴是不同毒株 SIV 的天然宿主,而来自不同地区的非人类灵长类动物的亚种感染相同类型的 SIV 至少已有了 3 万年[6]。SIV 菌株的名称源自其感染的灵长类物种,并在 SIV 名称中添加一个后缀以表示其起源的灵长类物种(例如,来自乌白眉猴[SM]的 SIV$_{sm}$)[7]。这些 SIV 在其天然宿主中通常是非致病性的,但是当它们跨物种杂交时可能具有致病性。SIV$_{sm}$ 是从乌白眉猴(它们的天然宿主)到其他不同物种猕猴的跨物种传播,导致了 SIV$_{mac}$ 毒株及其相关 SIV 的出现[8]。SIV$_{mac}$ 是唯一在恒河猴中有致病性的 SIV,它可以引起类似于人类艾滋病的症状[8]。

人类的 HIV-1 和 HIV-2 分别是由感染黑猩猩(SIV$_{cpz}$)和乌白眉猴(SIV$_{smm}$)的 SIV 的人畜共患转移引起的[9],HIV-1、HIV-2 和 SIV 都是慢病毒。慢病毒在易感宿主中引起持续性和慢性感染。慢病毒在物种内部垂直传播,在物种之间水平传播。慢病毒的垂直传播会入侵其宿主种系,这意味着某些病毒 DNA 会侵入宿主 DNA 中,并在宿主种系世代传播[10]。尽管大多数灵长类动物都感染了一种特定的 SIV 毒株,但通过跨物种传播、重复感染和不同病毒株的重组,已经出现了几种 SIV 嵌合谱系[11]。并非所有跨物种传播都会导致接受方宿主成功感染,有些传播会导致终末感染[12]。从黑猩猩(SIV$_{cpz}$)到人类的跨物种传播导致了 HIV-1 病毒[13]。这一加入得到了 SIV$_{cpz}$ 和 HIV-1 之间有密切的遗传关系(图 10.3)[14],以及黑猩猩 SIV$_{cpz}$ 感染和疾病进展与人类 HIV-1 感染相似的支持[15]。HIV-1 由四种不同的谱系组成,分别是 M,N,O 和 P 组,每种谱系都被认为是由普通黑猩猩的独立跨物种传播事件造成的。黑猩猩有两个主要种群:普通的黑猩猩和倭黑猩猩。普通黑猩猩进一步分为四个亚种——非洲西

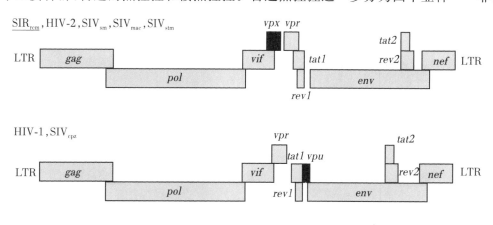

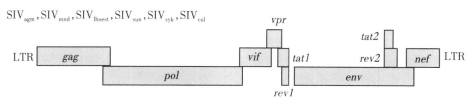

图 10.3　HIV 和 SIV 的基因组图谱(改编自 Hirsch 等[14])

部（*P.t.verus*），尼日利亚−喀麦隆（*P.t.ellioti*），非洲中部（*P.t.troglodytes*）和非洲东部（*P.t.schweinfurthii*）黑猩猩。SIV$_{cpz}$仅感染中部和东部的黑猩猩[16]，而这两个地区恰好是艾滋病病毒流行的中心。SIV$_{cpz}$传播给人类可能是由于猎人的皮肤或黏膜在狩猎活动中暴露于SIV$_{cpz}$感染的黑猩猩的血液和/或其他体液而发生的[17]。研究人员在中部和东部野生黑猩猩的粪便和尿液样本中发现了SIV$_{cpz}$特异性抗体和核酸，但在西部和尼日利亚−喀麦隆的黑猩猩中却没有发现[16]。

SIV成功跨物种传播的分子适应性

灵长类动物已经进化出一种先天免疫反应来免受病毒病原体的感染[18,19]。然而，病毒也进化出对抗宿主免疫反应的策略，以便成功感染宿主。SIV和HIV与几种宿主蛋白相互作用，从而成功感染宿主。为了使SIV$_{cpz}$适应新的人类宿主，病毒基质蛋白在宿主强烈的特异性选择压力之下，其病毒基质蛋白（Gag-30）中的氨基酸被取代（Met代换为Arg或Lys）[20]。有趣的是，适应性SIV$_{cpz}$病毒在Gag-30的碱基发生变化后，不能继续在其原始黑猩猩宿主中引起感染，除非其碱基重新变回Met[21]。慢病毒必须克服新灵长类宿主中限制因子造成的几个适应性瓶颈才会引发感染。

有三类限制因子是SIV跨物种传播的障碍：（ⅰ）载脂蛋白B-mRNA编辑酶催化多肽样3G（APO BEC3G），干扰逆转录[22]；（ⅱ）三基序5α蛋白（TRIM5α），干扰病毒脱壳[23]；（ⅲ）系链蛋白，它抑制病毒粒子从感染细胞中出芽和释放[24]。在这三个限制因子中，系链蛋白对HIV-1和HIV-2的SIV前体影响最大。大多数SIV通过病毒Nef蛋白将束缚蛋白从宿主细胞表面去除[25]或使用病毒Vpu蛋白降解系链蛋白（图10.4A）[26]，其他SIV通过其包膜糖蛋白来干扰束缚蛋白[27,28]。这些SIV蛋白对人类系链蛋白的影响较小。与其他灵长类动物不同

（A）

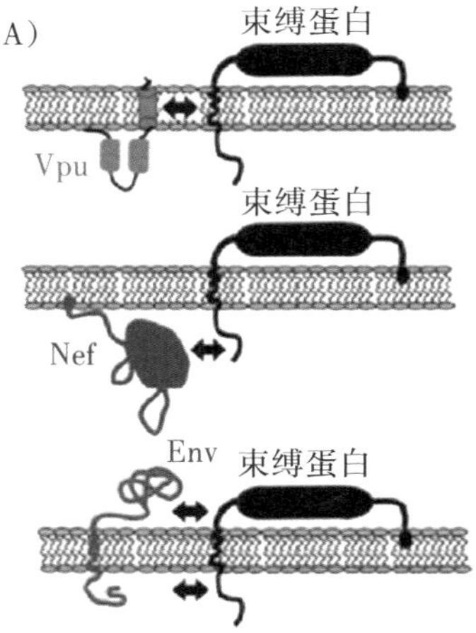

束缚蛋白

Vpu

束缚蛋白

Nef

Env

束缚蛋白

（B）

		细胞质	
HU	MASTSYDYCR VPM	- - - - - ED	GDKRCK
CPZ	. . . . L	. . DDIWKK	. . . . . .
GOR	. . . . L	. . DAILKK	. . . . . .
GSN	. . P I L . . . . K	I . GDIPK	. . . . . .
MUS	. . P I L . . . . K	I . GDSCK	. . . . . .
MON-L	. . P I L . . . . K	I . GDIPK	. R . . C . .
AGM	. . P I L . . . . K	M . GDIPK	. . R . . C . .
RM	. . P I L . . . . K	M . GDIWK	. . . . . .

图10.4　束缚蛋白的功能及其与HIV和SIV蛋白的相互作用

注：（A）束缚蛋白的病毒拮抗剂及其相互作用位点（用箭头表示）。Vpu蛋白与束缚蛋白的跨膜结构域相关，Nef蛋白以细胞质结构域为靶点，Env蛋白与胞外结构域或细胞质结构域相互作用。（B）各种灵长类动物的束缚蛋白胞质结构域氨基酸序列。具有5密码子缺失的HU人、CPZ黑猩猩、GOR大猩猩、GSN大壶鼻猴、MUS胡须猴、MON-L蒙猴、AGM非洲绿猴和RM恒河猴（由Paul Sharp等人[7]改编和修正）。

的是,人类系链蛋白在编码细胞质结构域的区域有个五密码子缺失(图 10.4B)[29]。SIV Nef 蛋白和包膜糖蛋白会与系链蛋白的细胞质结构域相互作用。由于人类系链细胞质域中的五密码子被删除,SIV Nef 和包膜糖蛋白无法与人类系链细胞质域正确相互作用。因此,SIV 在传播给人类时变得不活跃,不会导致持续感染。总之,人类系链蛋白细胞质域的缺失成功地避免了大多数 SIV 菌株向人类的传播。然而,SIV$_{cpz}$利用其系链蛋白成功引起人类的感染。SIV$_{cpz}$ Vpu 蛋白与人类的系链蛋白跨膜域结合,并降解系链蛋白,以允许新的病毒粒子出芽和释放,从而导致人类持续感染。

❷ HIV-1 获得和传播的免疫限制

 ## 可变的宿主易感性

　　HIV-1 的成功感染取决于 HIV-1、人类宿主免疫因子和病毒传播方式之间的相互作用。本节重点介绍宿主免疫因子如何改变对 HIV-1 感染的易感性以及 HIV-1 传播给他人的可能性。尽管理论上所有人对 HIV-1 普遍易感,但少数人即使多次暴露于该病毒,也能抵抗其感染[30,31]。趋化因子受体 5 基因[C-C 基序受体 5 基因(CCR5)]和人类主要组织相容性复合体(major histocompatibility complex,MHC)Ⅰ类白细胞抗原(human leucocyte antigen,HLA)的编码基因在 HIV 大流行的早期就已被确定为影响 HIV-1 易感性的遗传变异。除了 CD4+受体外,HIV-1 还需要辅助受体才能进入靶细胞。CCR5 与 HIV-1 的 gp120 包膜糖蛋白结合,使 HIV 进入宿主细胞。CCR5 编码区内的 32 个碱基对(CCR5Δ32)缺失导致移码并产生非功能性受体,该受体不支持膜融合或被以 CCR5 作为共同受体的 HIV-1 菌株感染。CCR5Δ32 和更罕见的 CCR5 中 m303 T 到 A 的点突变,当以纯合子或组合杂合子形式存在时,可以完全抵抗 HIV-1 病毒的感染,这些病毒使用 CCR5 作为共同受体进入宿主细胞。在欧洲血统的个体中 CCR5Δ32 的等位基因频率从 5% 到 15% 不等。在大约 1% 的欧洲个体中发现了 CCR5Δ32 纯合子基因型,但在非欧洲人群中很少见。全基因组关联研究(genome-wide association studies,GWAS)未能在非洲人后裔中检测到这种等位基因。具有 CCR5Δ32 突变纯合子的人受到高度保护,可免受 HIV-1 感染,而杂合子状态则赋予了相对保护作用(图 10.5)[32]。

　　通过自然实验可以发现 CCR5Δ32 对 HIV-1 的保护作用。在 HIV-1 流行的早期,血友病患者受到了不同程度的影响。当时没有进行 HIV-1 筛查的这些人,接受了含有凝血因子Ⅷ和凝血因子Ⅸ的混合血浆浓缩物。单次接触被 HIV-1 污染的血液及其制品有 90% 的感染风险。在美国国家癌症研究所赞助的多中心血友病群体中,几乎所有(95% 的风险)在 1985 年之前接受过多次混合血浆浓缩物注射的重症患者都感染了 HIV-1。该群体中 HIV-1 感染的风险与疾病严重程度以及给予浓缩物的频率和数量相关。一研究对 5%(n=43)的曾接受多次混合浓缩注射但未感染 HIV-1 的患者研究发现,其中 7 例是 CCR5Δ32 纯合子,另外 7 例是 CCR5Δ32 杂合子[33]。这一观察结果表明 CCR5Δ32 可能会保护患者免受 HIV-1 感染。

CCR5Δ32突变体会编码一个只有4个跨膜片段的受体。由于这种被截短的蛋白质不在宿主细胞表面表达,它们失去了作为共受体的功能。杂合子CCR5Δ32细胞表面CCR5的表达量约为纯合子野生型等位基因表达量的50%。其他影响CCR5编码序列的突变已经被介绍过。然而,这些突变是罕见的并且是杂合的,对HIV-1感染的易感性没有确定性影响。在亚洲人群中发现了其中的一些变体(如G106R、C178R、R223Q、K26R、FS299),并在非洲人群中发现了其他变体(如Y339F、R60S)。CCR2是另一种CC趋化因子受体(CCR2-64I)的突变等位基因,在该受体第一个跨膜片段中的缬氨酸被异亮氨酸取代。CCR2仅被少数HIV-1毒株作为共同受体,其等位基因的频率约为10%~20%,不同人种间差异不大。这种等位基因不具有抵抗HIV-1感染的能力。

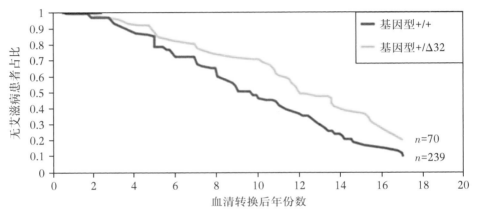

图10.5　**Kaplan-Meier**生存分布曲线显示血友病患者和同性恋男性血清转换者
CKR5(CCR5)基因型与疾病进展的相关性

注:共有309名患者已知血清转化日期,并对其进行了艾滋病发展的长期数据跟踪研究。曲线差异有统计学意义[χ^2=8.1,自由度(df)=1,P=0.005]。在Cox比例风险模型中,相对风险等于0.61(经AAAS许可转载)。

　　共受体配体也可以抵抗HIV-1感染。CCR5除了作为HIV-1 gp120包膜糖蛋白的共同受体外,还是其他相关CC趋化因子的受体。这些CCR5趋化因子激动剂可以与CCR5结合,引起共受体空间位阻和快速内化,从而导致细胞表面支持HIV-1进入的辅助受体数量减少。CCR5配体有巨噬细胞炎症蛋白(MIP-1α、MIP-1β)和"通过活化正常T细胞表达和T细胞分泌进行调节"(regulated upon activation normal T-cell-expressed and T-cell-secreted, RANTES)蛋白,这些已经被证实是主要的HIV-1抑制因子。单克隆抗体可以阻断CCR5不同区域,并与这些内源性配体竞争,从而阻断了HIV-1 R5毒株的感染[34]。这些配体阻断HIV-1进入宿主的效率与其对CCR5的亲和力没有直接关系,而是与其下调细胞表面CCR5表达的能力有关[35]。此外,CXCR4配体SDF-1可以与CXCR4结合,从而阻止HIV-1 X4毒株侵入。CCR5和CXCR4配体的类似物可以从细胞表面去除CCR5和CXCR4的共受体。

　　其他宿主相关因素在对HIV-1感染的易感性或抵抗力方面具有不同的作用,其中之一是HLA蛋白(脊椎动物中的MHC蛋白)。宿主细胞表面的HLA蛋白将抗原呈递给免疫细胞。HLA的特异性和多样性反映了人类进化过程中感染和免疫之间的相互作用。由于抗原呈递只是一种非常基本的免疫功能,HLA基因还会影响免疫调节、细胞因子的产生和其他免疫反应。HLA 蛋白具有高度多态性,可以呈递各种类型的病毒抗原/表位,而其呈递外来抗原的能力受限于个体的基因组成。不存在两个人(同卵双胞胎除外)具有相同的 HLA 蛋白,但具有相似 HLA 基因型的个体将识别并展现出具有相似效力的外来抗原/表位。某些 HLA 等位基因与对 HIV-1 感染的抵抗力有关。有些未感染 HIV 的个体即使在多次、高风险和持续暴露 HIV-1,即反复暴露血清阴性(exposed seronegative,ESN)的个体之后仍能抵抗 HIV-1 感染。他们约占暴露个体的 10%～15%。即使在没有 HIV-1 特异性抗体的情况下,其中一些个体也会产生 HIV-1 特异性 HLA 限制性细胞毒性的 CD8 T 淋巴细胞(cytotoxic CD8 T-lymphocyte,CTL)反应。HLA-A 和 HLA-B 参与 CD8 T 淋巴细胞的识别,而 HLA-C 和 HLA-E 参与自然杀伤(natural killer,NK)细胞的识别。HIV-1 氨基酸显示在 HLA-A 和 HLA-B 分子上,可以被有细胞毒性的 CD8 T 淋巴细胞识别和破坏。HIV-1 Nef 蛋白可以选择性地下调 HLA-A 和 HLA-B,从而使 HIV 感染的细胞不被 CD8 T 淋巴细胞识别,进而逃避破坏。某些 HLA 等位基因与东南亚人对 HIV-1 感染的抵抗力有关,包括 *HLA-B*57*、*HLA-B*58*、*HLA-B*27*、*HLA-B*4* 和 *HLA-A*11*,而 *HLA-B*07* 则会增加个体对 HIV-1 感染的易感性。在肯尼亚的一组性工作者中,MHC-Ⅰ类 A2/6802 超型等位基因与 HIV-1 耐药相关,而 MHC Ⅰ类 A*2301 等位基因与 HIV-1 易感性相关。MHC Ⅱ类等位基因 HLA-DRB*01 也与 HIV-1 感染的抵抗力相关,这些关联与 HLA 限制 HIV-1 的细胞毒性 CD8 T 淋巴细胞反应、HLA 限制辅助性 CD8 T 细胞对 HIV-1 的反应,或这些等位基因与其他遗传因素的相互作用相一致。在肯尼亚队列中,与未暴露的对照组或感染 HIV-1 的女性相比,抗 HIV-1 的性工作者对 HIV Env 肽和 gp120 产生了更高水平的 IL-2。有趣的是,当有 ESN 表型的性工作者中断她们的性行为时,她们变得容易感染 HIV-1[36]。因此,她们可能需要反复接触 HIV-1 才能维持 ESN 表型。在一些 ESN 表型个体中,针对 HIV-1 感染的潜在免疫保护是由特异性黏膜免疫球蛋白和 NK 细胞[37,38]提供的。有确凿的流行病学证据表明,一些额外的宿主因素也可以保护个体免受 HIV-1 感染(见表 10.1)。

表 10.1　与 HIV-1 感染易感性相关的宿主因素

基　　因	SNP 参考编号和名称	效　　果
HIV 进入		
CCR5	Δ32,rs3333	预防 HIV 感染
CCL5	rs2280789 rs2107538 3′222C	增加 HIV 感染的风险
CCL2-CCL17-CCLI1	Hap 7(31 kb)at 17q11.2-q12	预防 HIV 感染
DC-SIGN	rs4804803,−336G	增加 HIV 感染的风险
细胞病毒辅助因子		
PPIA/CypA	rs6850,1650G	增加 HIV 感染的风险
APOBEC3G	C40693T	增加 HIV 感染的风险
APOBEC3B	Δ3B/Δ3B	增加 HIV 感染的风险

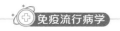
续表

基　　因	SNP 参考编号和名称	效　　果
TRIM5	rs16934386,促 SNP2 因子,rs7127617,促 SNP3 因子	增加 HIV 感染的风险
	rs10838525,R136Qrs3740996,H43Y	预防 HIV 感染
细胞因子		
IRF-1	rs17848395,619A	预防 HIV 感染
HLA 系统		
HLA	HLA Ⅰ类同源性	增加 HIV 感染的风险
其他		
Chr.22q13	微卫星 D22S423 at 22q13	预防 HIV 感染

注:由 An 和 Winkler 改编和修正[53]。

HLA:人类白细胞抗原;SNP:单核苷酸多态性。

 ## HIV 的母婴传播

　　HIV-1 从受感染的母亲到孩子的传播可能发生在宫内受孕时、围产期和产后。儿童 HIV 流行研究的两个重要里程碑是:(ⅰ) 1994 年,小儿艾滋病临床试验小组研究(pediatric AIDS clinical trials group study,PACTG 076)证明,通过产前、产时和新生儿期齐多夫定的联合用药,使围产期 HIV 传播率减少了 67%;(ⅱ) 在 20 世纪 90 年代引入 HAART。如果在怀孕期间没有使用 ART 预防传染,HIV-1 的母婴传播(mother-to-child transmission,MTCT)率高达 12%~40%[39]。通过联合使用 ART 和适当的人工和分娩管理,MTCT 率低至 1% 以下。在高收入国家,一名感染 HIV-1 孩子的出生是一个前哨事件,代表着怀孕、分娩和分娩期间出现系统性失误和过失。然而,HIV-1 的 MTCT 继续助长了中低收入国家的艾滋病病毒流行,特别是撒哈拉以南的非洲国家[40]。尽管预防母婴传播(prevention of MTCT,PMTCT)方案已经得到改进,但撒哈拉以南的一些非洲国家尚未实现世界卫生组织(WHO)制定的消除目标,即 HIV-1 的 MTCT 率降低到 5% 以下。

　　一些宿主遗传学和免疫学相关机制和危险因素与 HIV-1 的 MTCT 有关。MHC 是胎儿对来自母亲的 HIV-1 传播的抗性和/或易感性的重要决定因素。在内罗毕的一项 HIV-1 的 MTCT 的研究中,发现配对母子中的 Ⅰ类 HLA 一致性与 MTCT 风险增加存在独立相关(表 10.1)[41]。因此,不一致的 HLA 可以保护婴儿免受感染,因为异体婴儿对母体 MHC 免疫反应有抗性。母体 HLA-A*2301 与 HIV 的 MTCT 相关,与母体 HIV 病毒载量无关[42]。婴儿体内 HLA-A2 水平与 MTCT 风险降低 9 倍有关[41]。此外,有报道称 β-防御素与 MTCT 之间存在关联[43-45]。β-防御素在人体的上皮细胞上表达,并在宿主-环境界面保护宿主免受微生物的侵害[46]。暴露于 HIV-1 的婴儿,其 β-防御素-1(−44C/G 和 −52G/A)中的两个单核苷酸多态性(SNP)可防止 HIV-1 的 MCTC[45]。母体中和抗体(neutralizing antibodies,NAbs)从妊娠 18 周开始穿过胎盘,在分娩时达到峰值,并在婴儿体内持续存留长达 18 个月。因此,母体中

HIV-1变体的NAbs可能潜在地限制了对中和作用敏感的HIV-1变体的传播[47]。然而,关于母体NAbs在降低MTCT中的作用的报道并不一致[48]。有报道称,母体中和抗体可能会阻止婴儿暴露于子宫内的敏感变体,从而避免了可能导致MTCT的病毒变体[47,49]。

③ HIV-1疾病进展的免疫流行病学

HIV-1疾病进展主要有三种类型:(ⅰ)长期无进展者(long-term none progressors,LTNP),是指感染HIV-1的个体,能保持稳定的CD4+T细胞水平和低病毒血症10年或以上;(ⅱ)快速进展者,是指感染HIV-1的个体,不能控制病毒血症并在3年内发展为艾滋病;(ⅲ)精英控制者(elite controllers,EC),是指感染HIV-1的个体,能够在不进行抗逆转录病毒治疗的情况下控制HIV-1的复制到50拷贝/毫升以下,这类个体约占所有HIV-1感染者的1%。宿主遗传学和免疫监测导致了疾病表型的异质性。通过候选基因分析(candidate gene analysis,CGA)和无偏倚的GWAS(表10.2),发现了几种导致HIV-1疾病表型的遗传变异。HLA-Ⅰ类基因编码细胞表面分子,并将病毒的抗原表位呈现给CD8⁺T细胞毒性淋巴细胞。HLA-Ⅰ类呈递的HIV-1肽是HIV-1疾病进展的主要决定因素,因为不同的HLA蛋白能成功呈递抗原的程度是不同的。HLA基因1、2或3个Ⅰ类位点的纯合度与HIV-1疾病进展呈正相关,且在*HLA-A*、*HLA-B*和*HLA-C*基因的纯合子个体中,无病(艾滋病)生存时间最短。目前已经确定*HLA-B*基因的多样性是影响HIV-1疾病进展的主要宿主遗传因素,而HLA-B肽结合槽中关键的氨基酸位置与HIV-1控制密切相关。*HLA-B*57和*HLA-B*27这两种基因的等位基因始终与疾病进展延迟相关。*HLA-B*57与低HIV-1病毒载量和CD4⁺T细胞缓慢下降相关。然而,一些携带*HLA-B*57基因的个体可能与没有*HLA-B*57基因的HIV-1感染者有着相似的疾病进展。因此,没有任何一种单一的遗传变异能够对HIV-1进行控制,多种变异位点的协同效应对HIV-1的控制至关重要。因为HIV-1识别表位的能力有限,所以*HLA-B-35Px*等位基因与更快速的HIV-1疾病进展相关。除了*HLA-B*外,位于*HLA-C*基因上游的35kb碱基段(rs9264942)的变异也独立参与了病毒载量的设定和HIV-1的控制,该SNP增加了细胞表面HLA-CmRNA和HLA-C的表达水平。

表10.2　与HIV-1疾病进展相关的宿主因素

基　因	SNP参考编号和名称	效　果
HIV进入		
CCR5	Δ32/+	延缓艾滋病进展
	rs1799987	加速艾滋病进展
CCR2	rs1799864,V64I	延缓艾滋病进展
CXCR6	rs2234355,E3K	增加PCP后的存活率
SDF1	rs1801157,3'A(3'UTR)	延缓艾滋病进展

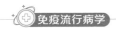
续表

基　　因	SNP 参考编号和名称	效　　果
CCL5	rs2280789	加速艾滋病进展
	rs1800825,−28	延缓艾滋病进展
CCL18-CCL3-CCL4	rs1719153,rs1719134,在 17q12 处的 47kb 单倍型	加速艾滋病进展
细胞病毒辅助因子		
CUL5	rs7117111,SNP5	加速艾滋病进展
	rs11212495,SNP6	加速艾滋病进展
	rs7103534,SNP4	延缓艾滋病进展
PPIA/CypA	rs817826,1604G	加速艾滋病进展
Tsg101	单倍型 C	延缓艾滋病进展
APOBEC3G	rs8477832,H186R	加速艾滋病进展
	rs3736685,197193C	加速艾滋病进展
细胞因子		
IL10(Th2 细胞因子)		加速艾滋病进展
IFNG(TH1 细胞因子)	rs2069709,−179T	加速艾滋病进展
CXCR1(IL8 受体)	单倍型 Ha	延缓艾滋病进展
HLA 系统		
HLA	Ⅰ 类 A、B、C 纯合子	加速艾滋病进展
	B*35-Px	加速艾滋病进展
	B*27	延缓艾滋病进展
	B*57	延缓艾滋病进展
KIR	KIR3DS1+HLA Bw4－801	延缓艾滋病进展
	没有配体的 KIR3DS1	加速艾滋病进展
其他		
ZNRD1	rs9261174	延缓艾滋病进展
Prox1	rs17762192-C	延缓艾滋病进展

注:根据 An 和 Winkler 进行修改并采用[53]。

HLA:人类白细胞抗原;SNP:单核苷酸多态性;PCP:吉氏肺孢子虫肺炎。

在接受 HIV-1 的治疗初期和长期治疗的个体中,CD4 辅助性 T 细胞上的趋化因子受体 CCR5△32 与 HIV-1 疾病的延迟进展有关。启动子区域的遗传变异和 CCR5 中罕见的非同义突变改变了 HIV-1 的疾病进展速度。上调 *CCR5* 基因(rs1799987)的表达,加速了 HIV-1 疾病的进展。CD4 辅助性 T 细胞上的其他 SNP 和其他趋化因子受体的突变[CCR2(rs1799864,V64I)和 CXCR6(rs2234355,E3K)]与 HIV-1 疾病进展延迟相关。另外,和 HIV-1 共受体结合的趋化因子与 HIV-1 疾病修饰有关。SNP 的 CCL5 表达水平的下调与更高的病毒载量和更快速的 HIV-1 疾病进展相关。

APOBEC3家族成员胞苷脱氨酶是由宿主细胞产生的,能使病原体DNA发生突变。因此,它们在宿主先天免疫系统对包括HIV-1在内的逆转录病毒感染的应答中发挥着重要作用。APOBEC3家族基因(A、B、C、D、E、F、G、H)位于22q12-q13染色体的串联阵列中。APOBEC3酶通过将dC脱氨到dU来编辑新合成的病毒DNA,这导致了致命的G到A的高频突变。这些高频突变与HIV-1病毒粒子的适应度降低有关。HIV-1已经进化到可以编码一种被称为病毒感染因子(viral infectivity factor, Vif)的蛋白质,该蛋白质通过泛素化途径,进行以APOBEC3为靶标的蛋白酶体降解,该途径涉及宿主蛋白Cullin5、延长蛋白B和延长蛋白C以及Rbx1。因此,Vif蛋白消除了APOBEC3G和APOBEC3F对HIV-1复制的影响。一些由启动子和内含子SNP组成的几种APOBEC3G单倍体影响了HIV-1疾病的进展(表10.2)。影响HIV-1疾病进展的APOBEC3G的变异与APOBEC3G表达水平的增加相关,而APOBEC3G可以克服HIV-1中Vif介导的降解。APOBEC3G mRNA的表达水平与疾病进展呈正相关;非进展者高表达,而快速进展者低表达。APOBEC3B可以抵抗Vif介导的降解,并显示出中强度到高强度的抗HIV活性。*APOBEC3B*基因的完全缺失与更高的感染HIV-1的风险、更高的病毒载量和更快的疾病进展有关,在杂合子中缺失的*APOBEC3B*基因对HIV-1没有影响。在纯合子中*APOBEC3B*基因是很常见的,*APOBEC3B*等位基因的频率在亚洲人群大于27%,但在非洲人群只有4%甚至更少。

④ HIV-1免疫流行病学对治疗性和预防性HIV-1疫苗的启示

　　尽管在过去30年里,HIV-1研究领域取得了重要的科学进展,但科学界仍然没有找到HIV-1的治愈方法,也没有研发出相关疫苗。想要找到这些治疗方法和疫苗并非易事,只有通过更好地了解不同人群中HIV-1和人类免疫系统之间的相互作用,才能更快地实现这些突破。在对HIV-1免疫的观察和自然实验中吸取了重要的教训:这些实验中出现了几次接近根除HIV-1病毒(功能性治愈)和一次性彻底根除HIV-1(治愈)的情况。功能性治愈是指在没有ART的情况下,持续存在低水平的HIV-1病毒血症的状态。因此,功能性治愈可引起长期不依赖药物的HIV-1病情缓解。

　　有报道称,队列中的HIV-1感染者在感染急性期开始接受ART,病毒复制在停止ART后的几年内得以控制。"密西西比婴儿"[50]就是一个很好的例子。一名没有接受过产前护理的妇女在密西西比州的一家医院分娩。她在分娩时才被诊断为HIV-1感染,故而她之前没有接受过抗逆转录病毒预防治疗来阻断HIV-1通过母婴传播。该婴儿在出生30小时后开始接受ART,采用齐多夫定、拉米夫定和奈韦拉平三联药物治疗方案,为高危HIV-1暴露提供预防。在婴儿出生的第7天,确诊其感染HIV-1,并继续接受治疗方案,但在她15个月到18个月时失访了。在此期间,护理人员停止对婴儿进行ART。当这名儿童回到护理中心时,采集她23个月和24个月时的血液样本,未检测到HIV-1 RNA。在她24个月大时,再次检测HIV-1 DNA和HIV-1抗体结果,均为阴性。她的血液中没有病毒复制,也没有检测到具有复制能力的病毒宿主。人们得出的结论是,她可能是被功能性治愈了。不幸的是,在她46个月大时,在她的血浆中又检测到了HIV-1 RNA。

自艾滋病疫情流行以来,在近7 000万的HIV-1感染者中,只有一个人——"柏林患者"被"治愈"了[51]。该患者是一名40岁的白人男性,他于1995年被诊断感染HIV,随后开始接受ART。2007年,他被诊断为急性髓细胞性白血病(acute myelogenous leukemia,AML),并接受了全消融化疗、放疗和纯合子供体细胞CCR5Δ32的干细胞移植。因为之前的研究表明,CCR5受体功能障碍的人群在感染HIV后CCR5受体功能会有所改善,所以对他的CCR5受体状态进行了检测。在他被诊断为AML时,他的CD4 T细胞计数为415个/mm³,且检测到HIV-1 RNA。在移植的332天后他又复发AML。这次他在接受了单剂量全身照射(200 cGy)治疗后,进行了阿糖胞苷和吉妥单抗的再诱导治疗,并再次接受来自同一捐赠者的第二次移植手术。第二次手术使他的AML完全缓解,并碰巧缓解了他的HIV-1感染。在停用ART的20个月后,经RNA和前病毒DNA的PCR检测,在他的外周血、骨髓和直肠黏膜中均未检测到HIV-1。这些观察结果强调了CCR5受体在HIV-1感染和疾病进展过程中的核心作用。尽管来自HLA匹配供体的异体干细胞移植对于血液系统肿瘤患者是一种可行的选择,但目前还未被确定为没有恶性肿瘤的HIV-1感染者的治疗选择。这种方法存在几个重大缺陷:(ⅰ)费用高昂,大多数PLWH承担不起这种治疗费用;(ⅱ)移植前调理所产生的毒性会导致高发病率和高死亡率;(ⅲ)存在一定伦理问题,即目前的抗逆转录病毒治疗能有效控制HIV感染的同时,需让一个健康的HIV-1感染者接受具有严重副作用的异基因造血细胞移植(hematopoietic cell transplantation,HCT);(ⅳ)HLA供体库中,可匹配的CCR5Δ32是纯合子的捐献者较少。然而,从"柏林患者"身上吸取的经验教训使得对开发具有成本效益的CCR5靶向治疗方案有了进一步调查研究。自从"柏林患者"治疗成功后,多次在HIV-1感染的恶性肿瘤患者中尝试进行异基因HCT,但这些试验结果却不尽相同。最新成功的案例是来自英国伦敦的一名感染了霍奇金淋巴瘤的HIV感染者(2019年3月),他在接受纯合子CCR5Δ32供体细胞的异基因HCT治疗后HIV-1感染得到了缓解[52]。与异体移植不同,基因治疗领域的最新进展已经发展出了从HIV-1感染者自身细胞中产生功能性敲除CCR5表达的方法,这被称为自体移植。这些方法包括设计核酸酶平台,如锌指核酸酶(zinc finger nucleases,ZFN)和规律成簇间隔短回文重复序列(CRISPR/Cas9)。目前有几项正在开展的临床试验是在患者自身的细胞中使用工程病毒耐药性的特性进行的,但其早期的试验结果有好有坏。这更好地揭示了遗传和宿主免疫在HIV-1感染和疾病进展中发挥的作用,有助于疫苗的研发,从而在某些人群中引起强大而有效的免疫应答。

5 小结

在感染HIV人群中发现遗传多态性的免疫流行病学与HIV感染结果的改善或恶化有关。这些观察结果为HIV获得、病毒设定值控制和HIV-1疾病进展的变化提供了重要的见解。迄今为止,使用候选基因方法和最近的GWAS遗传关联研究,仅将大约20%的HIV获得、控制和疾病进展归因于遗传变异。最重要的预测因子是影响参与HIV-1细胞进入趋化因子系统中常见的基因变异和参与宿主防御的HLA-Ⅰ类等位基因。需要进一步的研究来阐明其他遗传变异与HIV-1获得、疾病进展和传播之间的关系。"柏林患者"的案例表明，长期存活的、具有复制能力的HIV-1病毒库是可以被减少或充分清除的，从而使患者在停止抗逆转录病毒治疗后，不出现后续的病毒反弹。进一步的研究和临床试验正在进行中，来复制"柏林患者"的成功案例。值得注意的是，探索HIV-1治愈方法所需的时间越长，HIV-1与宿主的相互作用就越有可能导致其他遗传变异的选择和新的先天免疫反应，以保护人类免受HIV-1感染。在人类感染HIV-1后，我们应该认识到，随着时间的推移，其他非人类灵长类病毒可能会克服人类宿主的遗传性和免疫抗性，并在人类中引发新的人畜共患疾病的流行。

（翻译：范引光）

参考文献

[1] Centers for Disease C. Kaposi's sarcoma and Pneumocystis pneumonia among homosexual men-New York City and California. MMWR Morb Mortal Wkly Rep. 1981;30(25):305-8.

[2] Barre-Sinoussi F, Chermann JC, Rey F, Nugeyre MT, Chamaret S, Gruest J, et al. Isolation of a T-lymphotropic retrovirus from a patient at risk for acquired immune deficiency syndrome (AIDS). Science. 1983;220(4599):868-71.

[3] Popovic M, Sarngadharan MG, Read E, Gallo RC. Detection, isolation, and continuous production of cytopathic retroviruses (HTLV-Ⅲ) from patients with AIDS and pre-AIDS. Science. 1984;224(4648):497-500.

[4] Clavel F, Guetard D, Brun-Vezinet F, Chamaret S, Rey MA, Santos-Ferreira MO, et al. Isolation of a new human retrovirus from West African patients with AIDS. Science. 1986;233(4761):343-6.

[5] Chakrabarti L, Guyader M, Alizon M, Daniel MD, Desrosiers RC, Tiollais P, et al. Sequence of simian immunodeficiency virus from macaque and its relationship to other human and simian retroviruses. Nature. 1987;328(6130):543-7.

[6] Sharp PM, Bailes E, Gao F, Beer BE, Hirsch VM, Hahn BH. Origins and evolution of AIDS viruses: estimating the time-scale. Biochem Soc Trans. 2000;28(2):275-82.

[7] Sharp PM, Hahn BH. Origins of HIV and the AIDS pandemic. Cold Spring Harb Perspect Med. 2011;1(1):a006841.

[8] Daniel MD, Letvin NL, King NW, Kannagi M, Sehgal PK, Hunt RD, et al. Isolation of T-cell tropic HTLV-III-like retrovirus from macaques. Science. 1985;228(4704):1201-4.

[9] Hahn BH, Shaw GM, De Cock KM, Sharp PM. AIDS as a zoonosis: scientific and public health implications. Science. 2000;287(5453):607-14.

[10] Katzourakis A, Tristem M, Pybus OG, Gifford RJ. Discovery and analysis of the first endogenous lentivirus. Proc Natl Acad Sci U S A. 2007;104(15):6261-5.

[11] Aghokeng AF, Bailes E, Loul S, Courgnaud V, Mpoudi-Ngolle E, Sharp PM, et al. Full-length sequence analysis of SIVmus in wild populations of mustached monkeys (Cercopithecus cephus) from Cameroon provides evidence for two co-circulating SIVmus lineages. Virology. 2007;360(2):407-18.

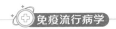
[12] van Rensburg EJ, Engelbrecht S, Mwenda J, Laten JD, Robson BA, Stander T, et al. Simian immunodeficiency viruses (SIV) from eastern and southern Africa: detection of a SIVagm variant from a chacma baboon. J Gen Virol. 1998;79(Pt 7):1809-14.

[13] Gao F, Bailes E, Robertson DL, Chen Y, Rodenburg CM, Michael SF, et al. Origin of HIV-1 in the chimpanzee Pan troglodytes troglodytes. Nature. 1999;397(6718):436-41.

[14] Hirsch VM, Dapolito G, Goeken R, Campbell BJ. Phylogeny and natural history of the primate lentiviruses, SIV and HIV. Curr Opin Genet Dev. 1995;5(6):798-806.

[15] Keele BF, Jones JH, Terio KA, Estes JD, Rudicell RS, Wilson ML, et al. Increased mortality and AIDS-like immunopathology in wild chimpanzees infected with SIVcpz. Nature. 2009;460(7254):515-9.

[16] Keele BF, Van Heuverswyn F, Li Y, Bailes E, Takehisa J, Santiago ML, et al. Chimpanzee reservoirs of pandemic and nonpandemic HIV-1. Science. 2006;313(5786):523-6.

[17] Peeters M, Courgnaud V, Abela B, Auzel P, Pourrut X, Bibollet-Ruche F, et al. Risk to human health from a plethora of simian immunodeficiency viruses in primate bushmeat. Emerg Infect Dis. 2002;8(5):451-7.

[18] Malim MH, Emerman M. HIV-1 accessory proteins—ensuring viral survival in a hostile environment. Cell Host Microbe. 2008;3(6):388-98.

[19] Kajaste-Rudnitski A, Pultrone C, Marzetta F, Ghezzi S, Coradin T, Vicenzi E. Restriction factors of retroviral replication: the example of Tripartite Motif (TRIM) protein 5 alpha and 22. Amino Acids. 2010;39(1):1-9.

[20] Wain LV, Bailes E, Bibollet-Ruche F, Decker JM, Keele BF, Van Heuverswyn F, et al. Adaptation of HIV-1 to its human host. Mol Biol Evol. 2007;24(8):1853-60.

[21] Mwaengo DM, Novembre FJ. Molecular cloning and characterization of viruses isolated from chimpanzees with pathogenic human immunodeficiency virus type 1 infections. J Virol. 1998;72(11):8976-87.

[22] Sheehy AM, Gaddis NC, Choi JD, Malim MH. Isolation of a human gene that inhibits HIV-1 infection and is suppressed by the viral Vif protein. Nature. 2002;418(6898):646-50.

[23] Stremlau M, Owens CM, Perron MJ, Kiessling M, Autissier P, Sodroski J. The cytoplasmic body component TRIM5alpha restricts HIV-1 infection in Old World monkeys. Nature. 2004;427(6977):848-53.

[24] Neil SJ, Zang T, Bieniasz PD. Tetherin inhibits retrovirus release and is antagonized by HIV-1 Vpu. Nature. 2008;451(7177):425-30.

[25] Jia B, Serra-Moreno R, Neidermyer W, Rahmberg A, Mackey J, Fofana IB, et al. Species-specific activity of SIV Nef and HIV-1 Vpu in overcoming restriction by tetherin/BST2. PLoS Pathog. 2009;5(5):e1000429.

[26] Iwabu Y, Fujita H, Kinomoto M, Kaneko K, Ishizaka Y, Tanaka Y, et al. HIV-1 accessory protein Vpu internalizes cell-surface BST-2/tetherin through transmembrane interactions leading to lysosomes. J Biol Chem. 2009;284(50):35060-72.

[27] Bour S, Schubert U, Peden K, Strebel K. The envelope glycoprotein of human immunodeficiency virus type 2 enhances viral particle release: a Vpu-like factor? J Virol. 1996;70(2):820-9.

[28] Gupta RK, Mlcochova P, Pelchen-Matthews A, Petit SJ, Mattiuzzo G, Pillay D, et al. Simian immunodeficiency virus envelope glycoprotein counteracts tetherin/BST-2/CD317 by intracellular sequestration. Proc Natl Acad Sci U S A. 2009;106(49):20889-94.

[29] Sauter C. Adjuvant therapy for breast cancer. N Engl J Med. 1994;331(11):742; author reply 4-5.

[30] Horton RE, McLaren PJ, Fowke K, Kimani J, Ball TB. Cohorts for the study of HIV-1-exposed but uninfected individuals: benefits and limitations. J Infect Dis. 2010;202(Suppl 3):S377-81.

[31] Detels R, Liu Z, Hennessey K, Kan J, Visscher BR, Taylor JM, et al. Resistance to HIV-1 infection. Multicenter AIDS Cohort Study. J Acquir Immune Defic Syndr. 1994;7(12):1263-9.

[32] Dean M, Carrington M, Winkler C, Huttley GA, Smith MW, Allikmets R, et al. Genetic restriction of HIV-1 infection and progression to AIDS by a deletion allele of the CKR5 structural gene. Hemophilia Growth and Development Study, Multicenter AIDS Cohort Study, Multicenter Hemophilia Cohort Study, San Francisco City Cohort, ALIVE Study. Science. 1996;273(5283):1856-62.

[33] Kroner BL, Rosenberg PS, Aledort LM, Alvord WG, Goedert JJ. HIV-1 infection incidence among persons with hemophilia in the United States and western Europe, 1978-1990. Multicenter Hemophilia Cohort Study. J Acquir Immune Defic Syndr. 1994;7(3):279-86.

[34] Osbourn JK, Earnshaw JC, Johnson KS, Parmentier M, Timmermans V, McCafferty J. Directed selection of MIP-1 alpha neutralizing CCR5 antibodies from a phage display human antibody library. Nat Biotechnol. 1998;16(8):778-81.

[35] Signoret N, Pelchen-Matthews A, Mack M, Proudfoot AE, Marsh M. Endocytosis and recycling of the HIV coreceptor CCR5. J Cell Biol. 2000;151(6):1281-94.

[36] Kaul R, Rowland-Jones SL, Kimani J, Dong T, Yang HB, Kiama P, et al. Late seroconversion in HIV-resistant Nairobi prostitutes despite pre-existing HIV-specific CD8+ responses. J Clin Invest. 2001;107(3):341-9.

[37] Mazzoli S, Trabattoni D, Lo Caputo S, Piconi S, Ble C, Meacci F, et al. HIV-specific mucosal and cellular immunity in HIV-seronegative partners of HIV-seropositive individuals. Nat Med. 1997;3(11):1250-7.

[38] Devito C, Hinkula J, Kaul R, Lopalco L, Bwayo JJ, Plummer F, et al. Mucosal and plasma IgA from HIV-exposed seronegative individuals neutralize a primary HIV-1 isolate. AIDS. 2000;14(13):1917-20.

[39] Bryson YJ, Luzuriaga K, Sullivan JL, Wara DW. Proposed definitions for in utero versus intrapartum transmission of HIV-1. N Engl J Med. 1992;327(17):1246-7.

[40] Paintsil E, Andiman WA. Update on successes and challenges regarding mother-to-child transmission of HIV. Curr Opin Pediatr. 2009;21(1):94-101.

[41] MacDonald KS, Embree J, Njenga S, Nagelkerke NJ, Ngatia I, Mohammed Z, et al. Mother-child class I HLA concordance increases perinatal human immunodeficiency virus type 1 transmission. J Infect Dis. 1998;177(3):551-6.

[42] Mackelprang RD, Carrington M, John-Stewart G, Lohman-Payne B, Richardson BA, Wamalwa D, et al. Maternal human leukocyte antigen A*2301 is associated with increased mother-to-child HIV-1 transmission. J Infect Dis. 2010;202(8):1273-7.

[43] Braida L, Boniotto M, Pontillo A, Tovo PA, Amoroso A, Crovella S. A single-nucleotide polymorphism in the human beta-defensin 1 gene is associated with HIV-1 infection in Italian children. AIDS. 2004;18(11):1598-600.

[44] Milanese M, Segat L, Pontillo A, Arraes LC, de Lima Filho JL, Crovella S. DEFB1 gene polymorphisms and increased risk of HIV-1 infection in Brazilian children. AIDS. 2006;20(12):1673-5.

[45] Ricci E, Malacrida S, Zanchetta M, Montagna M, Giaquinto C, De Rossi A. Role of beta-defensin-1 polymorphisms in mother-to-child transmission of HIV-1. J Acquir Immune Defic Syndr. 2009;51(1):13-9.

[46] Pazgier M, Hoover DM, Yang D, Lu W, Lubkowski J. Human beta-defensins. Cell Mol Life Sci. 2006;63(11):1294-313.

[47] Samleerat T, Thenin S, Jourdain G, Ngo-Giang-Huong N, Moreau A, Leechanachai P, et al. Maternal

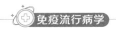

neutralizing antibodies against a CRF01_AE primary isolate are associated with a low rate of intrapartum HIV-1 transmission. Virology. 2009;387(2):388-94.

[48] Barin F, Jourdain G, Brunet S, Ngo-Giang-Huong N, Weerawatgoompa S, Karnchanamayul W, et al. Revisiting the role of neutralizing antibodies in mother-to-child transmission of HIV-1. J Infect Dis. 2006; 193(11):1504-11.

[49] Wu X, Parast AB, Richardson BA, Nduati R, John-Stewart G, Mbori-Ngacha D, et al. Neutralization escape variants of human immunodeficiency virus type 1 are transmitted from mother to infant. J Virol. 2006;80(2):835-44.

[50] Persaud D, Gay H, Ziemniak C, Chen YH, Piatak M Jr, Chun TW, et al. Absence of detectable HIV-1 viremia after treatment cessation in an infant. N Engl J Med. 2013;369(19):1828-35.

[51] Hutter G, Nowak D, Mossner M, Ganepola S, Mussig A, Allers K, et al. Long-term control of HIV by CCR5 Delta32/Delta32 stem-cell transplantation. N Engl J Med. 2009;360(7):692-8.

[52] Gupta RK, Abdul-Jawad S, McCoy LE, Mok HP, Peppa D, Salgado M, et al. HIV-1 remission following CCR5Delta32/Delta32 haematopoietic stem-cell transplantation. Nature. 2019;568:244.

[53] An P, Winkler CA. Host genes associated with HIV/AIDS: advances in gene discovery. Trends Genet. 2010;26(3):119-31.

第11章 真菌免疫流行病学

 引言

　　真菌是由生物学上独特的单细胞或多细胞真核生物组成,在复杂性上与动物和植物相当。作为有机物质的主要分解者,真菌通过有效的外酶活性消化大分子多糖、蛋白质或脂质分子。由于真菌的新陈代谢,大量的氮、磷和碳被释放到周围的环境中,使植物和动物能够利用以前无法获得的营养物质。因此,真菌在维持可持续的生态系统中起着至关重要的作用[1]。

　　据估计,目前共有220万~510万种真菌,但已知对人类具有致病性的大约只有300种[2]。真菌通常被认为是引起疾病的主要原因,包括令人不适但无害的疾病,如香港脚、癣或黏膜念珠菌病,但真菌的真正致病潜力却更严重和深远。据全球真菌感染基金会(Global Action Fund for Fungal Infections,GAFFI)估计,每年有超过3亿人受到严重的真菌感染,约160万人死于真菌疾病,惊人的死亡人数与肺结核死亡人数相当,并超过疟疾死亡人数[3]。全球严重真菌疾病负担的增加与越来越多特别容易受到侵袭性真菌感染的高危人群密切相关。20世纪80年代,随着艾滋病病毒/艾滋病大流行的到来,以及最近广泛使用拯救生命的实体器官和造血干细胞移植、恶性肿瘤细胞毒性化疗和针对各种自身免疫性疾病的免疫调节药物,使得全世界数百万人处于危险之中,仅在欧洲、美国和日本,就有超过1 000万的患者面临感染侵袭性曲霉病的风险[3]。虽然许多病原真菌只在免疫功能严重低下的个体中引起深层疾病,但有些真菌可以感染免疫力完全正常的宿主、患有慢性疾病或带有特定危险因素(如体内有血管内装置或其他植入异物)的患者。念珠菌属是一种致病性酵母菌,是住院患者血液感染的第四大常见病因,也是医院病原体感染的第五大常见病原体[4]。在荚膜组织胞浆菌流行的地区,如俄亥俄州和密西西比河流域,高达90%的人在他们的一生中都接触过这种真菌。在2012年,有5 000多例与组织胞浆菌病相关的患者入院[5]。

　　真菌感染对公共卫生的影响加快了真菌学的研究,从分子学和遗传学到转化和临床研究,目的是更好地理解真菌的发病机制和免疫机制。真菌免疫流行病学的研究旨在描述人群中宿主对各种真菌感染的免疫反应的变化,了解遗传和环境因素如何影响这些反应,并研究特定的固有免疫和获得性免疫功能障碍如何导致特定类型的真菌感染。从免疫流行病学中获得的见解是确定真菌地理分布的关键,并作为有针对性治疗和预防模式的基石,在未来可能彻底改变真菌感染的治疗方法。

② 真菌的分类和形态学

与其他生命形式一样,真菌也使用系统发育分类方案进行分类。尽管分类还在不断变化,但目前将真菌分为7个门。医学真菌学采用了更加实用的分类方法,将医学上重要的真菌分为酵母菌、霉菌和双态真菌(dimorphic fungi)[6]。酵母菌是单细胞生物,通常通过出芽的方式分裂;而霉菌是多细胞生物,产生细长的结构称为菌丝,可分为有隔膜(包含跨壁)和无隔膜两种。隔膜霉菌包括无色素透明霉菌(如曲霉菌)和暗色霉菌,其菌丝呈黑色。无隔膜霉菌,也被称为多核霉菌(如根霉),含有较少的或没有隔膜。霉菌主要以无性繁殖的形式存在,但为了繁殖也会产生包括分生孢子在内的有性结构。双态真菌根据环境温度以酵母菌和霉菌的形式存在。这些真菌通常是美国和世界某些地区特有的。

真菌具有由位于细胞质膜外的由糖蛋白和多糖组成的厚细胞壁(图11.1)[7]。细胞壁内层通常由几丁质层组成,中间层由密集的葡聚糖成分组成,外层由大量的甘露糖化蛋白组成。在一些真菌(如隐球菌)中,还存在一个厚厚的外多糖层,主要由葡萄糖醛酸木糖甘露聚糖组成。细胞壁的生物组成对真菌免疫学和毒力以及真菌感染的诊断[8]、治疗[9]和预防[10]模式的发展具有重要意义。例如,隐球菌荚膜已经被证明是一种有效的抗吞噬屏障,由于其厚度,真菌细胞壁可以抵抗抗体介导的补体激活损伤。检测细胞壁成分(如1,3β-D 葡聚糖和半乳甘露聚糖)的方法现在已经广泛用于侵袭性真菌感染的诊断。三种主要的抗真菌药物通过干扰真菌细胞壁的特定成分(麦角固醇:唑类和多烯类;葡聚糖:棘白菌素类)来抑制真菌的生长。

③ 真菌的固有免疫反应

 抗原递呈细胞对真菌的识别

在免疫能力强的宿主中,固有免疫系统会响应并有效地清除绝大多数的真菌病原体。如果真菌成功突破了初级保护性皮肤黏膜屏障,它们就会被固有免疫系统的细胞(包括树突状细胞、巨噬细胞和单核细胞)所识别。固有免疫细胞携带哺乳动物信号受体,也被称为真菌模式识别受体(pattern recognition receptors,PRR),它与真菌配体相结合后,被称为真菌病原相关分子模式(pathogen-associated molecular patterns,PAMP)[11]。真菌 PAMP 通常是真菌细胞壁成分,包括葡聚糖、α-甘露聚糖、O-链甘露聚糖和 N-链甘露聚糖,表11.1描述了核酸配

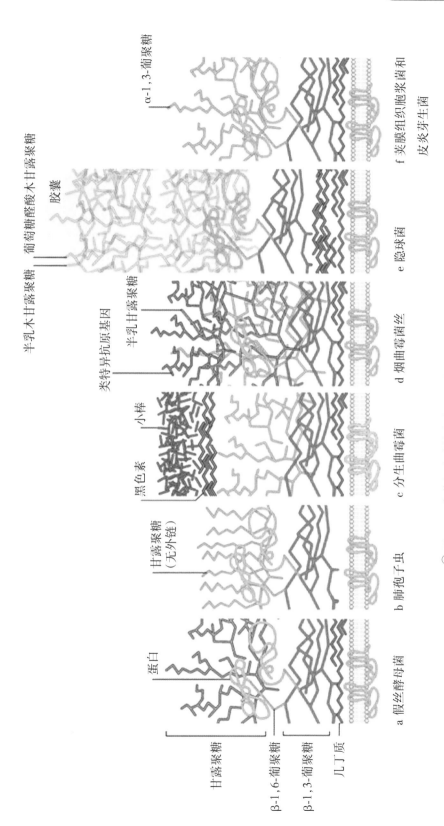

◎ 图 11.1　真菌细胞壁的成分（改编自 Ewing 和 Gow[7]）

体(真菌 DNA 和 RNA)。真菌识别的过程是通过 PAMP 与固有免疫细胞上的 PRR 结合来介导的,这种相互作用一旦发生,下游的免疫细胞内信号通路就会被激活。多种 PRR 介导的真菌识别现在已经被证实,包括 C-凝集素型受体(C-lectin-type receptors,CLR)、toll 样受体(toll-like receptors,TLR)、NOD 样受体等。不同家族或类型的 PRR 可以识别相同的真菌配体,如 TLR-2 和 CD14 都能识别 α-(1,4)-葡聚糖。此外,PRR 可以识别几种不同的真菌配体,如树突状细胞相关 C 型凝集素-2 与 α-甘露聚糖和 O-链甘露糖蛋白同源。PRR 可以差异识别有真菌菌株特异性的 PAMP,并且这些 PRR 的缺失已被证明会导致菌株的特异性易感性。通过多个 PRR 同时感知可导致下游信号增强。在真菌检测中,CLR 是 PRR 家族里最重要的,CLR 中的遗传性疾病导致患者特别容易受到真菌感染。CLR 家族由两种细胞内信号基序组成:(ⅰ)具有基于免疫受体酪氨酸的激活基序(immunoreceptor tyrosine-based activation motifs,ITAMs)或 ITAM 样结构域,如 Dectin-1;(ⅱ)包括 DC-SIGN 和 MR 在内的非免疫受体酪氨酸基序的 CLR。在 CLR 中,Dectin-1 通过与真菌细胞壁上的 B-葡聚糖结合,从而介导识别多种临床重要的真菌,包括念珠菌、曲霉和组织胞浆菌[12]。图 11.2 显示了 CLR 介导的 Dectin-1 信号转导通路。

表 11.1　医学上重要真菌相关的病原相关分子模式(PAMP)、模式识别受体(PRR)和免疫缺陷

真菌病原体	真菌 PAMP	真菌特异性 PRR	选择相关的免疫缺陷(免疫学缺陷)
念珠菌	葡聚糖:β-葡聚糖,α-葡聚糖 甘露聚糖:甘露聚糖,α-甘露糖,O-链甘露聚糖,N-链甘露糖,β-甘露糖苷,α-甘露糖苷,半乳甘露聚糖,磷脂甘露聚糖,葡萄糖醛酸木糖甘露聚糖 其他:N-乙酰-D-氨基葡萄,甘油糖脂,糖蛋白 A,几丁质,热休克蛋白-60,B 淋巴细胞瘤基因启动子-1,脱氧核糖核酸,核糖核酸	CLR:Dectin-1;Dectin-2,Dectin-3,Mincle,DC-SIGN,甘露糖受体 TLR:TLR-2,TLR-4,TLR-6,TLR-7,TLR-9 NOD 样受体:NOD2,NLRC4,NLRP3,NLRP10 整合蛋白:Ⅲ型补体受体 其他:CD23,CD36,表面活性剂蛋白 A 和 D,galectin-3,FcγR	CMC [IL17F,IL17RA,IL17RC,ACT1,STK4,IRF8,CARD9,STAT1,STAT3,RORC,AIRE,抗-IL-17 自身抗体] 侵袭性念珠菌病/CMC[CARD9,MPO] 慢性肉芽肿病[NADPH 氧化酶] 严重的先天性中性粒细胞减少症[ELA2,HAX1]
隐球菌	葡聚糖:β-葡聚糖,α-葡聚糖 甘露聚糖:甘露聚糖,葡萄糖醛酸木糖甘露聚糖,磷脂甘露聚糖,O-链甘露聚糖,rhmanomannans 罗曼甘露聚糖 其他:糖蛋白 A	CLR:Dectin-l,mincle,甘露糖受体 TLR:TLR-I,TLR-2,TLR-4,TLR-6,TLR-9 其他:CDI4,CD36,表面活性剂蛋白 A 和 D,FcγR	IL-12 受体缺陷[IL-12R] 自身抗体[对 GM-CSF 或 IFN-γ的抗体] Job's 综合征/CMC[STAT3] MonoMAC 综合征[GATA2] 体液缺陷[Fcγ受体多态性]

续表

真菌病原体	真菌PAMP	真菌特异性PRR	选择相关的免疫缺陷（免疫学缺陷）
肺囊虫	葡聚糖：β-葡聚糖 甘露聚糖：甘露聚糖，α-甘露糖，N-链甘露聚糖 其他：甘油糖脂，N-乙酰-D-氨基葡萄糖，糖蛋白A，几丁质	CLR：Dectin-l，mincle，甘露糖受体 其他：乳糖神经酰胺	严重淋巴细胞减少症[IL2RG，IL7RA，ADA，RAG1，RAG2，JAK3，ZAP70，ARTEMIS，NEMO/IKBKG，IKBA] T细胞功能障碍[CD40L，IL21R] Job's综合征/CMC[STAT3] Wiskott-Aldrich综合征[WAS] B细胞功能障碍[BTK]
曲霉菌	葡聚糖：β-葡聚糖 甘露聚糖：甘露聚糖，α-甘露糖，O-链甘露聚糖，半乳甘露聚糖，葡萄糖醛酸木糖甘露聚糖 其他：糖蛋白A，SP60，BAD-1，DNA	CLR：Dectin-l，Dectin-2，DC-SIGN，MBL TLR：TLR-2，TLR-4，TLR-9 NOD样受体：NOD1，NLRP3 整合蛋白：CR3 其他：蛋白酶蛋白-3，表面活性剂蛋白A和D	慢性肉芽肿病[NADPH氧化酶] Job's综合征/CMC[STAT3] 肺外曲霉病/CMC[CARD9] MonoMAC综合征[GATA2] 白细胞黏附缺陷症[CDI8] 严重的先天性中性粒细胞减少症[ELA2，HAX1]
组织胞浆菌	葡聚糖：β-葡聚糖 甘露聚糖：甘露聚糖，酸性多糖 其他：HSP60，BAD-1	CLR：Dectin-1 整合蛋白：CR3	IFN-γ缺乏症[IFNGR1] IL-I2受体缺乏症[IL-12R] 贾氏综合征/CMC[STAT3，DOCK8] CMC[STAT1] MonoMAC综合征[GATA2] T细胞功能障碍[CD40L]

注：CLR：C-凝集素型受体；CMC：慢性黏膜皮肤念珠菌病；TLR：toll样受体；PAMP：病原相关分子模式；PRR：模式识别受体；HSP60：抗热休克蛋白-60抗体；BAD-1：B淋巴细胞瘤基因启动子-1；Dectin-：树突状细胞相关C型凝集素-；Mincle：巨噬细胞诱导性C型凝集素样受体；DC-SIGN：树突状细胞特异性细胞间黏附分子；NOD：核苷酸寡聚化结构域；NLRC4：核苷酸结合寡聚化结构域受体，富含亮氨酸重复序列和含caspase募集结构域-4，NLRP3：核苷酸结合寡聚化结构域受体，富含亮氨酸重复序列和含Pyrin结构域3；NLRP10：核苷酸结合寡聚化结构域受体，CR3：Ⅲ型补体受体；galectin-3：血清半乳糖凝集素3；FcγR：Fcγ受体；IL：白介素；ACT1：核因子NF-κB激活剂1；STK4：丝氨酸/苏氨酸激酶4；IRF8：干扰素调节因子8；CARD9：胱天蛋白酶募集域蛋白9；STAT：信号转导与转录激活蛋白；RORC：RAR相关孤立受体C；AIRE：自身免疫调节因子；MPO：髓过氧化物酶；NADPH：还原型辅酶Ⅱ；ELA2：中性粒细胞弹性蛋白酶2；HAX1：造血底物相关蛋白1；GM-CSF：粒细胞-巨噬细胞集落刺激因子；IFN-γ：γ-干扰素；GATA家族：是一族含锌指结构的转录调节因子；ADA腺苷脱氨酶，RAG：重组酶激活基因；JAK3：Janus激酶3；ZAP70：70 kDa的酪氨酸激酶；NEMO/IKBKG：NF-kB关键调节因子基因/B细胞编码k轻链多肽抑制基因；IKBA：核因子KB抑制因子A；CD40L：CD40配体；WAS：湿疹血小板减少伴免疫缺陷疾病；BTK：酪氨酸激酶；MBL：甘露糖结合凝集素；Pentraxin-3：正五聚蛋白3；IFNGR1：IFN-γ受体1；DOCK8：一种原发性免疫缺陷病；CD：白细胞分化抗原。

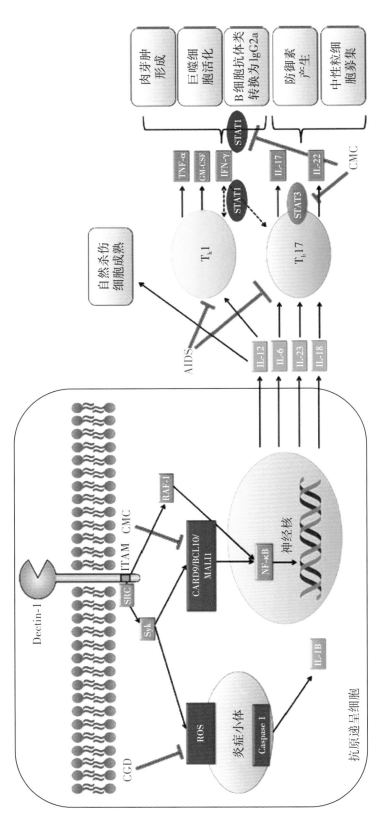

⊙ 图 11.2 Dectin-1 信号通路及相关免疫缺陷

注：Dectin-1：树突状细胞相关性 C 型植物血凝素 1；CGD：慢性肉芽肿性疾病；ITAM：免疫受体酪氨酸激活基序；CMC：慢性黏膜皮肤念珠菌病；ROS：活性氧；Syk：脾酪氨酸激酶；RAF-1：原癌基因丝氨酸苏氨酸-蛋白激酶；SRC：类固醇受体共激活；CARD9/BCL10/MALT1：胱天蛋白酶募集域蛋白 9/B-细胞淋巴瘤因子 10/黏膜相关淋巴瘤转运蛋白 1；Capase 1：含半胱氨酸的天冬氨酸蛋白水解酶-1；NF-κB：核因子 κB；IL-1β：白细胞介素-1β；AIDS：艾滋病；T_h1：辅助性 T 淋巴细胞；IL-6：白细胞介素-6；IL-12：白细胞介素-12；IL-23：白细胞介素-23；IL-18：白细胞介素-18；T_h17：辅助性 T 淋巴细胞 17；STAT3：信号转导和转录激活因子 3；IL-22：白细胞介素-22；IL-17：白细胞介素-17；STAT1：信号转导和转录激活因子 1；IFN-γ：γ-干扰素；TNF-α：肿瘤坏死因子-α；GM-CSF：粒细胞-巨噬细胞集落刺激因子。

β-葡聚糖与 Dectin-1 受体结合，诱导 CD45 和 CD148 磷酸酶的置换，促进细胞内 SRC 依赖的 ITAM 样基序的磷酸化 Syk，进一步导致 CARD9 的 PKC8 磷酸化。CARD9 与 BCL10 和 MALT1 复合物，产生 CARD9/BCL1-/MALT1 复合物，激活 NF-κB（亚基 p65 和 c-REL）。NF-κB 是一种蛋白质，可能是控制 DNA 转录和细胞因子产生的复合物。Syk 依赖的信号传导导致 ROS 的产生，继而导致 NLRP3 炎症小体的组装。炎症小体是一种多蛋白的胞内复合物，可促进炎细胞因子 IL-1β 的成熟和分泌。Dectin-1 结合也通过 Syk 独立的途径激活 NF-κB，由 RAF-1 激酶磷酸化和去乙酰化介导。通过这两种独立途径激活 NF-κB，最终导致炎症细胞因子的产生，如 IL-1β、IL-6、IL-12 和 IL-23。IL-1β 和 IL-23 促进 Th17 细胞分化，然后 Th17 细胞分泌 IL-17A，与 CXCL1 和 CXCL2 等趋化因子一起刺激中性粒细胞聚集到炎症部位，激活 T 细胞和 B 细胞对抗真菌损伤。IL-12 诱导 Th1 细胞分化，然后释放 IFN-γ，激活巨噬细胞，促进真菌根除。

184

固有免疫细胞对真菌的杀伤作用

效应固有免疫细胞(包括单核细胞、中性粒细胞和自然杀伤细胞)到达炎症部位后,会接触真菌病原体并消灭它们[13]。单核细胞和巨噬细胞产生的细胞因子和趋化因子可以直接杀死真菌,也可以增强中性粒细胞对真菌的杀伤力。活化的单核细胞可以分化为吞噬酵母菌的巨噬细胞,也可以分化为树突状细胞,将真菌抗原运输到区域淋巴结,并在那里刺激免疫细胞对真菌侵袭的适应性免疫反应。树突状细胞分泌IFN-α和IL-23,激活NK细胞产生GM-CSF,促进骨髓中中性粒细胞的产生。不同的趋化因子受体/配体组合在不同的真菌感染期间调节单核细胞的募集。例如,CCL20-CCR6激活导致侵袭性肺曲霉病中单核细胞的聚集,而在小鼠模型中,CX3CL1-CX3CR1信号介导肾巨噬细胞对酵母菌的杀伤作用[14]。单核细胞在黏膜免疫中起重要作用,识别真菌后,单核细胞分泌的炎性细胞因子(IL-1β、IL-6、IL-23和TNF-α)可促进T-细胞向Th17淋巴细胞分化。Th17细胞分泌IL-17和IL-22,直接产生防御素等抗真菌分子。单核细胞和巨噬细胞可以通过组蛋白修饰、DNA甲基化和其他机制的表观遗传重编程,建立针对真菌和其他病原体的淋巴细胞独立的免疫记忆(或训练免疫)。例如,记忆免疫来自于β-葡聚糖-Dectin-1的相互作用,并且与细胞代谢从氧化磷酸化转变到有氧糖酵解有关,这被认为可以增强单核细胞对真菌再次侵袭的反应能力[15]。

中性粒细胞清除真菌细胞根据病原体大小有所不同。中性粒细胞能够吞噬酵母细胞和其他小型真菌结构,如分生孢子,然后通过NADPH氧化酶介导的吞噬溶酶体内ROS的产生来发挥杀菌活性。ROS的产生还会下调IL-1β的产生,以限制中性粒细胞异常聚集,并减少过度炎症反应产生的不利影响。为了应对较大的微生物,如霉菌菌丝过大而无法吞噬,中性粒细胞释放中性粒细胞胞外诱捕网(neutrophil extracellular traps,NET)并产生ROS以诱导杀伤。NET是由中性粒细胞核酸和抗菌颗粒蛋白(包括中性粒细胞弹性蛋白酶、组织蛋白酶G、髓过氧化物酶和钙保护素)组成的细胞微丝,可以捕获和杀死真菌,也可能作为阻碍病原体运动的物理屏障。NET可以通过将细胞毒性颗粒蛋白从宿主细胞扩散来减少侧支组织损伤。在A.烟曲霉感染的小鼠模型中,中性粒细胞钙保护素是有效杀死菌丝的重要因素,但对较小的A.烟曲霉分生孢子的杀灭作用并不明显[16]。

除了通过产生GM-CSF来激活中性粒细胞外,NK细胞还表现出直接的抗真菌活性。NK细胞天然细胞毒性受体(natural cytotoxicity receptors,NCR)的激活,如NKp30(一种尚未确认的真菌PAMP)可触发穿孔素(一种通过在真菌质膜上形成孔隙而导致真菌死亡的细胞毒性分子)的释放[17]。阻断抗体或siRNA下调NKp30会导致穿孔素释放减少和真菌杀伤力受损。此外,NK细胞通过Fas-FasL或TNF途径诱导细胞凋亡,直接损伤真菌细胞。通过CCL2-CCR2趋化因子轴募集的NK细胞产生IFN-γ,IFN-γ在一些真菌感染如曲霉病中有保护作用,但在念珠菌和隐球菌感染中是有害的[18]。

其他固有免疫细胞在抗真菌免疫中也起到重要作用。Gamma-delta(γδ)T细胞通过产生IL-17和诱导上皮细胞产生防御素,在黏膜皮肤免疫中发挥重要作用。上皮细胞和内皮细胞通常是抗真菌的第一道防线。在识别真菌后,上皮细胞产生炎症细胞因子(如IL-1)促进中性粒细胞的活化和内流。嗜酸性粒细胞通过释放细胞毒性颗粒蛋白(如嗜酸性粒细胞衍生的神经毒素和主要碱性蛋白)来杀死真菌,但也与对真菌环境的不良过敏反应有关,如变应性支气管肺曲霉病(allergic bronchopulmonary aspergillosis,ABPA)[19]。

④ 真菌的适应性免疫应答

T细胞反应:促炎性应答

当先天免疫系统的初步防御被破坏或由于免疫抑制而削弱时,适应性免疫对真菌的反应就开始发挥作用[20]。T细胞介导的反应对于充分控制侵袭性真菌感染至关重要。通过PRR识别真菌配体后,树突状细胞迁移到局部淋巴结,然后由病原体特异性效应B细胞和效应T细胞主导的后续免疫阶段。树突状细胞通过在MHC-Ⅰ类分子或Ⅱ类分子上呈递病原体相关抗原,然后和表达的共刺激分子结合来启动初始T细胞。根据解剖学位置和表面标记表达的差异,多个特化树突状细胞亚群可以协同刺激T细胞发生反应。树突状细胞通过MHC-Ⅰ类分子刺激初始CD8+T细胞,并通过MHC-Ⅱ类分子刺激CD4+T细胞。CD4+T细胞,特别是Th1和Th17亚群,有助于清除体内真菌,但目前不清楚它们在抗真菌免疫作用中是否是必需的。树突状细胞和巨噬细胞分泌的IL-12可促进Th1细胞的发育,Th1细胞是在抗真菌防御中非常有效的T细胞亚群。Th1细胞会生成TNF-α、GM-CSF,特别是IFN-γ具有重要作用。IFN-γ可以与巨噬细胞表面的IFN-γ受体结合,导致JAK1-/JAK2介导的STAT1的激活。STAT1是一种信号转导子和转录蛋白,能将NRAMP1聚集到吞噬溶酶体中。这样可以更有效地杀死吞噬溶酶体内的真菌,使巨噬细胞变成能够消除真菌入侵的吞噬细胞。IFN-γ还促使B细胞抗体类别转换为IgG2a,这种抗体在中和真菌方面更有效,并增强抗原递呈细胞中的抗原递呈能力。主导性的Th1适应性免疫应答与抗真菌的保护性免疫有关。Th17细胞是在TGF-β和IL-6共同刺激的原始CD4+T细胞中产生的。IL-6激活STAT3,这对RORγt依赖的Th17细胞的发育非常重要,而IL-23对充分增殖和功能发挥至关重要。Th17细胞与Th1细胞协同作用,在抗真菌黏膜免疫中分泌IL-17和IL-22,促进防御物质的产生。此外,它们还上调Th1的应答并减弱Th2的抑制性反应。

T细胞反应:调节性应答

IL-4和IL-13的分泌可诱导初始CD4 T细胞分化为Th2细胞。以Th2为基础的免疫应答有助于抑制Th1的应答,并抵抗与组织损伤相关的过度炎症。Th2细胞在应对寄生虫感染(如蠕虫感染)中发挥重要作用,通过调节B细胞类别向IgE转换,并分泌IL-4、IL-5和IL-13以聚集嗜酸性粒细胞和肥大细胞来抵抗寄生虫。然而,Th2主导的应答在真菌感染的情况下是有害的,会促进真菌感染的进展和降低病原体的清除能力。Th2细胞也参与非保护性炎症性过敏反应的发展。与Th2细胞一样,调节性T细胞(Treg)通过多种途径抑制促炎级联反应,以控制并发组织损伤,但Th1的抑制可导致对真菌失去控制。相反,Treg可能参与了促炎应答,通过IL-2捕获促进Th17细胞分化,增强对口腔念珠菌感染的黏膜免疫。尽管这些调节性应答在某些真菌感染的情况中可能是有害的,但它们在真菌感染的晚期具有有益作用,可以让免疫应答在真菌被清除后恢复到基线水平。

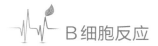

B细胞反应

体液免疫对真菌感染的控制作用较小。事实上,大多数患有遗传性和获得性低丙种球蛋白血症的患者发生真菌感染的风险并没有显著增加。然而,B细胞消耗疗法,如利妥昔单抗(CD20单克隆抗体)与侵袭性真菌疾病的风险增加有关,这表明B细胞可能具有一些非抗体介导的保护作用。此外,小鼠模型的研究结果证明单克隆抗体对其他破坏性的隐球菌和肺孢子菌感染具有保护作用[21],进一步的研究表明,抗体可以具有保护性、非保护性、甚至有疾病增强作用,这也许可以解释抗体在抗真菌免疫应答中相互矛盾的作用[22]。抗体明显表现出几种抗真菌特性。抗体通过调理作用增强吞噬作用。真菌的细胞壁对补体具有抗性,因此通过抗体介导的补体激活不会导致细胞壁损伤。抗体介导的调理作用可以增强巨噬细胞中吞噬小体的活化,并使抗原更有效地呈递给T细胞。一些抗体介导直接的抗真菌活性,包括抗体介导的铁饥饿和天冬氨酸蛋白酶可以抑制念珠菌感染。同样,抗β-葡聚糖抗体可以干扰念珠菌和隐球菌感染的细胞壁重塑和黏附进而导致真菌死亡,而酵母菌杀伤毒素样抗体可以结合真菌细胞壁上的杀伤毒素受体并导致损伤[23]。抗体,尤其是IgE类抗体,与对真菌的过敏反应有关,包括变应性支气管肺曲霉病(allergic bronchopulmonary aspergilliosis,ABPA)。

⑤ 真菌感染的免疫流行病学

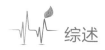

综述

上述对真菌感染产生的免疫应答发生在绝大多数人身上,即便是每个人都有其独特的免疫应答。免疫流行病学的研究检验了在真菌感染方面与一般人群和彼此之间有明显不同反应的亚群体,他们都患有免疫缺陷。免疫流行病学还根据种族、民族、年龄以及地理位置对免疫能力相对较强但更易受真菌感染的人群进行分析。本章剩余部分将介绍这些亚群体。

免疫缺陷背景下的真菌感染易感性

通过对先天或后天免疫缺陷导致真菌感染风险增加的个体和人群进行研究,我们对真菌免疫学的理解有很大提高。对这些群体的基因型和表型进行全面评估,发现了对抗真菌免疫、遗传突变和对真菌感染的获得性、易感性至关重要的分子途径。此外,患有这些疾病的患者有患特定类型的真菌的风险,并表现出某些可预测的临床表现,反映出特定的潜在免疫缺陷。在下面的章节中,我们通过回顾与疾病易感性增加相关的经典免疫缺陷,来研究针对某些临床重要真菌感染的免疫防御途径。

 慢性皮肤黏膜念珠菌病

慢性皮肤黏膜念珠菌病(chronic mucocutaneous candidiasis,CMC)是一组异质性综合征,通常在年轻时表现出来,其特征是黏膜、皮肤、指甲和头发的慢性、持续性、非侵入性念珠菌感染,一般治疗也难以将其治愈。CMC综合征是由抗真菌免疫相关基因的遗传突变引起的,尤其是与IL-17相关的基因突变。已有研究发现一部分CMC患者携带STAT1常染色体显性突变[24]。如上所述,STAT1是IFN-γ信号下游的一个重要转录因子,它启动巨噬细胞吞噬念珠菌,并促使原始T细胞成为Th17细胞。功能获得性STAT1突变导致STAT1核去磷酸化受损,进而导致Th17活化降低以及IL-17和IL-22的产生减少。Th17功能受损被认为是皮肤黏膜念珠菌易感性增加的基础。在Job's综合征(也称为高免疫球蛋白E综合征)中,STAT3功能缺失突变会损害RORγt依赖的Th17细胞的发育,导致CMC和其他的临床表现。自身免疫性念珠菌感染-多内分泌腺病-外胚层营养不良症(autoimmune polyendocrinopathy-candidiasis-ectodermal dystrophy,APECED),也称为自身免疫性多内分泌腺综合征Ⅰ型(autoimmune polyendocrine syndrome type Ⅰ,APS-1),在某些人群中,这种疾病占CMC病例的大部分。包括芬兰和意大利撒丁岛的病例,在这些人群中位于染色体21q 22.3上的AIRE基因突变的发生率很高[25]。在APECED中,CMC是由产生抗IL-17和IL-22的自身抗体引起的。IL-17自身抗体也可能存在于胸腺瘤患者中,从而导致CMC。IL-17细胞因子(IL-17F)和IL-17受体(IL-17RA和RC)基因突变与CMC相关。许多其他先天性IL-17免疫缺陷也与CMC的发展有关。

与其他形式的CMC不同,CARD9缺陷是由功能缺失突变引起的,并使得患者易患皮肤黏膜和侵袭性念珠菌病,特别是中枢神经系统念珠菌病,但不包括细菌或病毒感染[26]。CARD9的激活会导致NF-κB的激活,NF-κB是一种控制DNA转录和细胞因子产生的典型蛋白质复合物。与CARD9缺陷相关的免疫损伤还未确定,但被认为会影响皮肤黏膜疾病易感性(可能通过IL-17或IL-22损伤)或侵袭性疾病易感性(通过中性粒细胞功能和趋化性受损)的不同通路。

慢性肉芽肿病

慢性肉芽肿病(chronic granulomatous disease,CGD)是一组异质性疾病,其特征是复发性、侵袭性细菌和真菌感染并形成组织肉芽肿[27]。曲霉菌病是CGD患者最常见的感染性疾病,发病率为每年2.6/100人,患病率为40.0%。构巢曲霉是一种低毒力的菌种,几乎只影响慢性肉芽肿性疾病的患者。CGD是由NAPDH氧化酶的遗传突变引起的。NADPH氧化酶复合物由五种蛋白质(gp91phox、p22pho、p47phox、p67phox和p40phox)组成,所有这些蛋白质都是产生超氧化物所必需的。NADPH转化为$NADP^+$产生超氧化物,通过超氧化物歧化酶的作用催化生成过氧化氢,然后转化为次氯酸盐和羟基自由基。这些活性氧激活颗粒蛋白酶,包括弹性蛋白酶和组织蛋白酶G,它们对曲霉菌有直接毒性。所有五种成分的基因突变都会导致超氧化物产生受损和生成CGD,最常见的形式是X连锁(gp91phox突变),而其他形式的基因突变发病较晚并且是常染色体隐性遗传。NADPH呼吸爆发的缺乏与过氧化氢酶阳性微生物(包括真菌)的杀灭能力降低有关,从而为侵袭性和复发性曲霉病的发生奠定了基础。

 HIV感染的获得性免疫缺陷综合征

如果不进行治疗,HIV感染会导致$CD4^+T$细胞逐渐耗尽,并发展为获得性细胞免疫缺陷综合征。AIDS定义为外周$CD4^+T$细胞计数小于200个细胞/μL或存在AIDS的定义条件的情况,其中之一是肺外隐球菌病[尤其是中枢神经系统(CNS)受累]。HIV感染者和艾滋病患者感染隐球菌的风险很大。20世纪90年代初是AIDS流行的高峰期,在大城市中,每年隐球菌病的发病率为10万人中约有5个[28]。隐球菌的感染风险与循环$CD4^+T$细胞的数量密切相关,当$CD4^+T$细胞低于100个细胞/μL水平时,隐球菌感染的敏感性显著增加。循环的$CD4^+T$细胞的缺乏导致TNF-α、GM-CSF和IFN-γ的分泌减少,吞噬细胞和淋巴细胞的补充减少以及肉芽肿的形成减少。使真菌从肺泡中分离出来,首先进入血液,然后进入中枢神经系统。新生隐球菌通过吞噬体挤压来逃避巨噬细胞内的吞噬溶酶体杀伤,然后作为"特洛伊木马"穿过血脑屏障,引起脑膜脑炎[29]。隐球菌荚膜通过促进细胞NF-κB激活来增强HIV-1的复制和感染性,这是抗真菌反应的关键步骤,也会刺激潜伏的HIV感染前病毒。如果免疫功能迅速恢复,就像开始有效地抗逆转录病毒治疗一样,重新激活的$CD4^+T$细胞,可以协调炎症细胞流入感染部位。这导致免疫重建炎症综合征(inflammatory syndrome,IRIS),这是一种矛盾的临床恶化,甚至可能危及生命。

⑥ 免疫功能健全人群的真菌感染易感性

在免疫功能健全人群中,由于种族原因,真菌感染的易感性明显增加。有严重种族倾向感染的是粗球孢子菌或波萨达斯球孢子菌,这是美国西南部干旱地区特有的二型真菌,是球孢子菌病的病原体[30]。根据1901年至1936年间发生在加州克恩县的病例,研究人员指出,菲律宾人、非洲裔和墨西哥裔的美国人患播散性球孢子菌病的风险明显高于白种人(分别为176倍、14倍和3倍)[30]。最近的研究也印证了这些发现,包括亚洲族裔在内的其他族裔患播散性球孢子菌病风险均有增加,并指出职业暴露并非患该病风险的唯一潜在驱动因素。易感性增加的遗传机制尚不清楚,但可能与B型血和HLA II类抗原(HLA-A9和HLA-B9抗原)有关,这些抗原在菲律宾人和非洲裔美国人中更为常见,但这种关联并不一定是因果关系。无论在任何种族人群中,诸如HLA II-DRB1*1301等位基因等标记,都与严重的球孢子菌病相关[31]。易感性增加的免疫学基础,可能是人体的细胞免疫反应本身对球孢子虫无效。其实,在一些播散性球孢子菌病患者中已经发现了IFN-γ和IL-12受体β1缺陷的突变。然而,在一项针对活动性球孢子菌病患者的研究中,白种人和非洲裔美国人接种球孢子菌抗原后的皮肤反应性相似。同样,在接种福尔马林灭活小球(formalin-killed spherule,FKS)球孢子菌疫苗后,菲律宾人和非洲裔美国人与白种人的T细胞反应性相似[32]。研究表明,男性感染球孢子菌病的风险增加,但性别的影响远不如种族明显。芽生菌病是美国中西部所特有的,一种由皮炎芽生菌引起的地方性真菌感染,亚洲种族患芽生菌病的风险可能更高。在2009年,威斯康星州暴发的一次芽生菌病中,亚洲族裔出现的感染性症状的几率比非亚裔族群高12倍[33],虽然其潜在机制目前仍然未知,但未来的免疫流行病学研究揭开相关的遗传机制将大有可能。

❼ 研究真菌地理分布特征的免疫流行病学工具

医学研究中,免疫流行病学工具为我们提供了关键真菌全球分布的信息。这些措施包括通过皮肤反应性试验、淋巴细胞刺激试验来反映细胞免疫,以及通过特异性抗体检测来反映体液免疫。20世纪50~70年代对荚膜组织胞浆菌进行的皮肤试验研究是确定这种真菌地理分布的关键[34]。有记录表明,在美国中西部、中美洲和南美洲部分地区,荚膜组织胞浆菌素皮肤敏感性试验阳性率超过20%,在印度北部发现的阳性患者占10%~20%,除意大利以外的非洲和欧洲地区的阳性率非常低(<2%)。美国随即对新入伍的海军官兵进行皮肤试验,并更加精确地绘制了流行地区分布。2018年的一项研究指出亚洲的高流行地区:来自中国的一项研究报告,荚膜组织胞浆菌素皮肤敏感性试验阳性率高达50%。在高流行地区,皮肤和血清学反应性试验表明,约90%的人群在18岁之前感染过荚膜组织胞浆菌,但绝大多数感染者无临床症状。相反,对缅甸地区和索马里地区移民到美国的难民进行的血清流行病学研究发现,抗荚膜组织胞浆菌的抗体IgG阳性率≤1%,这表明在这些族群中组织胞浆菌感染是罕见的[35]。对新型隐球菌的皮肤反应性观察表明,它在自然界中广泛存在。在鸟类排泄物丰富的栖息地中经常可以分离得到新型隐球菌抗体,这表明新型隐球菌在鸟类的栖息地中大量储存并可能成为潜在的危险因素。血清学调查也证实了这些研究,鸽子爱好者的新型隐球菌抗体的检出率显著高于正常人群[36]。同样,免疫学调查也有助于确定皮肤溶

菌白念珠菌的流行领域[37]。在一项对美国林业工人的研究中,威斯康星州北部和明尼苏达州北部流行地区有30%的工人的皮肤癣双歧杆菌抗原特异性淋巴细胞刺激试验呈阳性,而华盛顿州的阳性率为0%。研究中没有一个个体报告有感染症状,这表明大多数芽生菌病是无临床症状的。动物种群的血清流行病学研究同样揭示了真菌的地理分布和生命周期,包括禽曲霉菌感染、犬副球孢菌病和芽生菌病。随着全球变暖,真菌免疫流行病学将在确定已知致病真菌和新生病原菌的地理范围演变方面发挥重要作用[38]。

❽ 抗真菌疫苗

18世纪末,免疫接种的出现使得一些重大传染病的发病率显著下降,彻底改变了医学实践,并为全球健康作出了巨大贡献。尽管真菌病的地理分布广泛,而且有着较高的发病率和死亡率,但目前还没有针对真菌的商业疫苗[10]。开发这类疫苗的一个重要障碍与高危人群有关。某些侵袭性真菌感染可以影响免疫功能正常的人,例如有地方性真菌和脱色霉菌的感染者,但大多数感染发生在免疫功能严重低下的个体中。因为完整的免疫需要对免疫接种有适当的反应和建立免疫记忆,而疫苗接种在免疫功能严重低下的人群中往往无效[39]。此外,尽管减毒活疫苗会引起最强烈和持久的免疫反应,但由于有发生感染的风险,严禁用于免疫功能低下者。如果计划免疫作为实体器官和造血干细胞移植的一部分,则可以事先接种疫苗以避免这一问题。另一个策略是使用作用于免疫系统的疫苗进行完全免疫。最有效的抗真菌疫苗的要求之一是能够触发Th1和/或Th17免疫反应,这是吞噬细胞激活和肉芽肿形成的前提,也是消除真菌感染的关键。目前大多数针对非真菌病原体的疫苗都会引发抗体反应,这在中和病毒和细菌方面非常重要,但对控制真菌的效果较差。尽管缺乏针对人类的商用疫苗,但动物模型已成功证明了这一策略。用1,3-β-D葡聚糖偶联的过氧化氢偶联物免疫可刺激机体产生强烈的免疫反应,并保护小鼠免受念珠菌、隐球菌和曲霉菌的感染。1,3-β-D葡聚糖具有高度的免疫原性,可作为触发保护性Th1和/或Th17免疫应答的有效佐剂[40]。在一种较新的疫苗模型中,抗原被嵌入β-葡聚糖颗粒中,引发了强烈的Th1和Th17反应,而靶向泛真菌的结构(如1,3-β-D葡聚糖)也具有抵御多种真菌感染的潜力。CD4+T细胞缺陷小鼠的皮炎减毒活疫苗可有效预防芽生菌病,并与分泌IL-17的CD8+T细胞的发育相关[41,42]。这些研究和其他相关数据,针对免疫功能低下者的疫苗开发具有非常重要的意义。一些人类候选疫苗已经在I期临床试验中成功证明,并且有可能开发商业化用途。在73例患者中检测了针对凝集素样序列3蛋白(Als3p)N端部分的抗念珠菌佐剂疫苗[43]。所有受试者均出现T细胞依赖和T细胞非依赖的反应,包括产生抗Als3p抗体,并且接种疫苗与预防念珠菌病相关。普遍的N链和/或O链甘露糖基化抗原发生在真菌细胞壁上,并与树突状细胞的高效处理有关,而含有抗原甘露糖基化作用的疫苗可以增强真菌疫苗的免疫原性。

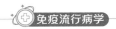

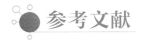 小结

　　侵袭性真菌病会在全球引起惊人的高发病率和死亡率,随着感染致病性真菌高危人群的持续扩大,真菌感染对公众健康的影响正在蔓延。全球变暖很可能导致现有医学中关键真菌地理范围的演变,并导致新的病原物种出现。通过对不同种族、地理和免疫状态人群中抗真菌宿主免疫反应特征的描述,为真菌免疫流行病学提供了关键证据,可用于现有及新兴真菌病原体的全球定位以及有效诊断、治疗和预防模式的开发。这些药物将包括开发新的真菌诊断标志物、新的抗真菌药物和第一代抗真菌疫苗。

(翻译:范引光)

参考文献

[1]　Frac M, Hannula SE, Belka M, Jedryczka M. Fungal biodiversity and their role in soil health. Front Microbiol. 2018;9:707.

[2]　Blackwell M. The fungi: 1, 2, 3 ··· 5.1 million species? Am J Bot. 2011;98(3):426-38.

[3]　Bongomin F, Gago S, Oladele RO, Denning DW. Global and multi-national prevalence of fungal diseases-estimate precision. J Fungi (Basel). 2017;3(4).

[4]　Hajjeh RA, Sofair AN, Harrison LH, Lyon GM, Arthington-Skaggs BA, Mirza SA, et al. Incidence of bloodstream infections due to Candida species and in vitro susceptibilities of isolates collected from 1998 to 2000 in a populationbased active surveillance program. J Clin Microbiol. 2004;42(4):1519-27.

[5]　Armstrong PA, Jackson BR, Haselow D, Fields V, Ireland M, Austin C, et al. Multistate epidemiology of histoplasmosis, United States, 2011-2014. Emerg Infect Dis. 2018;24(3):425-31.

[6]　McGinnis MR, Tyring SK. Introduction to mycology. In: Baron S, editor. Medical Microbiology. Amsterdam, Netherlands: Elsevier; 1996.

[7]　Erwig LP, Gow NA. Interactions of fungal pathogens with phagocytes. Nat Rev Microbiol. 2016;14(3):163-76.

[8]　Ambasta A, Carson J, Church DL. The use of biomarkers and molecular methods for the earlier diagnosis of invasive aspergillosis in immunocompromised patients. Med Mycol. 2015;53(6):531-57.

[9]　Lewis RE. Current concepts in antifungal pharmacology. Mayo Clin Proc. 2011;86(8):805-17.

[10]　Spellberg B. Vaccines for invasive fungal infections. F1000 Med Rep. 2011;3:13.

[11]　Lionakis MS, Iliev ID, Hohl TM. Immunity against fungi. JCI Insight. 2017;2(11):e93156.

[12]　Lionakis MS, Levitz SM. Host control of fungal infections: lessons from basic studies and human cohorts. Annu Rev Immunol. 2018;36:157-91.

[13]　Drummond RA, Gaffen SL, Hise AG, Brown GD. Innate defense against fungal pathogens. Cold Spring HarbPerspect Med. 2014;5(6).

[14] Lionakis MS, Swamydas M, Fischer BG, Plantinga TS, Johnson MD, Jaeger M, et al. CX3CR1-dependent renal macrophage survival promotes Candida control and host survival. J Clin Invest. 2013;123(12):5035-51.

[15] Cheng SC, Quintin J, Cramer RA, Shepardson KM, Saeed S, Kumar V, et al. mTOR- and HIF-1alpha-mediated aerobic glycolysis as metabolic basis for trained immunity. Science. 2014;345(6204):1250684.

[16] Branzk N, Lubojemska A, Hardison SE, Wang Q, Gutierrez MG, Brown GD, et al. Neutrophils sense microbe size and selectively release neutrophil extracellular traps in response to large pathogens. Nat Immunol. 2014;15(11):1017-25.

[17] Schmidt S, Tramsen L, Lehrnbecher T. Natural killer cells in antifungal immunity. Front Immunol. 2017;8:1623.

[18] Szymczak WA, Deepe GS Jr. The CCL7-CCL2-CCR2 axis regulates IL-4 production in lungs and fungal immunity. J Immunol. 2009;183(3):1964-74.

[19] Ghosh S, Hoselton SA, Dorsam GP, Schuh JM. Eosinophils in fungus-associated allergic pulmonary disease. Front Pharmacol. 2013;4:8.

[20] Romani L. Immunity to fungal infections. Nat Rev Immunol. 2011;11(4):275-88.

[21] Nabavi N, Murphy JW. Antibody-dependent natural killer cell-mediated growth inhibition of Cryptococcus neoformans. Infect Immun. 1986;51(2):556-62.

[22] Li R, Rezk A, Li H, Gommerman JL, Prat A, Bar-Or A, et al. Antibody-independent function of human B cells contributes to antifungal T cell responses. J Immunol. 2017;198(8):3245-54.

[23] Torosantucci A, Chiani P, Bromuro C, De Bernardis F, Palma AS, Liu Y, et al. Protection by anti-beta-glucan antibodies is associated with restricted beta-1,3 glucan binding specificity and inhibition of fungal growth and adherence. PLoS One. 2009;4(4):e5392.

[24] Van de Veerdonk FL, Plantinga TS, Hoischen A, Smeekens SP, Joosten LA, Gilissen C, et al. STAT1 mutations in autosomal dominant chronic mucocutaneous candidiasis. N Engl J Med. 2011;365(1):54-61.

[25] De Martino L, Capalbo D, Improda N, D'Elia F, Di Mase R, D'Assante R, et al. APECED: a paradigm of complex interactions between genetic background and susceptibility factors. Front Immunol. 2013;4:331.

[26] Glocker EO, Hennigs A, Nabavi M, Schaffer AA, Woellner C, Salzer U, et al. A homozygous CARD9 mutation in a family with susceptibility to fungal infections. N Engl J Med. 2009;361(18):1727-35.

[27] Dunogue B, Pilmis B, Mahlaoui N, Elie C, Coignard-Biehler H, Amazzough K, et al. Chronic granulomatous disease in patients reaching adulthood: a Nationwide study in France. Clin Infect Dis. 2017;64(6):767-75.

[28] Mirza SA, Phelan M, Rimland D, Graviss E, Hamill R, Brandt ME, et al. The changing epidemiology of cryptococcosis: an update from population-based active surveillance in 2 large metropolitan areas, 1992-2000. Clin Infect Dis. 2003;36(6):789-94.

[29] Charlier C, Nielsen K, Daou S, Brigitte M, Chretien F, Dromer F. Evidence of a role for monocytes in dissemination and brain invasion by Cryptococcus neoformans. Infect Immun. 2009;77(1):120-7.

[30] Cox RA, Magee DM. Coccidioidomycosis: host response and vaccine development. Clin Microbiol Rev. 2004;17(4):804-39, table of contents.

[31] Louie L, Ng S, Hajjeh R, Johnson R, Vugia D, Werner SB, et al. Influence of host genetics on the severity of coccidioidomycosis. Emerg Infect Dis. 1999;5(5):672-80.

[32] Williams PL, Sable DL, Sorgen SP, Pappagianis D, Levine HB, Brodine SK, et al. Immunologic respon-

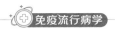

siveness and safety associated with the Coccidioides immitis spherule vaccine in volunteers of white, black, and Filipino ancestry. Am J Epidemiol. 1984;119(4):591-602.

[33] Roy M, Benedict K, Deak E, Kirby MA, McNiel JT, Sickler CJ, et al. A large community outbreak of blastomycosis in Wisconsin with geographic and ethnic clustering. Clin Infect Dis. 2013;57(5):655-62.

[34] Mochi A, Edwards PQ. Geographical distribution of histoplasmosis and histoplasmin sensitivity. Bull World Health Organ. 1952;5(3):259-91.

[35] Bahr NC, Lee D, Stauffer WM, Durkin M, Cetron MS, Wheat LJ, et al. Seroprevalence of histoplasmosis in Somali, Burmese, and Hmong refugees residing in Thailand and Kenya. J Immigr Minor Health. 2018;20(2):334-8.

[36] Walter JE, Atchison RW. Epidemiological and immunological studies of Cryptococcus neoformans. J Bacteriol. 1966;92(1):82-7.

[37] Vaaler AK, Bradsher RW, Davies SF. Evidence of subclinical blastomycosis in forestry workers in northern Minnesota and northern Wisconsin. Am J Med. 1990;89(4):470-6.

[38] Benedict K, Richardson M, Vallabhaneni S, Jackson BR, Chiller T. Emerging issues, challenges, and changing epidemiology of fungal disease outbreaks. Lancet Infect Dis. 2017;17(12):e403-e11.

[39] Levitz SM, Golenbock DT. Beyond empiricism: informing vaccine development through innate immunity research. Cell. 2012;148(6):1284-92.

[40] Levitz SM, Huang H, Ostroff GR, Specht CA. Exploiting fungal cell wall components in vaccines. Semin Immunopathol. 2015;37(2):199-207.

[41] Wuthrich M, LeBert V, Galles K, Hu-Li J, Ben-Sasson SZ, Paul WE, et al. Interleukin 1 enhances vaccine-induced antifungal T-helper 17 cells and resistance against Blastomyces dermatitidis infection. J Infect Dis. 2013;208(7):1175-82.

[42] Nanjappa SG, Heninger E, Wuthrich M, Gasper DJ, Klein BS. Tc17 cells mediate vaccine immunity against lethal fungal pneumonia in immune deficient hosts lacking CD4+ T cells. PLoSPathog. 2012;8(7): e1002771.

[43] Wang XJ, Sui X, Yan L, Wang Y, Cao YB, Jiang YY. Vaccines in the treatment of invasive candidiasis. Virulence. 2015;6(4):309-15.

第12章　恶性疟原虫性疟疾免疫流行病学

1 引言

疟疾的全球负担

在过去20年中,全球消灭疟疾的呼声高涨,人类在疟疾控制方面已经取得了巨大进展[1]。近年来,数学建模提高了对全球疟疾负担的评估能力(包括置信区间和不确定性)[1,2]。疟疾的全球分布情况与蚊媒、人类和环境等因素相关。疟疾的持续传播需要有合适的按蚊媒介,即疟原虫,以及一个易感的人类宿主群体。

几乎所有脊椎动物都能感染疟原虫。然而,由于宿主的特异性因素,如红细胞表面的蛋白质受体和唾液酸基团,疟原虫很大程度上表现出对特定种属的倾向性。天然感染人类的疟原虫有5种,分别为恶性疟原虫、间日疟原虫、三日疟原虫、卵形疟原虫和诺氏疟原虫,这些物种的分布取决于现有病媒和人群易感性。在本章,我们将主要关注恶性疟原虫的免疫流行病学。

人类疟疾发病机制

人类感染疟疾始于雌性按蚊唾液中引入的疟原虫子孢子(图12.1),子孢子从皮肤接种部位进入肝脏,侵入肝细胞后进入无症状复制阶段,随后裂殖体破裂,释放出大量裂殖子进入循环。然后裂殖子进入红细胞,经过48~72小时的重复性复制周期,裂殖子发育成滋养体再到裂殖体,最终形成子裂殖子。在此阶段,个体出现症状,并且破裂后会再浸润到新的红细胞。传播周期在血期寄生虫的一个子集分化为配子体时达到峰值,配子体在蚊子吸血时被摄入,在载体内进行减数分裂重组并最终转化为感染性子孢子。

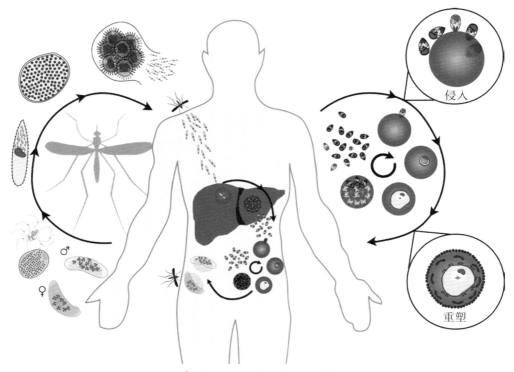

图 12.1　疟原虫的生命周期

注:疟原虫的生命周期需要脊椎动物宿主和按蚊载体的参与,包括肝脏中的无性外红细胞阶段、血液中的无
性红细胞阶段和有性阶段(配子细胞)在人类宿主血液中的转化。在蚊子吸食血液后,它摄入配子细胞,
就会开启孢子生成周期。疟原虫生命周期的两个关键致病过程发生在红细胞阶段:侵入(右上插图)以
及重塑和细胞黏附(右下插图)。疟疾的传播取决于配子细胞的形成和对蚊子媒介的成功感染。

这一周期在人类宿主体内的成功取决于一系列因素。人类红细胞受体和细胞内蛋白质
的自然多态性是其中一个因素,它可以对个体的易感性或疾病的严重程度产生深远影响。
细胞内蛋白质和表面受体中的红细胞变异,如葡萄糖 6-磷酸脱氢酶(glucose-6-phosphate
dehydrogenase,G6PD)、ABO 血型、地中海贫血、镰状血红蛋白(sickling hemoglobin,HbS)和其
他血红蛋白病,以及 Duffy 阴性(针对间日疟原虫)等,会在一定程度上防止疟原虫侵害,但也
可能会损害人类宿主。疟疾的疾病病理谱很广,包括重症疟疾(如恶性贫血、呼吸窘迫和脑
型疟疾)、无并发症的急性疟疾和无症状疟疾。除了人类基因多态性影响细胞内蛋白质和表
面受体外,免疫是疟疾发病机制中的另一个关键因素。

 宿主对疟疾的免疫反应

人体免疫系统能够在自然暴露的环境中对疟原虫产生功能性但非杀菌性的免疫[4]。免
疫系统对疟疾的反应,和对许多其他病原体的反应一样,包括先天性和适应性的免疫以及体
液和细胞反应。目前,自然免疫和疫苗设计所面临的挑战是,疟原虫生命周期的每个阶段都
有不同的抗原,这意味着针对子孢子蛋白的免疫反应不会与裂殖子蛋白或配子体蛋白发生

交叉反应。此外,疟原虫蛋白质在生命周期的每个阶段也是非常多样化的。人类免疫系统的选择压力导致了寄生虫的免疫显性抗原的极端多样性[5]。在疟原虫生命周期的某些阶段,疟原虫是在细胞内,而在另一些阶段是在细胞外,这意味着对其进行识别和控制的免疫机制在其生命周期的每个阶段都会有所不同[6](图12.2)。进入人类宿主的疟原虫的第一个阶段是子孢子,它通过雌性按蚊叮咬伴随其唾液一起注入。尽管子孢子是由驻留在皮肤中的树突状细胞运输到淋巴结,并在那里引发B细胞和T细胞反应,但针对这些细胞外的疟原虫的免疫反应主要是抗体驱动的。一旦子孢子进入并在肝细胞内定居,它们就存在于细胞内并能够通过CD4+T细胞和CD8+T细胞、自然杀伤(NK)细胞、NKT细胞和γ-δT细胞等诱发免疫反应。抗体的作用是阻止子孢子浸润肝脏,而细胞介质的作用是靶向杀死受感染肝细胞中的寄生虫。目前清楚的是,在小鼠[7]、非人类灵长类动物和人类[8]受到相同菌株的侵害时,用放射减毒子孢子(radiation-attenuated sporozoites,RAS)接种疫苗能够诱发对疟疾的无菌保护,这种保护既来自于中和抗体反应和CD8+T细胞反应,也来自于CD4+T细胞、γ-δT细胞和NK细胞反应[9]。有趣的是,自然传播的子孢子特异性记忆CD8+T细胞寿命长为6个月;然而,RAS提供的保护时长要短得多[10]。由于RAS受到辐射后不能进行DNA复制,它们在肝细胞浸润后停止发育。为了加强肝脏期的细胞免疫反应,基因减毒寄生虫(genetically attenuated parasite,GAP)疫苗应运而生,将疟原虫关键的肝脏期发育基因进行敲除或突变,以便使其在肝脏期被抑制[11]。随着寄生虫在不同阶段复制和发育,这些疫苗诱导了更广泛的抗原提呈,增加了暴露于免疫系统的寄生虫生命周期阶段的数量和组合成分。

一旦寄生虫成熟为肝期裂殖体并将裂殖子释放到血液中,寄生虫将再次成为细胞外寄生虫,此时抗体介导的结合和清除机制重新占主导地位,这些抗体包括入侵抑制抗体和裂殖子调理抗体。寄生虫一旦进入红细胞就会受到免疫系统的保护,这种保护一直延续到它将自己的蛋白质输出到被感染细胞的表面,并黏附在微血管上,阻止脾脏清除。这些暴露不同表面抗原的被感染红细胞是抗体的目标,抗体与细胞介质协同作用,可导致调理作用及巨噬细胞和中性粒细胞等吞噬细胞介导的对疟原虫的杀灭。产生干扰素γ的淋巴细胞(如CD4+T细胞、NK细胞、NKT细胞和γ-δT细胞)激活巨噬细胞,从而增强其对已调理的细胞外寄生虫和受感染红细胞的吞噬作用[6]。

免疫逃避:遗传多样性还是免疫功能障碍?

有两种流行的假设可以解释为什么即使在终身接触疟疾之后,机体对疟疾感染仍缺乏杀菌免疫。第一个假设是,每一种寄生虫感染的抗原都不同,为了真正具有杀菌免疫,必须对存在于人群中的所有不同抗原的疟原虫菌株产生免疫。第二个假设是,虽然免疫系统能够对寄生虫做出反应,但这些反应的功能受到损害,也就是说,它们在杀死寄生虫方面有某种缺陷。最近的证据表明,这些假设的组合实际上可能是正确的,下文将进一步讨论。

疟疾的免疫流行病学

免疫流行病学结合个人数据和群体数据,了解免疫对流行病学模式的影响。本章将主要关注血清流行病学,这是免疫流行病学的一个分支学科,主要研究暴露和保护的体液免疫标志物。免疫保护必然与暴露有关,保护性免疫是随着时间的推移和多次暴露而形成的;然

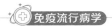

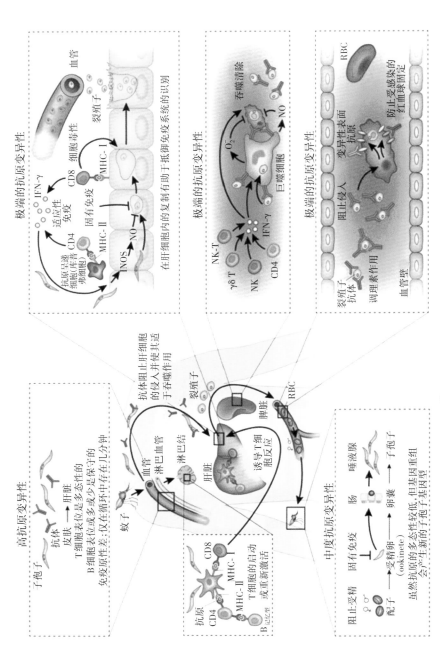

⊕ 图 12.2　疟疾的免疫机制

注：疟原虫感染的生命周期，在每个阶段控制寄生虫的主要免疫反应。被蚊子叮咬注射进皮肤的孢子体会被运送到淋巴结，在那里它们激活 T 细胞和 B 细胞，或者进入肝脏，进一步侵入肝细胞。抗体（antibodies，Ab）在皮肤中捕获孢子体了或防止它们侵入肝细胞。产生 IFN-γ 的 CD4⁺ 和 CD8⁺ T 细胞抑制寄生虫在肝细胞内发育成裂殖子。然而，这种免疫反应往往不够充分，从肝脏产生的裂殖子侵入红细胞，复制后会冲出被感染的红细胞并侵入新的红细胞。裂殖子特异性抗体可凝集和调理寄生虫，并可通过受体阻断抑制其对红细胞的侵入。抗不同表面蛋白的抗体也可以调理和凝集被感染的红细胞（red blood cells，RBCs），并防止它们在小血管中隔离（细胞黏附）。产生 IFN-γ 的淋巴细胞激活巨噬细胞，增强调理过的裂殖子和 iRBCs 的吞噬作用。抗配子细胞和配子抗原和配子表面抗原具有一定的多态性。而裂配子抗原和变异表面抗原高度的多态性。APC 为抗原提呈细胞（经 Springer Nature 授权转载）。

高抗原变异性

极端的抗原变异性

极端的抗原变异性

极端的抗原变异性

中度抗原变异性

而,这些暴露事件的性质、频率和抗原质量将影响免疫力或"保护"的形成速度。疟疾领域的血清流行病学跨越了前基因组和后基因组时代,从低特异性分析到高特异性,也从低通量到高通量。随着我们对疟疾蛋白的进一步了解,研究已经从探究整个寄生虫提取物的免疫反应,转移到单一蛋白,再到特征明确的蛋白的组合[12-14]。最近,含有100多个特征明确的抗原的蛋白质芯片"KILchip"[15],其涵盖数百种疟疾蛋白[16,17],已被用于基于人群的免疫反应研究。这种大规模的免疫反应性研究甚至允许假设的蛋白质或功能未知的蛋白质被确定为暴露或保护的潜在重要标志物。

❷ 疟疾免疫流行病学

 ## 关于免疫力和寄生虫流行随传播强度变化的经典队列研究

在免疫流行病学出现之前,有一种观点认为,机体随着年龄的增长可以获得对疟疾的免疫力——这种观点最初被称为"预免"[18]。即使在没有具体的免疫学测量的情况下,这一概念也是基于许多观察研究而得出,即寄生虫阳性百分比(或流行率)随年龄波动,在幼儿中达到高峰,在年龄较大的儿童和成人中呈下降趋势。坦桑尼亚沿海地区、加纳沿海地区、喀麦隆南部、坦桑尼亚农村、巴布亚新几内亚的马当、冈比亚农村、肯尼亚沿海的基利菲(见文献[19])以及塞内加尔农村的Dielmo和Ndiop[20-21]都显示出非常相似的趋势——寄生虫在幼儿(通常是5岁以下)中流行率最高,然后随着年龄的增长而下降。这些关于寄生虫流行率和年龄的研究表明,在测定寄生虫抗原和提取物引起的免疫反应之前,暴露和免疫之间的关系就已存在。

我们对疟疾免疫流行病学的了解大多来自于这些经典的队列研究,要么是在单一人群中随着传播的变化而进行的横向研究,要么是跟踪同一人在一段时间内的暴露、感染和免疫过程的纵向研究。这些研究的主要问题是:(i)免疫反应与传播强度相关吗?(ii)哪种免疫反应预示着对感染或严重疾病的保护? 冈比亚开展了早期队列研究,以确定寄生虫粗提取物或特定抗原的免疫反应与功能性免疫活动对疟疾感染保护之间的关联[22,23]。目前存在时间最长的队列是塞内加尔的Dielmo[20]和Ndiop[21]纵向队列,最初分别于1990年和1993年招募了两个村庄的患者,至今仍在积极跟踪。在基利菲还对三个队列进行了12年的监测,以追踪发热性疟疾病例以及无症状疟疾感染[24]。该研究通过对裂殖子表面蛋白2(merozoite surface protein 2,MSP2)的抗体水平来判断血清阳性率和血清转换率是否可以预测疟疾感染的热点。虽然血清阳性率和血清转换率都不能预测疟疾感染的热点,但MSP2抗体反应的程度显著预测了发热性疟疾和疟疾感染的热点。顶端膜抗原-1(apical membrane antigen-1,AMA-1)抗体反应的强度与无症状感染的热点有关,但与发热性疟疾无关。

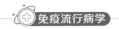

 血清保护相关性

围绕寻找血清学保护相关性的关键问题之一是关于我们所测量的免疫反应的功能质量,即我们预测抗体反应水平能预防疟疾吗? 当讨论保护时,我们是指防止感染、防止症状性疟疾还是防止严重疟疾? 从一开始,就需要有一套清晰一致的定义,以便清楚地解释不同研究的数据。

对不同疾病状态的免疫概念首先由 McGregor[25]描述,随后由 Marsh 和他的同事扩展到包含对特定寄生虫抗原的免疫[22]。疟疾免疫学领域广为接受的信条是,对疟疾的免疫是缓慢获得的,而且是"不完全的",指非无菌的。终生接触疟疾的人无法完全避免感染,但他们将逐渐不再出现疟疾症状(图 12.3 A)。这种缺乏无菌保护性免疫的原因之一是个体所接触的菌株的多样性[28,29];因此,一个人可以对一种特定的疟原虫株完全免疫,但不能对其他疟原虫株免疫。这种情况早在 1898 年就有过描述,当时有人观察到,外国士兵比当地警察部队的成员更容易感染疟疾[30]。同样,在印度,人们观察到一个人对"当地"菌株具有免疫力,但当他前往邻近村庄时则易感[30]。这在接受疟疾治疗的神经梅毒患者中也得到了实验证明,当反复感染同一毒株(同源感染)时不会导致临床疾病,但当感染一种抗原上不同的(异源性)毒株则会导致临床疾病[30,31]。即使机体一生都在接触疟原虫,但由于每一次新的感染都是一个新的免疫学挑战,疟原虫分离物的多样化程度使得人们不可能对所有菌株产生真正的免疫力[5]。Gupta 和 Day[19]概述了不同种类的免疫的理论框架,从菌株特异性到菌株超越性,此外还有 Marsh[22]提出的"抗感染"免疫和"抗疾病"免疫的概念。大量的证据似乎表明,"抗疾病"免疫具有高度的菌株特异性[28,29]。在寄生虫重组和产生各种不同抗原的菌株的能力与人类免疫反应识别这些变异的能力之间必须保持平衡[32,33]。

评估保护的免疫相关性的关键挑战之一是,抗体种类的衰减率不同,而且个体在采样前接触疟疾的情况存在特异性,这使得研究设计成为一个关键考虑因素(图 12.3 B)。测量抗体阳性或阴性反应以及寄生虫阳性和阴性反应的横向研究可能会与个体采样点之前的"隐藏暴露史"相混淆[27]。抗体阴性可能是由于缺乏暴露或抗体随时间衰减。高抗体滴度可能是由于目前的疟疾感染增强了过去暴露的反应、最近治疗的感染或免疫个体。减弱暴露差异的一种方法是测量对裂殖体提取物(来自血液阶段裂殖体的总寄生虫蛋白提取物)的抗体反应。这种方法虽然也有其自身的注意事项,但可以帮助调整真实和"隐藏"的暴露。纵向研究是检测暴露的理想方法,因为它们涵盖了一系列的暴露,并且对个体进行了长时间的跟踪。即使是纵向研究,根据跟踪个体疟疾感染的时间和方式(仅临床发作、定期采样等),如果导致无症状感染,也可能会遗漏疟疾暴露。当然,这些模式将因年龄组和地域流行特征的不同而不同。在幼儿中,我们预计临床疟疾发作的频率会更高,无症状感染会更少,而成人的情况则相反。同样,在高度流行的人群中,与低度流行的环境相比,在较小的年龄段会观察到保护性免疫,从而减少临床疟疾症状,增加无症状的抗体阳性反应者。这是因为在低度流行的环境中,暴露的频率较低,免疫的发展也较慢。在掌握个人的真实暴露史和真实的免疫状态方面的这些挑战可能会导致暴露和保护方面的错误分类,在设计旨在确定保护性免疫目标的研究时,要牢记这些关键因素。

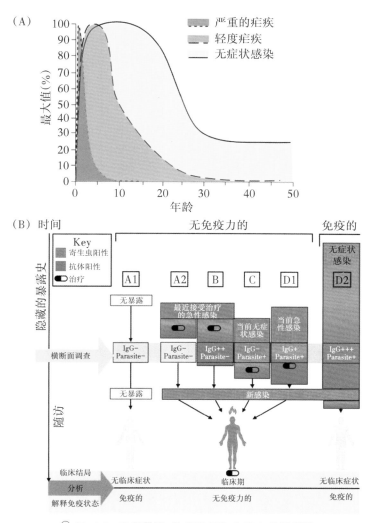

🔎 图 12.3 疟疾暴露、临床结果和免疫力的异质性

注:(A) 对疟疾免疫力的人群指数的经典描述是随着年龄和暴露的增加而发展到疾病状态。免疫力首先对严重疟疾产生,接着是轻度疟疾,然后是无症状感染,然而,防止所有感染的无菌免疫力从未实现。轻度和重度临床疟疾的时期流行率以及无症状寄生虫流行率的年龄模式是相对于最高记录的流行率而言的(改编自 Marsh 和 Kinyanjui[26])。(B) 基于"隐性暴露史"的错误分类的可能性。暴露史对个体在横向调查时的血清学和寄生虫学状况以及横向调查后随访期间个体的临床史的影响。两个血清学组:抗体阴性和抗体阳性代表了异质性群体。在抗体阴性组中,有1A——未暴露过,抗体阴性;1B——暴露过,但抗体反应已经衰减;C——暴露过,但在抽样的时候还没有发起抗体反应。在抗体阳性组中,存在以下三类个体:B类个体——非免疫但最近接受过治疗且具有高抗体滴度;D1类个体——目前处于急性感染状态,其抗体反应正在积极产生中;以及D2类个体——真正的免疫者,无症状。正如个体的血清学和寄生虫学状况存在异质性一样,在随访后的分析时,如果仅使用临床状态来解释免疫状态,存在潜在的错误分类风险(摘自 Kinyanjui 等人[27])。详情可访问 https://creativecommons.org/licenses/by/2.0/)。

抗体反应的广度——整体大于部分之和

最近,人们发现抗体对任意候选抗原的反应强度在预测疟疾的保护作用方面不如针对多靶点的免疫反应那么有效[14,34]。针对联合抗原的免疫反应的研究比对单独抗原的免疫反应更能预测保护作用。这一发现得到了早期关于菌株理论的研究的支持,而且这一发现与一个人接触的抗原越多(以及暴露的多样性),对广谱抗原组合的保护作用就越大的现象相吻合。然而,在流行病学研究中,特别是在缺乏机制性测量的情况下,仍然很难将暴露与保护区分开来。

保护的机制相关性

寻找疟疾保护力相关因素是疟疾免疫流行病学领域的重中之重[35]。明确这些相关因素将有助于将那些处于风险中的人和那些受到保护的人进行分类,甚至有助于针对性地对疟疾进行干预。然而,该领域仍在寻找这种一致机制性或非机制性的相关因素。为了弄清这些模糊的甚至有点自相矛盾的保护力相关因素术语,Plotkin和Gilbert将这些概念简化为以下术语:(i)保护的相关性(correlate of protection,CoP);(ii)保护的机制相关性(mechanistic correlate of protection,mCoP);(iii)保护的非机制相关性(nonmechanistic correlate of protection,nCoP)[36]。CoP是一种在统计学上与疫苗效力相关的免疫标志物,可以是有因果关系的mCoP,也可以是无因果关系的nCoP。在过去的命名法中,nCoP也被称为保护力的代理者[36]。在疟疾中,最终目标是确定一个既能预测又能解释保护力原因的mCoP。如果同一个mCoP同样适用于自然暴露的保护和通过疫苗接种的保护,那将是最理想的;然而,情况可能并非如此,可能取决于目标抗原。一项关于自然暴露的保护力相关因素的荟萃分析表明,将这种标准广泛地应用于流行病学研究时会存在差异性和复杂性[37]。

近年来,人们提出了不同的相关因素;然而,与保护力的相关性程度高低因研究而异。虽然已经报道子孢子和肝脏阶段疟疾的免疫情况,但这些阶段天然获得的抗体与疟疾的保护作用几乎没有相关性[38],这一发现与血液阶段的发现不同。此外,以子孢子的环子孢子蛋白为靶点的RTS,S/AS01疫苗已常规使用在受控的人类疟原虫感染(controlled human malaria infection,CHMI)中并达到50%的保护力;一个单一的mCoP还没有被识别。虽然抗体在保护力中很重要,但受保护个体和未受保护个体之间的滴度有很大的重叠[6]。由于无论是在肝脏培养系统或人类小鼠模型中它们都需要活子孢子或人类肝脏,机制性保护相关因素在子孢子阶段能够成标准化检测试剂(在中和抗体的情况下)仍具有挑战性。因此,本章讨论的大部分内容将集中在防止血液感染阶段、引起疟疾临床症状的疾病阶段以及主要涉及抗体的机制。

抗体介导的疟疾防护

抗体介导的清除血期疟原虫的主要机制包括:(i)直接中和,防止疟原虫侵入靶细胞;(ii)抗体依赖补体介导的直接杀灭疟原虫;(iii)抗体结合、调理和/或先天免疫细胞的吞噬作用(图12.4)。对获得性疟疾免疫机制的分析是一个长期存在的研究领域。冈比亚提供了一些最好的实验证据,证明抗体在预防疟疾方面的重要性。非免疫个体使用来自冈比

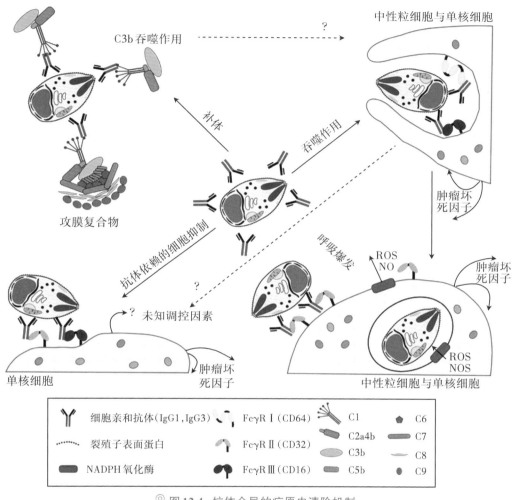

中性粒细胞与单核细胞

C3b 吞噬作用

补体

吞噬作用

攻膜复合物

肿瘤坏死因子

抗体依赖的细胞抑制

呼吸爆发

ROS NO

肿瘤坏死因子

未知调控因素

ROS NOS

单核细胞

肿瘤坏死因子

中性粒细胞与单核细胞

细胞亲和抗体(IgG1,IgG3)	FcγR Ⅰ(CD64)	C1	C6	
裂殖子表面蛋白	FcγR Ⅱ(CD32)	C2a4b	C7	
		C3b	C8	
NADPH 氧化酶	FcγR Ⅲ(CD16)	C5b	C9	

图 12.4 抗体介导的疟原虫清除机制

注:这里描述的是对 IgG 调理的裂殖子作出反应的许多保护性免疫机制中的一部分。嗜细胞抗体(IgG1 和 IgG3)与裂殖子表面蛋白结合,并引发一系列的下游机制:补体 C3b 的沉积、攻膜复合物的形成和裂殖子的裂解(左上);通过 FcγR Ⅰ 和 FcγR Ⅲ 受体对 IgG 调理的裂殖子的吞噬作用(右上);通过 FcγR Ⅱ 受体的抗体依赖性"呼吸爆发"机制,导致活性氧或活性氮类的产生(右下);以及通过 FcγR Ⅱ 和 FcγR Ⅲ 受体的抗体依赖性细胞抑制,导致分泌一种未知的抗寄生虫因子。TNF 是在 FcγR 信号后产生的,可以通过自分泌、旁分泌、FcγR 和非 FcγR 介导的方式增强吞噬细胞的杀伤功能。机制之间的实心箭头表示已知的关系。虚线和问号表示假设的关系,有待证明。人们认为位于裂殖子侵袭细胞器(如鞭毛囊、微管和致密颗粒)中的抗原不是促吞噬抗体的主要靶标(改编自 Hill 等[39])。

亚"获保护力"成年人的纯IgG、来自同一成年人的去除IgG的血清和来自英国成年人的IgG进行输血。来自"获保护力"的冈比亚成年人的IgG降低了患疟疾的风险,并降低了寄生虫血症[40]。抗体介导的抗疟疾免疫的一些机制已通过实验室的体外试验进行了阐述,并成为了mCoP的候选者。此类功能分析包括侵袭抑制、生长抑制试验(growth inhibition assay,GIA)、花环抑制[41]、微血管和胎盘细胞黏附抑制[42],以及抗体依赖性细胞机制,如抗体依赖的细胞抑制(antibody dependent cellular inhibition,ADCI),裂殖子的调理吞噬,和抗体依赖的呼吸爆发(antibody-dependent respiratory burst,ADRB)[39]。虽然在非人灵长类疫苗接种研究中观察到GIA与疫苗诱导的疟疾感染防护力之间的关联,但GIA与自然获得的疟疾免疫之间的关系可能更为复杂,取决于多种免疫反应的交互作用,其中一些反应如图所示(图12.2和图12.4)。最近,Douglas等人描述了GIA介导的保护作用的机制,该机制是通过产生嵌合人源单克隆抗体来实现的,这些抗体来自先前的抗PfRH5子孢子中和性和非中和性抗体,这些抗体含有IgG1 Fc区域,其不能参与补体或FcR依赖的效应机制[43]。这些抗体被动地转移进Aotus nancymaae猴子体内,在恶性疟原虫侵袭之后,证明了对于之前与高GIA活性相关的抗体,仅通过中和就可以获得完全的保护。这些结果提供了一些迄今为止发表的最清晰的机制性证据,剖析了恶性疟原虫疫苗候选效应物、体外试验和体内保护之间的定量关系[43]。

 ## 免疫流行病学为候选疫苗提供信息

尽管在过去的几十年中取得了巨大的技术进步,但在目前作为疫苗候选的22种抗原中,有18种是在2002年恶性疟原虫基因组测序之前被确定的,即"前基因组"时代[44]。许多这些"前基因组"候选物是通过经典的免疫流行病学技术确定的——用血清抗体筛选未加注释的基因组和cDNA文库的反应性或功能活性,并对由此产生的目标进行定性。第一批候选疫苗,即裂殖子表面蛋白-1(merozoite surface protein-1,MSP1)、环子孢子蛋白(circumsporo-zoite protein,CSP)和顶膜抗原-1,都是通过这种方式确定的。目前总共有8种已经进行了临床试验的候选疫苗是通过这种方式确定的[44],包括最近的一种候选疫苗,即恶性疟原虫裂殖体逸出抗原(plasmodium falciparum schizont egress antigen,PfSEA),但这种疫苗尚未进入临床试验[45]。在疫苗发现过程中使用免疫流行病学的诱人之处在于,人们可以利用自然实验(自然免疫和非自然免疫的人群和个体)来确定目标。

免疫功能相关分析指导疫苗设计的一个例子是MSP3作为疫苗候选的鉴定[46]。研究MSP3的基本原理来自于一些实验,在这些实验中,IgG从免疫个体被动地转移到感染者体内从而防护了疟疾[40]。这些被动转移的抗体所提供的保护机制后来被描述为抗体介导的细胞抑制(antibody-mediated cellular inhibition,ADCI)[47]。利用免疫相关实验筛选恶性疟原虫基因组表达文库,经活性鉴定MSP3为候选基因[48]。这种方法的独特之处在于,它从一个mCoP开始,然后根据经验确定目标,而不是反过来。

虽然目前几乎所有的血液阶段疟疾疫苗候选抗原都是由血清流行病学确定或提供信息的,但使用血清流行病学来确定候选疫苗仍存在挑战。首先,将免疫暴露与免疫保护分开是一个关键的差别。虽然一些候选疫苗是免疫显性抗原(反复接触后产生强大免疫反应的抗原——如MSP1和AMA-1），但有时最佳疫苗候选者（或候选区域）并不是最自然的免疫原；通过接种疫苗可以产生稳健的免疫反应。这种现象在间日疟原虫达菲结合蛋白（plasmodium vivax Duffy binding protein，PvDBP）和恶性疟原虫网状细胞结合蛋白同源物（plasmodium falciparum reticulocyte binding protein homolog，PfRH5）——两个处于早期临床开发的候选物上都得到了体现。自然人群并不经常对PfRH5产生高滴度的免疫反应[14,49,50]；然而，来自特定地域性环境的IgG如果能识别该蛋白，就能起到抑制作用[50]，并能预测保护作用[49]，这正如疫苗诱导的IgG一样[51]。针对PvDBP的抗体也有类似的观察结果[52]。

在评估对关键疫苗候选抗原的免疫反应时，一个重要的考虑因素是这些候选抗原的遗传多样性水平。限制研制有效疫苗能力的主要挑战之一是寄生虫巨大的抗原多样性，它在免疫逃逸中发挥着重要作用，损害了自然免疫和疫苗诱导的保护性免疫的发展。然而，在研制疟疾候选疫苗时，这些因素没有得到适当的重视。由于在疫苗开发的早期阶段未能评估遗传多样性，在IIb期试验后淘汰了若干种疟疾疫苗。这也是唯一一种获得许可的疟疾疫苗的潜在问题，而且是在涉及近1.6万名受试者的大型三期试验之后才出现的[53]。疟疾疫苗的研制要想取得成功，就必须在决策过程中更早地制定新的办法，在昂贵的第2阶段和第3阶段试验之前，考虑到大量的自然遗传和表型变异[54]。在这个疫苗开发的后基因组时代，不再缺乏可用的基因组序列数据，像MalariaGEN（www.malariagen.net）联盟和Pf3K工程（www.malariagen.net/projects/pf3k），正在通过稳健的方式进行这种分析——其目标是让全世界3 000个分离株的基因组序列数据免费提供给所有人。在准确测量免疫应答时，重要的是要考虑测量对单一蛋白质的多个等位基因的应答是否可能提供不同于单一菌株的单一等位基因的数据，这是标准的方法。从准确测量免疫应答以及验证候选疫苗的角度来处理候选疫苗抗原的遗传多样性，仍然是该领域的一项重大挑战。

疟疾暴露的血清学相关因素

虽然免疫流行病学研究的目标之一是确定保护力的相关性和靶点，但可以说免疫流行病学领域最重要的进展之一是定义暴露的血清学相关因素。这在该领域并不是一个新概念，而是McGregor阐述的暴露的血清学标志物的优点[25]。许多免疫流行病学研究支持使用血清学作为暴露标记的效用。冈比亚农村居民的抗体流行率和滴度远高于城市居民[55]。使用血清学描述了两种尼日利亚全流行人群的累积暴露差异，这两种人群的寄生虫指数具有可比性[56]。血清学的应用进一步表明，在Usambara山区使用抗疟药物成功控制疟疾后，尽管带虫率有所下降，但总体传播未受影响[57]。用于测量传播的公认的血清学数据的优势之一是血清学标志物不像传统疟疾指数（如寄生虫流行率或带虫率）那样易受季节性影响，而是会随着时间的推移更加稳定[25]。血清学作为疟疾暴露相关因素的验证多年来得到了完善，其优势、局限性和未来发展的领域也得到了很好的阐述[58,59]。

在坦桑尼亚Usambara山区，将血清学作为传播强度的标志应用于居住在不同海拔的村庄中的人群，那里的传播强度有很好的阐述，并且以前用昆虫学计量方法描述过。利用MSP1$_{19}$、MSP2和AMA-1这3种裂殖子抗原，发现单一抗原（MSP1$_{19}$）可准确预测疟疾暴露[60]。

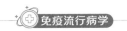

这种方法的一个挑战是,每一种抗原的抗体都有不同的获得和衰变动力学[58]。这种动态性已经用可逆催化流行率模型进行了描述[58],具体见文本框12.1、12.2和12.3。

文本框12.1 为什么开发疟疾mCoP仍然是一个挑战?

体外培养恶性疟原虫的能力[61]是开发mCoP的一个主要优势。然而,除了体外寄生虫的可及性、已公布的基因组以及不断增长的"全能"领域(基因组、转录组、蛋白质组、代谢组、交互组等)外,在寻求mCoP方面仍存在挑战。首先,许多相关因素的检测方法在单独测量时对保护的预测并不一致。不同的研究对检测中的反应或活性以及对疟疾的保护力提出了相互矛盾的结果。在血清学CoP[37]和GIA及ADCI活性和保护作用[62]方面都观察到了这种情况。在该领域越来越多的人共同努力下,了解这种差异的原因,并尽可能地优化和标准化检测方法,便有可能获得可交叉比较的通用数据。目前正在进行或已经成功实现了侵入抑制[63]、GIA[64]、标准膜摄食试验(standard membrane feeding assays,SMFA)[65]、中性粒细胞呼吸爆发试验[66]和CSA结合抑制试验[42]的标准化工作。这类检测方法预测保护效果不一致的另一个潜在原因是,试图将对具有复杂生命周期的复杂寄生虫的复杂免疫反应提炼成单一的检测方法,这可能是一种过度简化。有研究表明,结合不同的机制性检测比单独的检测更能显著地预测保护效果[67]。在这种情况下,GIA和呼吸爆发一起提供了最佳的保护力预测。

文本框12.2 反向催化流行模型的最大似然拟合[58]

$$\text{血清阳性} \underset{\rho}{\overset{\lambda}{\rightleftarrows}} \text{血清阳性}$$

如果血清阴性的个体以λ年$^{-1}$的速率变成血清阳性,血清阳性的个体以ρ年$^{-1}$的速率恢复为血清阴性,那么当两者血清转换率相等时,血清阳性个体在最初的疟疾免疫人群中的比例将达到一个高峰。

$$\lambda(1 - P_\infty) = \rho(P_\infty),\ \text{和}\ P_\infty = \frac{\lambda}{\lambda + \rho} \tag{12.1}$$

P_t是队列中在时间t时血清阳性的个体比例。P_∞是最终达到的P值。如果λ很小,P_∞可能永远达不到。时间t后血清阳性个体的比例如下所示:

$$P_t = \frac{\lambda}{\lambda + \rho}(1 - e^{-(\lambda + \rho)t}) \tag{12.2}$$

虽然该方程不是线性的,但在任何年龄组都可以计算出λ和ρ的试验值的预期比例,并优化该值以拟合数据。可以假设误差是二项分布的,并通过标准技术优化参数。在应用这些模型时,必须考虑疟疾传播的地域性和稳定性,以了解估计的把握度和局限性[68]。

为了解决这种自然变化,血清流行病学实验被扩大到多种抗原和暴露时的血清转化率,以及没有再次暴露时的血清转化率。绘制了血清转换图,并将其定义为快速、中度和缓慢的获得和恢复[69]。有了不同的时间尺度,就可以更精确地绘制出暴露动态的时间图。传播的血清学指标被用来定义冈比亚的传播下降趋势[70]。

最近的一项进展是有可能以精细的分辨率测量暴露的时间——一个人是否在过去30天、过去90天或过去1年内被感染[71]。这一点是通过将基于蛋白质的小规模方法扩展到基于蛋白质的微阵列来实现的,该微阵列涵盖了数百种疟疾抗原——包括假定的和功能未知的蛋白质[16]。这些研究是利用乌干达两个人群的血清抗体进行的,代表了中度和高度的疟疾传播。今后在其他国家进行的跨传播阶层的研究将有助于进一步验证这些标志物,以确定一套"通用的"固定的最优抗原集,从而预测按时间描述的暴露情况。

文本框12.3 主要挑战与未来研究方向

未来的研究领域和仍然存在的关键挑战包括:

1.将暴露的免疫标志物与保护的免疫标志物区分开来。

2.测量对具有复杂生命周期和不同遗传抗原的病原体的免疫反应。

3.识别真正的mCoP。

4.明确描绘不同地域人群和年龄组的暴露和保护力,这是一个随着传播变化而不断变化的目标。

5.确定个人在感染过程中有助于保护力的免疫反应的多样性,了解这些机制,以及如何利用它们来改进疫苗设计。

6.整合"组学"数据(基因组、转录组、蛋白质组、交互组等),为暴露和保护力的免疫流行病学研究提供信息,并为疫苗开发提供信息。

 暴露的血清学标志物及其对公共卫生的影响

拥有强有力的暴露血清学标志物将是评估疟疾控制和消除干预措施成功与否的有用工具。绘制传播热点将有助于告知国家项目可以集中精力在哪些方面产生最大影响。随着复合血清学得到更广泛的验证和采用,它也提供了同时测量多种疾病暴露的机会。这种多重血清流行病学方法已被用于推断蚊帐使用对疟疾和淋巴丝虫病传播的影响[72]。此外,能够评估广泛的时间定义标志物的暴露情况将有助于确定最近是否有疟疾重新引入预消除区域,对于时间的确定甚至可以到暴露的月份[71]。此外,当传播显著减少时——如在消除前和消除环境中——使用传统的传播强度测量方法(涉及感染者和受感染蚊子)变得越来越困难,在这种环境中,血清学评估具有附加值[59,73]。

 宿主间和宿主内免疫多样性:系统生物学方法

在疟疾的免疫流行病学研究中,免疫反应的强度和功能质量不仅取决于接触寄生虫的特征,还可能受到许多宿主特异性因素的影响。其中一些宿主因素是固定的(或遗传决定的),其他是动态的,可以随着时间而改变,如环境因素、营养状况和合并感染。

影响免疫反应的强度和功能质量的一些宿主因素可能是固定的,而另一些则是动态的,并随时间而变化。在肯尼亚的一项研究中,宿主遗传因素占无并发症疟疾风险变异度的25%,而家庭因素占这一风险的29%[74]。镰状血红蛋白是最著名的遗传决定的传染病保护因素[75],许多红细胞变异也与疟疾保护有关,包括地中海贫血症、G6PD 缺乏症、血红蛋白 C 和卵形红细胞症。最近的工作是研究免疫遗传变异,即研究决定免疫系统对同一病原体反应的功能差异的遗传基础。该领域最早发现的关联是 HLA Ⅰ 类(Bw53)和 Ⅱ 类(DRB1*1302-DQB1*0501)与冈比亚严重疟疾的一项大型研究中的疟疾保护。此后,一项机制研究表明,HLA-B53 限制的细胞毒性 T 细胞可识别恶性疟原虫肝期抗原-1 肽[76,77],可能是由于 HLA 研究的挑战性,关于 HLA Ⅰ 类和 HLA Ⅱ 类分子与疟疾关系的验证性或新数据有限,尽管最近的研究正在探索 HLA 在疟疾疫苗反应中的作用[78]。有关 TNF 的大量文献支持 TNF 启动子(TNF-308A、TNF-238A、TNF-376A 等位基因)和诱导型一氧化氮合成酶(NOS2A-954C 和 NOS2A-1173 T 等位基因)多态性在严重疟疾的不同表现中的作用,但与无并发症疟疾的关联强度并不是很高[79]。

影响抗体反应的免疫遗传学研究则更为有限。该领域最早的研究之一是证明单卵双胞胎的抗环状红细胞表面抗原(RESA)抗体水平的一致性高于双卵双胞胎或年龄/性别匹配的兄弟姐妹[80]。最近,Malaria GEN 联盟(www.malariagen.net)在一项多中心研究中考察了对四种被充分研究的抗原起抗疟抗体反应的遗传决定因素,结论是镰刀型血红蛋白是与血清裂殖子抗体滴度相关的单一最强 SNP[81]。这些和其他研究表明,一些"经典"疟疾抗性位点的影响可能是生化和免疫学影响的结果[82]。除了抗体水平和 SNP 直接相关的研究外,对抗体反应更间接的效应已经证明了遗传变异可以调控:影响 B 细胞增殖和分化的细胞因子(如 IL-4)、影响 Ig 类别转换的 B 细胞受体(如 CD40 配体)和影响 Ag-Ab 复合物清除的 Ig 受体(如 Fc gamma 受体)[79]。免疫流行病学研究中最令人感兴趣的领域是西非富拉尼族与其他同族群体相比的不同易感性。这些群体间的细胞免疫反应的种族间差异已被识别,一项 2015 年的研究还显示,与其他群体相比,富拉尼人对几种疟疾抗原的总 IgE 和 *Pf* 特异性 IgG 水平更高[83]。

除了遗传因素外,其他宿主因素和时间条件也会影响免疫反应。感染前后人体宿主的营养状况是决定免疫系统做出有效反应能力的关键变量。此外,病毒感染(Th1)或蠕虫感染(Th2)等共同感染的存在可使免疫反应在促炎或抗炎方向上发生扭曲,从而改变针对疟疾寄生虫的效应器反应。这些潜在的混杂因素并不总是包括在疟疾免疫研究中,在测量免疫暴露或疟疾防护标志物时应予以考虑。

 宿主内免疫多样性:疟疾免疫流行病学的下一个前沿

对疟疾免疫了解得越多,它就变得越复杂。血清流行病学方法不仅必须用于检测抗蛋白质的抗体,而且必须用于描述抗体的质量和特征,以便我们能够更好地理解抗体在暴露和预防疾病方面的功能[62]。

随着细胞分类和单细胞测序技术的进步,研究 B 细胞亲和力成熟和鉴定单个 B 细胞产生抗体的能力已经彻底改变了对疟疾免疫的看法。B细胞克隆和测序以及体外CoP的表型特征表明,抗体VDJ区域存在特异性突变,能够产生高度菌株超越凝集抗体[84]。最近,马里的研究显示优先激活的是CXCR3[+]次级T滤泡辅助细胞,其不能提供充分的B细胞辅助,并导致暴露于疟疾人群的B细胞反应失调。这些非典型B细胞表达高水平的转录因子T-bet[85],在高传播区域越来越普遍[86],并且在临床发作次数较多的个体中升高[85]。这些细胞通过减少增殖和细胞因子的产生以及减少抗体分泌而上调抑制性Fc受体,从而在功能上抑制有效的免疫反应[87]。这些结果表明,B细胞调节可能改善免疫反应的质量和功能,有望提高疟疾疫苗的效率。

除了分泌针对抗体自身的B细胞表型品系之外,由自然感染或疫苗诱导的特异性抗体同种型(IgA、IgE、IgG、IgD和IgM)和亚类(IgG1、IgG2、IgG3和IgG4)影响免疫效应器的机制。在本章的范围内,将重点介绍IgG。IgG抗体包含两个重链和两个轻链,它们包含两个不同的功能域:结合抗原的Fab和恒定区(Fc)。虽然Fab的活性和亲和力通常是许多研究的焦点,但抗体Fc区的变化也同样重要。在疟疾的免疫流行病学研究中,主要关注的是IgG亚类,调理型IgG1和IgG3通常是大多数血期抗原最常见的同种型,也与保护有关[88,89],而IgG2和IgG4的出现频率较低,这一结果因抗原而异。在Fc区产生多样性的主要方式是通过CH2结构域中天冬酰胺残基297的亚类和糖基化。人类有4个IgG亚类和36个抗体多聚糖,它们有144种可能的组合[90](图12.5)。感染期间糖基化的变换已被观察到,这意味着炎症疾病可能存在另一种调节机制[91]。理解抗体组成在感染过程中和消除后的变化,以及这些动力学如何影响效应器功能,在疟疾中尚未得到探索,这是一个有潜力的新研究前沿。

鉴于个体在感染过程中免疫反应的差异程度、营养状况和潜在的未诊断的合并感染,以及人群中个体之间的遗传差异,明确界定"受保护的"或"免疫的"仍然是一个挑战。然而,牢记这些潜在的干扰和影响因素有助于更好地确定疟疾免疫状况,从而有助于疟疾的免疫流行病学研究。

❸ 主要挑战和未来方向

疟疾的免疫流行病学研究有助于更好地了解保护性免疫的关键靶点和机制,有助于确定暴露后精确的标志物,还有助于确定候选疫苗并对其进行认证。这一知识已经可以用于改善公共卫生干预措施,例如,在消灭区重新引入疟疾的血清学监测、绘制风险人群图,以便更好地确定干预措施的目标以及研发疫苗。

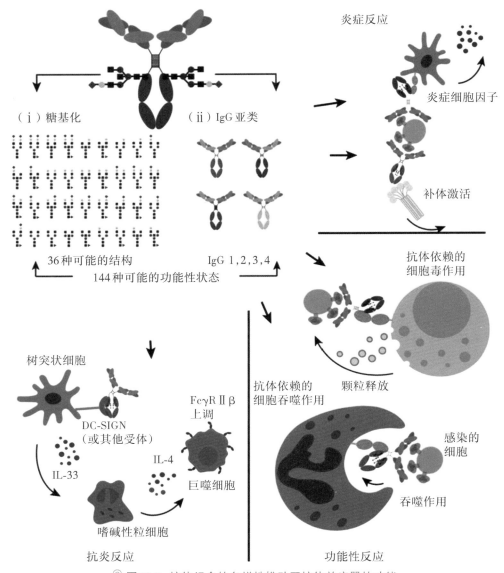

炎症反应

（ⅰ）糖基化　（ⅱ）IgG亚类

炎症细胞因子

补体激活

36种可能的结构

144种可能的功能性状态

IgG 1,2,3,4

抗体依赖的
细胞毒作用

树突状细胞

抗体依赖的
细胞吞噬作用

颗粒释放

DC-SIGN
（或其他受体）

FcγRⅡβ
上调

IL-4

IL-33

巨噬细胞

感染的
细胞

嗜碱性粒细胞

吞噬作用

抗炎反应

功能性反应

图 12.5　抗体组合的多样性推动了抗体效应器的功能

注:IgG Fc 是通过对抗体的 Fc 结构域的两种改变而修正的:（ⅰ）糖基化的选择（36 种选择）和（ⅱ）亚类的选择（4 个亚类),创造了 144 种理论组合和链接的功能状态。根据抗体–多糖的组合,可以引起许多不同的功能反应,包括诱导抗炎反应;功能反应如抗体依赖的细胞吞噬作用（antibody-dependent cellular phagocytosis,ADCP),抗体依赖的细胞毒作用（antibody-dependent cellular cytotoxicity,ADCC）;或炎症反应包括补体激活和细胞因子的分泌。缩略词:IL,白介素（转载自文献[91],版权经 Elsevier 许可）。

（翻译:冷瑞雪）

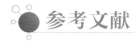

参考文献

[1] Bhatt S, Weiss DJ, Cameron E, Bisanzio D, Mappin B, Dalrymple U, et al. The effect of malaria control on Plasmodium falciparum in Africa between 2000 and 2015. Nature. 2015;526(7572):207-11.

[2] Gething PW, Casey DC, Weiss DJ, Bisanzio D, Bhatt S, Cameron E, et al. Mapping Plasmodium falciparum mortality in Africa between 1990 and 2015. N Engl J Med. 2016;375(25):2435-45.

[3] Battle KE, Guerra CA, Golding N, Duda KA, Cameron E, Howes RE, Elyazar IR, Baird JK, Reiner RC Jr, Gething PW, Smith DL, Hay SI. Global database of matched Plasmodium falciparum and P. vivax incidence and prevalence records from 1985-2013. Sci Data. 2015;2:150012.

[4] McGregor I. The development and maintenance of immunity to malaria in highly endemic areas. Clin Trop Med Commun Dis. 1986;1986(1):1-29.

[5] Mackinnon MJ, Marsh K. The selection landscape of malaria parasites. Science. 2010;328(5980):866-71.

[6] Riley EM, Stewart VA. Immune mechanisms in malaria: new insights in vaccine development. Nat Med. 2013;19(2):168-78.

[7] Nussenzweig RS, Vanderberg J, Most H, Orton C. Protective immunity produced by the injection of x-irradiated sporozoites of plasmodium berghei. Nature. 1967;216(5111):160-2.

[8] Seder RA, Chang LJ, Enama ME, Zephir KL, Sarwar UN, Gordon IJ, et al. Protection against malaria by intravenous immunization with a nonreplicating sporozoite vaccine. Science. 2013;341(6152):1359-65.

[9] Cockburn IA, Seder RA. Malaria prevention: from immunological concepts to effective vaccines and protective antibodies. Nat Immunol. 2018;19(11):1199-211.

[10] Langhorne J, Ndungu FM, Sponaas AM, Marsh K. Immunity to malaria: more questions than answers. Nat Immunol. 2008;9(7):725-32.

[11] Kreutzfeld O, Muller K, Matuschewski K. Engineering of Genetically Arrested Parasites (GAPs) for a precision malaria vaccine. Front Cell Infect Microbiol. 2017;7:198.

[12] Zenonos ZA, Rayner JC, Wright GJ. Towards a comprehensive Plasmodium falciparum merozoite cell surface and secreted recombinant protein library. Malar J. 2014;13:93.

[13] Bartholdson SJ, Crosnier C, Bustamante LY, Rayner JC, Wright GJ. Identifying novel Plasmodium falciparum erythrocyte invasion receptors using systematic extracellular protein interaction screens. Cell Microbiol. 2013;15(8):1304-12.

[14] Osier FH, Mackinnon MJ, Crosnier C, Fegan G, Kamuyu G, Wanaguru M, et al. New antigens for a multicomponent blood-stage malaria vaccine. Sci Transl Med. 2014;6(247):247ra102.

[15] Kamuyu G, Tuju J, Kimathi R, Mwai K, Mburu J, Kibinge N, et al. KILchip v1.0: a novel Plasmodium falciparum Merozoite protein microarray to facilitate malaria vaccine candidate prioritization. Front Immunol. 2018;9:2866.

[16] Crompton PD, Kayala MA, Traore B, Kayentao K, Ongoiba A, Weiss GE, et al. A prospective analysis of the Ab response to Plasmodium falciparum before and after a malaria season by protein microarray. Proc Natl Acad Sci U S A. 2010;107(15):6958-63.

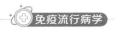
[17]　Dent AE, Nakajima R, Liang L, Baum E, Moormann AM, Sumba PO, et al. Plasmodium falciparum protein microarray antibody profiles correlate with protection from symptomatic malaria in Kenya. J Infect Dis. 2015;212(9):1429-38.

[18]　Sergent E, Parrot L. L'immunité, la prémunition et la résistance innée. Archives de l'Institut Pasteur d'Algérie. 1935;13:279-319.

[19]　Gupta S, Day KP. A strain theory of malaria transmission. Parasitol Today. 1994;10(12):476-81.

[20]　Trape JF, Tall A, Sokhna C, Ly AB, Diagne N, Ndiath O, et al. The rise and fall of malaria in a West African rural community, Dielmo, Senegal, from 1990 to 2012: a 22 year longitudinal study. Lancet Infect Dis. 2014;14(6):476-88.

[21]　Rogier C. Natural history of Plasmodium falciparum malaria and determining factors of the acquisition of antimalaria immunity in two endemic areas, Dielmo and Ndiop (Senegal). Bull Mem Acad R Med Belg. 2000;155(5-6):218-26.

[22]　Marsh K, Otoo L, Hayes RJ, Carson DC, Greenwood BM. Antibodies to blood stage antigens of Plasmodium falciparum in rural Gambians and their relation to protection against infection. Trans R Soc Trop Med Hyg. 1989;83(3):293-303.

[23]　Marsh K, Hayes RH, Carson DC, Otoo L, Shenton F, Byass P, et al. Anti-sporozoite antibodies and immunity to malaria in a rural Gambian population. Trans R Soc Trop Med Hyg. 1988;82(4):532-7.

[24]　Bejon P, Williams TN, Liljander A, Noor AM, Wambua J, Ogada E, et al. Stable and unstable malaria hotspots in longitudinal cohort studies in Kenya. PLoS Med. 2010;7(7):e1000304.

[25]　McGregor IA. Mechanisms of acquired immunity and epidemiological patterns of antibody responses in malaria in man. Bull World Health Organ. 1974;50(3-4):259-66.

[26]　Marsh K, Kinyanjui S. Immune effector mechanisms in malaria. Parasite Immunol. 2006;28:51-60.

[27]　Kinyanjui SM, Bejon P, Osier FH, Bull PC, Marsh K. What you see is not what you get: implications of the brevity of antibody responses to malaria antigens and transmission heterogeneity in longitudinal studies of malaria immunity. Malar J. 2009;8:242.

[28]　Marsh K, Howard RJ. Antigens induced on erythrocytes by P. falciparum: expression of diverse and conserved determinants. Science. 1986;231(4734):150-3.

[29]　Newbold CI, Pinches R, Roberts DJ, Marsh K. Plasmodium falciparum: the human agglutinating antibody response to the infected red cell surface is predominantly variant specific. Exp Parasitol. 1992;75(3):281-92.

[30]　McKenzie FE, Smith DL, O'Meara WP, Riley EM. Strain theory of malaria: the first 50 years. Adv Parasitol. 2008;66:1-46.

[31]　Jeffery GM. Epidemiological significance of repeated infections with homologous and heterologous strains and species of Plasmodium. Bull World Health Organ. 1966;35(6):873-82.

[32]　Recker M, Buckee CO, Serazin A, Kyes S, Pinches R, Christodoulou Z, et al. Antigenic variation in Plasmodium falciparum malaria involves a highly structured switching pattern. PLoS Pathog. 2011;7(3):e1001306.

[33]　Buckee CO, Bull PC, Gupta S. Inferring malaria parasite population structure from serological networks. Proc Biol Sci. 2009;276(1656):477-85.

[34]　Osier FH, Fegan G, Polley SD, Murungi L, Verra F, Tetteh KK, et al. Breadth and magnitude of antibody responses to multiple Plasmodium falciparum merozoite antigens are associated with protection from clinical malaria. Infect Immun. 2008;76(5):2240-8.

[35]　Moormann AM, Stewart VA. The hunt for protective correlates of immunity to Plasmodium falciparum ma-

laria. BMC Med. 2014;12:134.

[36] Plotkin SA, Gilbert PB. Nomenclature for immune correlates of protection after vaccination. Clin Infect Dis. 2012;54(11):1615-7.

[37] Fowkes FJ, Richards JS, Simpson JA, Beeson JG. The relationship between anti-merozoite antibodies and incidence of Plasmodium falciparum malaria: a systematic review and meta-analysis. PLoS Med. 2010;7(1):e1000218.

[38] Hoffman SL, Oster CN, Plowe CV, Woollett GR, Beier JC, Chulay JD, et al. Naturally acquired antibodies to sporozoites do not prevent malaria: vaccine development implications. Science. 1987;237(4815): 639-42.

[39] Hill DL, Schofield L, Wilson DW. IgG opsonization of merozoites: multiple immune mechanisms for malaria vaccine development. Int J Parasitol. 2017;47(10-11):585-95.

[40] Cohen S, Mc GI, Carrington S. Gamma-globulin and acquired immunity to human malaria. Nature. 1961; 192:733-7.

[41] Guillotte M, Juillerat A, Igonet S, Hessel A, Petres S, Crublet E, et al. Immunogenicity of the Plasmodium falciparum PfEMP1-VarO Adhesin: induction of surface-reactive and rosette-disrupting antibodies to VarO infected erythrocytes. PLoS One. 2015;10(7):e0134292.

[42] Pehrson C, Heno KK, Adams Y, Resende M, Mathiesen L, Soegaard M, et al. Comparison of functional assays used in the clinical development of a placental malaria vaccine. Vaccine. 2017;35(4):610-8.

[43] Douglas AD, Baldeviano GC, Jin J, Miura K, Diouf A, Zenonos ZA, Ventocilla JA, Silk SE, Marshall JM, Alanine DGW, Wang C, Edwards NJ, Leiva KP, Gomez-Puerta LA, Lucas CM, Wright GJ, Long CA, Royal JM, Draper SJ. A defined mechanistic correlate of protection against Plasmodium falciparum malaria in non-human primates. Nature Communications. 2019;10(1).

[44] Tuju J, Kamuyu G, Murungi LM, Osier FHA. Vaccine candidate discovery for the next generation of malaria vaccines. Immunology. 2017;152(2):195-206.

[45] Raj DK, Nixon CP, Nixon CE, Dvorin JD, DiPetrillo CG, Pond-Tor S, et al. Antibodies to PfSEA-1 block parasite egress from RBCs and protect against malaria infection. Science. 2014;344(6186):871-7.

[46] Druilhe P, Spertini F, Soesoe D, Corradin G, Mejia P, Singh S, et al. A malaria vaccine that elicits in humans antibodies able to kill Plasmodium falciparum. PLoS Med. 2005;2(11):e344.

[47] Bouharoun-Tayoun H, Attanath P, Sabchareon A, Chongsuphajaisiddhi T, Druilhe P. Antibodies that protect humans against Plasmodium falciparum blood stages do not on their own inhibit parasite growth and invasion in vitro, but act in cooperation with monocytes. J Exp Med. 1990;172(6):1633-41.

[48] Oeuvray C, Bouharoun-Tayoun H, Grass-Masse H, Lepers JP, Ralamboranto L, Tartar A, et al. A novel merozoite surface antigen of Plasmodium falciparum (MSP-3) identified by cellular-antibody cooperative mechanism antigenicity and biological activity of antibodies. Mem Inst Oswaldo Cruz. 1994;89(Suppl 2): 77-80.

[49] Tran TM, Ongoiba A, Coursen J, Crosnier C, Diouf A, Huang CY, et al. Naturally acquired antibodies specific for Plasmodium falciparum reticulocyte-binding protein homologue 5 inhibit parasite growth and predict protection from malaria. J Infect Dis. 2014;209(5):789-98.

[50] Patel SD, Ahouidi AD, Bei AK, Dieye TN, Mboup S, Harrison SC, et al. Plasmodium falciparum merozoite surface antigen, PfRH5, elicits detectable levels of invasion-inhibiting antibodies in humans. J Infect Dis. 2013;208(10):1679-87.

[51] Payne RO, Milne KH, Elias SC, Edwards NJ, Douglas AD, Brown RE, et al. Demonstration of the blood-stage Plasmodium falciparum controlled human malaria infection model to assess efficacy of the P.

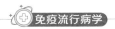
falciparum apical membrane antigen 1 vaccine, FMP2.1/AS01. J Infect Dis. 2016;213(11):1743-51.

[52] King CL, Michon P, Shakri AR, Marcotty A, Stanisic D, Zimmerman PA, et al. Naturally acquired Duffy-binding protein-specific binding inhibitory antibodies confer protection from blood-stage Plasmodium vivax infection. Proc Natl Acad Sci U S A. 2008;105(24):8363-8.

[53] Neafsey DE, Juraska M, Bedford T, Benkeser D, Valim C, Griggs A, et al. Genetic diversity and protective efficacy of the RTS,S/AS01 malaria vaccine. N Engl J Med. 2015;373(21):2025-37.

[54] Mal ERACGoV. A research agenda for malaria eradication: vaccines. PLoS Med. 2011;8(1):e1000398.

[55] Harverson G, Wilson ME. Assessment of current malarial endemicity in Bathurst, Gambia. West Afr Med J Niger Pract. 1968;17(3):63-7.

[56] Voller A, Bruce-Chwatt LJ. Serological malaria surveys in Nigeria. Bull World Health Organ. 1968;39 (6):883-97.

[57] Draper CC, Lelijveld JL, Matola YG, White GB. Malaria in the Pare area of Tanzania. IV. Malaria in the human population 11 years after the suspension of residual insecticide spraying, with special reference to the serological findings. Trans R Soc Trop Med Hyg. 1972;66(6):905-12.

[58] Corran P, Coleman P, Riley E, Drakeley C. Serology: a robust indicator of malaria transmission intensity? Trends Parasitol. 2007;23(12):575-82.

[59] Tusting LS, Bousema T, Smith DL, Drakeley C. Measuring changes in Plasmodium falciparum transmission: precision, accuracy and costs of metrics. Adv Parasitol. 2014;84:151-208.

[60] Drakeley CJ, Corran PH, Coleman PG, Tongren JE, McDonald SL, Carneiro I, et al. Estimating medium- and longterm trends in malaria transmission by using serological markers of malaria exposure. Proc Natl Acad Sci U S A. 2005;102(14):5108-13.

[61] Trager W, Jensen JB. Human malaria parasites in continuous culture. Science. 1976;193(4254):673-5.

[62] Teo A, Feng G, Brown GV, Beeson JG, Rogerson SJ. Functional antibodies and protection against blood-stage malaria. Trends Parasitol. 2016;32(11):887-98.

[63] Authors WC, Ahouidi AD, Amambua-Ngwa A, Awandare GA, Bei AK, Conway DJ, et al. Malaria vaccine development: focusing field erythrocyte invasion studies on phenotypic diversity: the West African Merozoite Invasion Network (WAMIN). Trends Parasitol. 2016;32(4):274-83.

[64] Miura K, Zhou H, Moretz SE, Diouf A, Thera MA, Dolo A, et al. Comparison of biological activity of human antiapical membrane antigen-1 antibodies induced by natural infection and vaccination. J Immunol (Baltimore, MD: 1950). 2008;181(12):8776-83.

[65] Miura K, Deng B, Tullo G, Diouf A, Moretz SE, Locke E, et al. Qualification of standard membrane-feeding assay with Plasmodium falciparum malaria and potential improvements for future assays. PLoS One. 2013;8(3):e57909.

[66] Llewellyn D, Miura K, Fay MP, Williams AR, Murungi LM, Shi J, et al. Standardization of the antibody-dependent respiratory burst assay with human neutrophils and Plasmodium falciparum malaria. Sci Rep. 2015;5:14081.

[67] Murungi LM, Sonden K, Llewellyn D, Rono J, Guleid F, Williams AR, et al. Targets and mechanisms associated with protection from severe Plasmodium falciparum malaria in Kenyan children. Infect Immun. 2016;84(4):950-63.

[68] Sepulveda N, Stresman G, White MT, Drakeley CJ. Current mathematical models for analyzing anti-malarial antibody data with an eye to malaria elimination and eradication. J Immunol Res. 2015; 2015: 738030.

[69] Ondigo BN, Hodges JS, Ireland KF, Magak NG, Lanar DE, Dutta S, et al. Estimation of recent and

long-term malaria transmission in a population by antibody testing to multiple Plasmodium falciparum antigens. J Infect Dis. 2014;210(7):1123-32.

[70] van den Hoogen LL, Griffin JT, Cook J, Sepulveda N, Corran P, Conway DJ, et al. Serology describes a profile of declining malaria transmission in Farafenni. The Gambia Malar J. 2015;14(1):416.

[71] Helb DA, Tetteh KK, Felgner PL, Skinner J, Hubbard A, Arinaitwe E, et al. Novel serologic biomarkers provide accurate estimates of recent Plasmodium falciparum exposure for individuals and communities. Proc Natl Acad Sci U S A. 2015;112(32):E4438-47.

[72] Plucinski MM, Candrinho B, Chambe G, Muchanga J, Muguande O, Matsinhe G, et al. Multiplex serology for impact evaluation of bed net distribution on burden of lymphatic filariasis and four species of human malaria in northern Mozambique. PLoS Negl Trop Dis. 2018;12(2):e0006278.

[73] Alonso PL, Brown G, Arevalo-Herrera M, Binka F, Chitnis C, Collins F, et al. A research agenda to underpin malaria eradication. PLoS Med. 2011;8(1):e1000406.

[74] Mackinnon MJ, Mwangi TW, Snow RW, Marsh K, Williams TN. Heritability of malaria in Africa. PLoS Med. 2005;2(12):e340.

[75] Allison AC. The distribution of the sickle-cell trait in East Africa and elsewhere, and its apparent relationship to the incidence of subtertian malaria. Trans R Soc Trop Med Hyg. 1954;48(4):312-8.

[76] Hill AV, Allsopp CE, Kwiatkowski D, Anstey NM, Twumasi P, Rowe PA, et al. Common west African HLA antigens are associated with protection from severe malaria. Nature. 1991;352(6336):595-600.

[77] Hill AV, Elvin J, Willis AC, Aidoo M, Allsopp CE, Gotch FM, et al. Molecular analysis of the association of HLAB53 and resistance to severe malaria. Nature. 1992;360(6403):434-9.

[78] Nielsen CM, Vekemans J, Lievens M, Kester KE, Regules JA, Ockenhouse CF. RTS,S malaria vaccine efficacy and immunogenicity during Plasmodium falciparum challenge is associated with HLA genotype. Vaccine. 2018;36(12):1637-42.

[79] Kwiatkowski DP. How malaria has affected the human genome and what human genetics can teach us about malaria. Am J Hum Genet. 2005;77(2):171-92.

[80] Sjoberg K, Lepers JP, Raharimalala L, Larsson A, Olerup O, Marbiah NT, et al. Genetic regulation of human antimalarial antibodies in twins. Proc Natl Acad Sci U S A. 1992;89(6):2101-4.

[81] Shelton JM, Corran P, Risley P, Silva N, Hubbart C, Jeffreys A, et al. Genetic determinants of anti-malarial acquired immunity in a large multi-centre study. Malar J. 2015;14:333.

[82] Gong L, Parikh S, Rosenthal PJ, Greenhouse B. Biochemical and immunological mechanisms by which sickle cell trait protects against malaria. Malar J. 2013;12:317.

[83] Arama C, Maiga B, Dolo A, Kouriba B, Traore B, Crompton PD, et al. Ethnic differences in susceptibility to malaria: what have we learned from immuno-epidemiological studies in West Africa? Acta Trop. 2015;146:152-6.

[84] Tan J, Pieper K, Piccoli L, Abdi A, Foglierini M, Geiger R, et al. A LAIR1 insertion generates broadly reactive antibodies against malaria variant antigens. Nature. 2016;529(7584):105-9.

[85] Obeng-Adjei N, Portugal S, Holla P, Li S, Sohn H, Ambegaonkar A, et al. Malaria-induced interferon-gamma drives the expansion of Tbethi atypical memory B cells. PLoS Pathog. 2017;13(9):e1006576.

[86] Illingworth J, Butler NS, Roetynck S, Mwacharo J, Pierce SK, Bejon P, et al. Chronic exposure to Plasmodium falciparum is associated with phenotypic evidence of B and T cell exhaustion. J Immunol. 2013;190(3):1038-47.

[87] Portugal S, Tipton CM, Sohn H, Kone Y, Wang J, Li S, et al. Malaria-associated atypical memory B cells exhibit markedly reduced B cell receptor signaling and effector function. elife. 2015;4:e07218.

［88］　Bouharoun-Tayoun H，Druilhe P. Plasmodium falciparum malaria：evidence for an isotype imbalance which may be responsible for delayed acquisition of protective immunity. Infect Immun. 1992；60（4）：1473-81.

［89］　Stanisic DI，Richards JS，McCallum FJ，Michon P，King CL，Schoepflin S，et al. Immunoglobulin G subclassspecific responses against Plasmodium falciparum merozoite antigens are associated with control of parasitemia and protection from symptomatic illness. Infect Immun. 2009；77（3）：1165-74.

［90］　Alter G，Ottenhoff THM，Joosten SA. Antibody glycosylation in inflammation，disease and vaccination. Semin Immunol. 2018；39：102-10.

［91］　Jennewein MF，Alter G. The immunoregulatory roles of antibody glycosylation. Trends Immunol. 2017；38（5）：358-72.

第13章　癌症免疫流行病学

❶ 免疫系统在癌症预防和治疗中的作用

　　癌症是全球第二大死因[1]。人体是一个精细的系统,其细胞经历不断地DNA复制和细胞分裂。当这些程序出错时,细胞可能会发生突变,并不受控制地生长,从而导致癌变。癌症的特征包括持续增殖信号、逃避增殖抑制因子、抵抗细胞死亡、启动持续复制、诱导血管生成以及激活侵袭和转移,重编程能量代谢和规避免疫破坏[2]。

　　免疫系统可以通过多种方式预防和控制癌症[3]。第一,它可以有效预防由感染因子引起或促进的癌症。在过去的几十年里,人们已经认识到,病毒和细菌的感染在各种类型的癌症病因学中起着重要作用。例如,感染乙型和丙型肝炎病毒会显著增加肝细胞癌的风险[4],而特定类型人乳头瘤病毒(human papillomavirus,HPV)会导致几乎所有宫颈癌和一些外阴、阴道、阴茎、肛门和口咽部癌症[5]。由于HPV感染非常普遍,它在致癌中的作用是HPV疫苗开发的主要推动力。提高HPV疫苗接种的覆盖率是预防与HPV感染相关的多种癌症的重要策略。对于细菌而言,幽门螺杆菌在胃中的定植是胃癌和胃癌黏膜相关淋巴组织淋巴瘤的确定性致病因素[6]。免疫系统作为预防癌症(包括感染因子)的第一道屏障,起着看门人的作用。

　　第二,功能性免疫系统对于控制促进致癌的炎症环境至关重要。正如Hanahan及其同事所综述的,炎症是促进获得癌症核心特征能力的一种有利特征,并已被证明能够使早期肿瘤发展为完全的癌症[2,3]。炎症环境不一定是由特定病原体感染引起的;相反,它可能是其他因素导致的结果,比如环境中的化学物质暴露和肥胖。流行病学研究发现,肥胖与多种类型癌症的风险增加之间存在显著关联,包括乳腺癌、结肠癌、食管癌、肾癌、肝癌、胰腺癌、胃癌、甲状腺癌和多发性骨髓瘤[7]。虽然其潜在的机制还不完全清楚且可能是多因素的,但作为肥胖的一个显著特征的慢性炎症状态不可忽视。

　　最后是癌症免疫监视,包括免疫识别表达肿瘤特异性抗原或肿瘤相关抗原的肿瘤细胞,并消除这些细胞,从而阻止它们成为显性癌症[3]。随着大量的DNA复制和细胞的不断分裂,不可避免地会出现错误,突变的细胞也会浮现。然而,仅是一些肿瘤细胞的存在还远不能发展为显性癌症;真正的威胁是这些细胞不受检查和控制地过度生长[3]。

癌症免疫疗法,例如,利用患者自身的免疫系统来对抗癌症的能力,一直是肿瘤学家的梦想。这个梦想在很大程度上一直难以实现,直到20世纪90年代,美国食品和药物管理局在1991年批准了T细胞生长因子白细胞介素2(interleukin 2,IL-2)用于治疗转移性肾癌,并在1998年批准用于治疗转移性黑色素瘤。自此,特别是近5年,免疫治疗领域有了长足的发展。在此期间,美国食品和药物管理局已经批准了数十种属于癌症免疫治疗类别的药物,包括单克隆抗体、检查点抑制剂、免疫调节药物和病毒性癌症治疗。

癌症免疫疗法的最新发展是由免疫系统的抑制性蛋白的革命性发现推动的,这些蛋白阻止了免疫系统攻击癌细胞。James Allison 和 Tasuku Honjo 因与两种抑制性蛋白(CTLA-4和PD-1)相关的工作而获得了2018年诺贝尔生理学或医学奖,这两种蛋白均在T细胞表面表达。通过开发这些蛋白的抗体或抑制剂,科学家可以释放抑制器并发动免疫系统来对抗癌症。自2010年以来,抗CTLA-4抗体和抗PD-1检查点抑制剂的临床试验已经取得了显著的阳性结果。作为一个整体,免疫治疗剂已经改变了治疗多种恶性肿瘤(如黑色素瘤、淋巴瘤、白血病和肺癌)的模式,这些恶性肿瘤往往具有许多突变,阻止它们被免疫系统所识别。这些药物正在用于检测其他类型的癌症(如乳腺癌)的疗效[8]。

虽然不同类型的癌症有共同的特征,但也表现出显著的异质性。在本章中,我们将详细介绍两种癌症的免疫流行病学:儿童急性淋巴细胞白血病和胶质瘤。前者是一种血液系统的恶性肿瘤,本质上是一种免疫系统的癌症,而后者是一种实体肿瘤。

❷ 儿童急性淋巴细胞白血病

癌症虽然通常被认为属于老年疾病,但儿童也面临相关风险。尽管2001~2010年间美国的癌症发病率有所下降,但儿童癌症的发病率(诊断年龄:0~14岁)延续了1992年以来的趋势,每年增加0.8%[9]。即使死亡率随着更有效的治疗而降低,但破译儿童癌症的病因仍具有重大的公共卫生意义,因为幸存者会面临与治疗迟发效应(如二次罹患肿瘤)作终身斗争以及在追求如教育和就业等时的诸多挑战。

在美国,白血病是最常见的儿童癌症。大约85%的儿童白血病是急性淋巴细胞白血病(acute lymphoblastic leukemia,ALL),占0~14岁儿童诊断的所有癌症的四分之一,且在2~5岁时发病率达到峰值[10]。在其他工业化国家也观察到类似的儿童ALL发病率高峰,但在发展中国家则没有。这些数据以及其他发现,例如,ALL发病率的空间和时间聚集的一些证据,促使英国学者 Mel Greaves 提出迟发性感染假说[11]。Greaves假说的本质是两个遗传事件可能导致常见ALL的发展:第一个在子宫内自发发生,而第二个发生在出生后抗原接触后的同一突变克隆中[11]。由于生命早期的免疫隔离而延迟接触传染性病原体以及免疫系统发育调节不当的儿童,在童年后期(如当他们上日托或小学时)接触病原体后,可能会经历更大的细胞增殖。儿童期后期对感染的异常强烈反应可能会增加第二次突变的风险,并导致儿童期ALL[11]。

另一位来自英国的学者 Leo Kinlen 提出,儿童白血病可能源于对常见但未识别的感染

（或多重感染）的罕见反应，当人群混合在一起时，受感染和易感个体的接触水平提高，风险就会增加[12]。对这一假设感兴趣的癌症研究人员最初对Seascale的儿童白血病病例集群感兴趣，这是一个距离英国主要核处理厂区Sellafield三公里的小村庄。在1955～1983年间，在10岁以下的儿童中观察到5例白血病，当时期望的病例数为0.5例[12]。虽然放射性废物造成的环境污染和父母在工作中接触到的辐射均被评估并视为是不靠谱的危险因素，但Kinlen的人口混合假说获得了支持。Sellafield当地农村人口密度低，地理位置偏僻，社会经济地位高，且很可能易受感染。因核工厂而来到该地区的城市人口更有可能携带传染病，因为在拥挤的城市中，人群频繁地接触传染媒介。虽然这是一个小型研究，但它提出了一个新的假设，并影响了这个领域。

Greaves和Kinlen的假设都聚焦于儿童ALL病因学中的感染，且都认为该疾病是源于对感染的异常反应。然而，Greaves侧重于儿童在童年后期接触的一连串传染性病原体，而不是任何特定的病原体，而Kinlen假设存在一种或多种特定的、未识别的病原体。这些与感染有关的假说在英国国内外引起了科学热潮，促使日后很多流行病学研究的兴起。

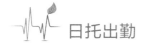

日托出勤

检验感染相关假设的重大挑战之一是在流行病学研究中难以直接测量感染。日托/学前护理、出生顺序、兄弟姐妹数量、生命早期感染、免疫接种以及与宠物/农场动物的接触是流行病学研究中评估的一些代理测量指标，由于病例的罕见性，大多数是病例对照设计。由于儿童接触感染源主要是通过与其他儿童的接触，因此，日托是一个需要考虑的重要因素。

在美国加州儿童白血病研究中，儿科临床中心迅速确定了新诊断的儿童白血病新发病例，并根据出生日期、性别、母亲种族（白人、非洲裔美国人或其他）和族裔身份（西班牙裔与否；如果父母一方是西班牙裔，则孩子被视为西班牙裔），从全加州出生记录中随机选择对照[10]。对每个病例或对照受试者的主要看护人（通常是生母）进行了一次个人访谈，以获得关于日托和其他感兴趣因素的信息[10]。每个日托所的儿童时间的计算方法为：参加日托所的月数×在日托所每周平均小时数×该日托所其他儿童的数量×4.35（即每月的周数）[10]，将每个日托所的儿童时间相加以获得每个儿童的总日托时间[10]。在非西班牙裔白人儿童中，以儿童时间衡量的日托参与情况与ALL风险显著降低相关[10]。与未参加任何日托的儿童相比，在婴儿期拥有>5 000个小时的儿童，ALL的比值比（OR）值为0.42（95%CI：0.18～0.99），而普通ALL的OR为0.33（95%CI：0.11～1.01）（例如，在2～5岁的儿童中诊断出并表达CD10和CD19表面抗原，即肿瘤性B淋巴细胞的标志的ALL患者）[10]。趋势检验也是显著的，支持了剂量-反应关系的存在，即更多的日托时间与更低的ALL风险相关[10]。与诊断前的日托出勤相比，婴儿期相同数量的儿童时间对ALL影响的程度更大[10]。此外，婴儿期自我报告的耳部感染与非西班牙裔白人儿童发生普通ALL（OR=0.32，95%CI：0.14～0.74）的风险显著降低相关[10]。然而，在西班牙裔儿童中，没有观察到日托出勤、早期感染和儿童ALL或普通ALL的风险之间的关联[10]。这些结果间接有力地支持了感染在保护非西班牙裔白人儿童ALL病因学方面的作用。造成明显种族差异的原因尚不清楚，但其中一种可能性是在日托环境中与其他儿童的接触不是本研究中西班牙裔儿童接触传染源的主要来源。与非西班牙裔白人儿童相比,西班牙裔儿童在上小学前住在同一个家庭的孩子明显更多,而在1岁前开始接受日托服务的西班牙裔儿童则更少[10]。

这项加州的研究首次报告了美国日托保育和儿童ALL风险之间的负相关关系。随后,对来自9个国家的14项病例对照研究(包括6 108例病例)的荟萃分析表明,日托护理与儿童ALL风险降低相关(OR=0.76,95%CI:0.67~0.87;图13.1)[13]。总之,这些数据为日托环境中接触感染的保护作用提供了强有力的支持。

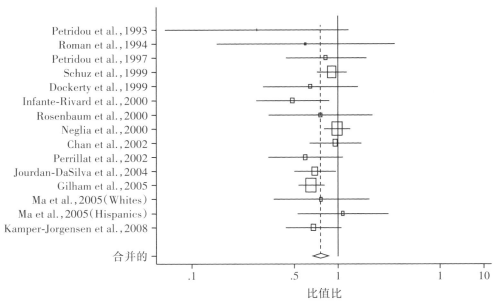

📍 图13.1　森林图显示了研究日托出勤与儿童ALL风险之间关联的OR和95%CI

注:风险估计用方框绘制,每个方框的面积与估计效应的方差成反比。水平线代表每项研究的风险估计值的95%CI。在1.0处的垂直实线代表无效应的风险估计值,垂直虚线代表合并的风险估计值(OR=0.76),菱形的宽度是此风险估计值的95%CI(0.67~0.87)。

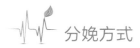 ## 分娩方式

儿童ALL的早期发病已经促进了以母亲生殖因素和出生特征(包括分娩方式)作为可能病因的相关研究。与阴道分娩相比,剖宫产(C-section)会阻止新生儿正常接触阴道微生物组,并增加出生时应激激素水平,从而改变新生儿的第一个细菌群[14,15]。剖宫产也可以作为母亲难以通过正常阴道分娩的标志(如感染、形态学异常)。多项研究已经观察到剖宫产与免疫相关疾病的风险增加之间的关联,如哮喘[16]、过敏[17]和1型糖尿病[18]。在美国,剖宫产在所有分娩中的比例从1970年的5.8%[19]急剧上升到2009年的32.9%[20],同期儿童ALL的发病率也持续上升(尽管上升幅度不同)[9]。虽然一些早期的儿童ALL研究评估了剖宫产的作用,但结果不一致。最近的流行病学研究聚焦于剖宫产的特定类型,即是选择性的还是紧急性的剖宫产。这种区别可能很重要,因为选择性和紧急性剖宫产反映了不同的暴露情况。选择性剖宫产的新生儿通常在术前不会出现羊膜破裂,限制了产道的微生物定植[14],但许多

紧急剖宫产是在机体分娩开始和羊膜破裂后进行的,导致胎儿暴露于母体阴道菌群。此外,因分娩时的身体创伤会触发应激反应,可能会导致通过选择性剖宫产分娩的新生儿的应激激素(如皮质醇)水平更低[21]。

在一项基于人群的大型病例对照研究中,该研究将加利福尼亚的出生记录和癌症登记数据联系起来,包括超过5 000例病例和近19 000例匹配对照,未观察到剖宫产与儿童ALL风险之间存在关联(诊断年龄:0~14岁;OR=1.03,95%CI:0.96~1.10)[22]。当分析仅限于2~4岁确诊的病例及其对照时,与自然分娩相比,剖宫产使ALL风险增加11%(OR=1.11,95%CI:1.01~1.22),而选择性剖宫产的关联强度更大(OR=1.38,95%CI:1.11~1.70)[22]。另一方面,紧急性剖宫产似乎没有影响0~14岁或2~4岁诊断的儿童ALL的风险[22]。由于样本量大、选择偏倚(不需要联系人群参加研究)和回忆偏倚(关于分娩方式和其他协变量的数据来自预先存在的记录)的可能性低,以及许多潜在混杂因素的调整,这项研究的设计是可靠的。这些发现与儿童白血病国际联盟的合并分析研究的结果基本一致[23]。

虽然选择性剖宫产和儿童急性淋巴细胞白血病风险增加之间联系的确切机制尚未确定,但分娩时母体微生物暴露减少的可能性令人感兴趣。由于过去几十年中剖宫产在所有分娩中的比例增加的原因绝大部分是选择性剖宫产的增加,因此这是一个潜在的可修正的风险因素。有趣的是,有一项正在进行的临床试验(ClinicalTrials.gov;识别码:NCT03298334;2018~2025)在3年的随访中评估阴道播种对新生儿微生物组发育、免疫发育和代谢结果的影响。阴道播种是一种有意将剖宫产新生儿暴露于母体微生物组的方法,包括在剖宫产后不久将含有母亲阴道菌群的纱布擦拭在新生儿的面部和身体上。鉴于剖宫产还与其他类型的免疫相关疾病有关,该试验的任何阳性结果都可能对公共卫生产生重要影响。

为了阐明白血病发生的免疫学机制,目前正在进行的儿童ALL研究包括测量孕妇血清和新生儿血液标本中免疫调节性细胞因子的水平,以及评估免疫发育中的母胎遗传交互作用。传统的流行病学研究可以观察到暴露(如日托出勤和剖宫产)与疾病(如儿童ALL)之间的联系,但远未达到要求。旨在阐明潜在的生物学途径的机制研究是阐明黑箱关联的必要的下一步。

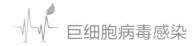
巨细胞病毒感染

如前所述,理解感染在儿童ALL病因学中的作用的一个主要挑战是难以直接测量感染暴露。最近,加州儿童白血病研究所的研究人员进行了一项无假设的、不可知论的研究,利用从儿童ALL和急性髓性白血病(acute myeloid leukemia,AML)病例中收集的独特的预处理诊断的骨髓标本,以寻找可能影响儿童ALL风险的病毒和细菌[24]。AML约占所有儿童白血病的15%,被认为具有独特的病因,其中免疫因素并不发挥重要作用。因此,在评估感染和ALL之间关系的研究中,有时将AML视为对照组。

通过使用来自儿童ALL和AML新发病例的预处理诊断骨髓,一项综合性的基于下一代测序的病毒组和细菌宏基因组分析显示,在ALL诊断时巨细胞病毒(cytomegalovirus,CMV)感染的流行率比AML高得多(OR=18,95%CI:2.04~159.09)[24]。在白血病母细胞中也有活跃的病毒转录,以及在血清中存在完整的病毒颗粒[24]。随后,对新生儿血液样本(该样本起初是为筛查遗传,并已存放多年)中CMV感染的筛查发现,儿童ALL病例比未患任何癌症的对照受试者更容易在子宫内感染CMV(OR=3.71,95%CI:1.56~7.92)[24]。按种族进行分层时,西班牙裔儿童的OR(OR=5.90,95%CI:1.89~25.96)高于非西班牙裔白人儿童(OR=2.10,95%CI:0.69~7.13)[24]。这项研究首次揭示了儿童ALL病因中的一种感染因子。搜索的病毒和细菌不可知性(研究人员没有先验假设),以及出生时CMV感染在病例对照间差异的确认,增强了这一发现的证据强度。西班牙裔和非西班牙裔白人儿童之间的对比也很有趣,因为西班牙裔儿童在美国所有种族/族裔群体中ALL的发病率是最高的。

美国国家癌症研究所资助的一项基于人群的独立病例对照研究目前正在验证CMV的发现(R01CA228478,2018~2021)。如果得到证实,可能会促进相应预防策略,以减少母体在怀孕期间将CMV感染传播给胎儿的概率。虽然儿童ALL很少见,但先天性CMV感染是感觉神经性耳聋和其他一些负面健康结果(如智力低下和小头畸形)的确定性危险因素[25]。鉴于CMV感染是美国最常见的宫内感染,并且与多种负面健康结果[25]和可能的儿童ALL相关,减少先天性CMV感染对公共卫生的影响是巨大的。

免疫疗法治疗儿童ALL

儿童ALL通常对化疗反应良好。在近几十年观察到的儿童ALL患者生存率的提高大部分是由于有效的化疗方案,通常包括多种药物。然而,仍有一些患者对化疗无反应或初痊愈后复发。2017年8月,美国食品和药物管理局批准了一种被称为CAR-T细胞疗法的免疫疗法,适用于25岁以下的B细胞ALL患者,这些患者对治疗无反应或已复发两次或两次以上[26]。这种治疗是为每个患者定制的,T细胞经过基因修正,它们将产生一种称为嵌合抗原受体(chimeric antigen receptor,CAR)的蛋白质[26]。该受体拥有来源于抗体重链和轻链的可变结构域,可与肿瘤细胞上表达的CD19蛋白结合[26]。嵌合受体的内部有导致T细胞激活的信号模块[26](图13.2)。因此,T细胞通过CD19识别导向肿瘤,激活后杀死肿瘤。产生CAR-T细胞的过程大约需要22天,包括从患者身上分离细胞,进行基因工程,并在实验室中扩增它们,然后向患者注入这些工程化免疫细胞[26]。使用这种疗法,已观察到超过80%的缓解率,考虑到这些患者以前令人沮丧的临床结果,这是非常了不起的[26]。

❸ 神经胶质瘤

神经胶质瘤的流行病学

神经胶质瘤起源于脑内的神经胶质组织,约占恶性脑肿瘤的81%,且预后较差[27]。胶质瘤的危险因素包括年龄、性别、种族、辐射、遗传易感性以及某些饮食和生活方式因素[27]。有

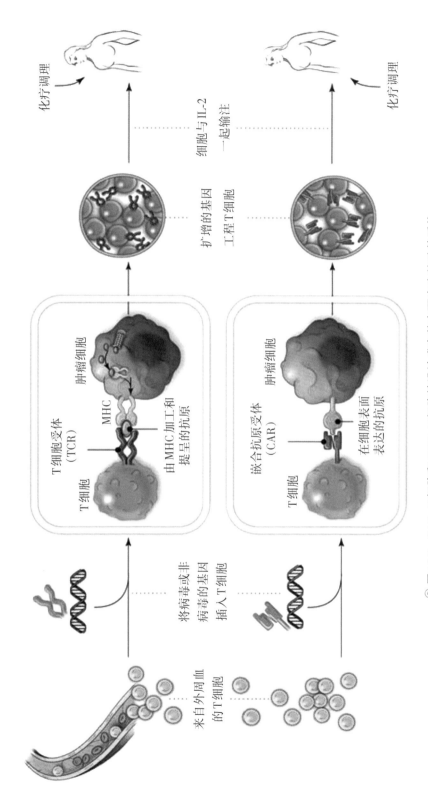

化疗调理

细胞与IL-2一起输注

化疗调理

扩增的基因工程T细胞

肿瘤细胞

T细胞受体（TCR）

MHC

由MHC加工和提呈的抗原

T细胞

肿瘤细胞

嵌合抗原受体（CAR）

在细胞表面表达的抗原

T细胞

将病毒或非病毒的基因插入T细胞

来自外周血的T细胞

图13.2 CAR-T细胞和TCR-T细胞被设计成在其表面产生特殊的受体（资料来源：美国国家癌症研究所[26]）。

注：在实验室里扩增它们，然后输回病人体内。

趣的是,多项研究发现过敏疾病与胶质瘤风险之间呈负相关——与对照组相比,胶质瘤患者报告过敏史的可能性更小[27]。

鉴于神经胶质瘤的罕见性,大多数评估其病因的流行病学研究都是病例对照设计,并且在诊断或治疗后收集病例的生物样本,这为解释治疗后样本中生物标志物的水平带来挑战。例如,在一项病例对照研究中,观察到过敏状况与胶质瘤风险成反比关系,研究人员发现胶质瘤患者的免疫球蛋白E(IgE)水平也低于对照组,但进一步的研究表明,IgE水平与病例对照状态之间的联系仅局限于使用抑制癌细胞DNA复制的药物(替莫唑胺)的患者,该类患者约占所研究患者的63%[28]。我们还注意到,这些患者的IgE水平显著低于未服用替莫唑胺的患者,而诊断后抽血较晚的服用替莫唑胺的患者IgE水平低于刚诊断时抽血的患者[28]。由于这些观察结果,很难对病例和对照组在胶质瘤诊断前是否具有不同的IgE水平得出明确的结论,即从病因学的角度来看IgE水平是否重要。然而,替莫唑胺治疗可能影响IgE水平,这一发现对免疫治疗具有意义。

另一项研究抽取了1 079例胶质瘤病例(单个地点诊断后的患者)和736例对照的血液样本,测量了两种血清学标志物的水平,即IgE的低亲和力受体——可溶性CD23(soluble CD23,sCD23)和巨噬细胞产物–可溶性CD14(soluble CD14,sCD14),它们是先天性和适应性体液免疫系统的一部分,并向相反的方向调节过敏反应[29]。研究人员发现,胶质瘤与高水平的sCD14(高 VS 低四分位数:OR=3.94,95%CI:2.98~5.21)和低水平的sCD23(高 VS 低四分位数:OR=2.5,95%CI:1.89~3.23)密切相关[29]。当他们评估治疗(替莫唑胺、地塞米松和其他药物)对sCD14和sCD23水平的影响时,仅观察到地塞米松治疗和sCD23水平相关联,其中接受地塞米松治疗的胶质瘤病例sCD23水平低于不使用该药物的病例[29]。然而,无论是否使用地塞米松治疗,sCD23和胶质瘤风险之间的关联仍然存在[29]。通过详细审查治疗情况,我们可以合理地得出结论,即该发现支持了免疫调节蛋白在神经胶质瘤病因学中的作用。

神经胶质瘤的免疫治疗

与受益于近期免疫治疗进展的许多其他类型的癌症不同,由于血脑屏障的存在阻止了抗体进入大脑,神经胶质瘤一直难以靶向治疗,而经常使用类固醇作为疾病管理的一部分,但这可能会抑制免疫反应,以及其独特的"冷"免疫微环境(免疫细胞很少),使其难以激活宿主免疫系统对抗肿瘤[30]。多种类型的免疫疗法,包括免疫检查点抑制剂和CAR-T细胞疗法,已经在难治性胶质瘤患者中进行了评估。目前一个正在积极探索的领域是溶瘤病毒疗法,该疗法使用病毒作为疫苗来刺激宿主对癌症的免疫反应。2018年7月,一种非致病性、复制能力力强的重组脊髓灰质炎–鼻病毒嵌合体(polio-rhinovirus chimera,PVSRIPO)溶瘤病毒治疗复发恶性胶质瘤的一期临床试验结果在《新英格兰医学杂志》上发表[31]。恶性胶质瘤是IV级神经胶质瘤,是最具侵袭性和最常见的胶质瘤类型。从历史上看,复发性恶性胶质瘤患者的生存期不到12个月。在该试验中,2012年5月至2017年5月共有61名患者接受了PVSRIPO的瘤内输注,接受PVSRIPO免疫治疗的患者在24个月和36个月时的生存率高于历史对照组的生存率[31]。

研究人员选择肿瘤内输注来克服血脑屏障的限制,由于过去的一些有趣发现,他们决定测试PVSRIPO的治疗潜力。PVSRIPO趋向性由CD155决定,通常称为脊髓灰质炎病毒受体[30]。PVSRIPO不攻击神经元,但在肿瘤细胞中保持细胞毒性,这使其成为治疗胶质瘤的良好候选药物[30]。PVSRIPO已被证明通过两种机制刺激抗癌免疫:裂解肿瘤细胞以释放肿瘤和病毒抗原的混合物,以及亚致死感染抗原提呈细胞,从而在肿瘤微环境中刺激干扰素驱动的免疫反应[30]。当然,PVSRIPO仅在I期试验中评估,其临床用途尚不清楚,但初步发现是有希望的。更重要的是,PVSRIPO只是众多正在临床试验阶段积极测试的溶瘤病毒之一,其他溶瘤病毒包括工程化的单纯疱疹病毒和腺病毒混合物。总的来说,这些溶瘤疗法已经证明有能力将"冷"的免疫环境转化为具有更高水平免疫细胞的"热"环境,并引发针对肿瘤的免疫反应[32]。

④ 小结

多年来,癌症被认为是一种慢性疾病,与传染病没有什么共同之处。对流行病学感兴趣的学生经常面临精细分科的选择,慢性病流行病学和传染病流行病学是两个截然不同的选择。然而,现在清楚的是,这两种疾病是相互交织的,感染在许多类型的癌症的病因学中起着重要作用。

直到20世纪90年代,癌症的治疗方式一直局限于手术、放疗和化疗。即使在20世纪90年代,美国食品和药物管理局批准了第一个癌症免疫疗法,但直到最近几年,免疫疗法才进入主流。随着对免疫系统如何运作以及如何利用免疫系统力量的相关知识的突破,我们迎来了一个激动人心的、范式改变的免疫疗法发展的新时代。

（翻译:冷瑞雪）

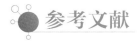

参考文献

[1] Nagai H, Kim YH. Cancer prevention from the perspective of global cancer burden patterns. J Thorac Dis. 2017;9(3):448-51.

[2] Hanahan D, Weinberg RA. Hallmarks of cancer: the next generation. Cell. 2011;144(5):646-74.

[3] Vesely MD, Kershaw MH, Schreiber RD, Smyth MJ. Natural innate and adaptive immunity to cancer. Annu Rev Immunol. 2011;29:235-71.

[4] El-Serag HB. Epidemiology of viral hepatitis and hepatocellular carcinoma. Gastroenterology. 2012;142(6):1264-73 e1.

[5] Palefsky JM. Human papillomavirus infections: Epidemiology and disease associations. Available from: https://www. uptodate. com/contents/human-papillomavirus-infections-epidemiology-and-disease-associations.

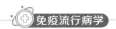
[6] Testerman TL, Morris J. Beyond the stomach: an updated view of helicobacter pylori pathogenesis, diagnosis, and treatment. World J Gastroenterol. 2014;20(36):12781-808.

[7] Steele CB, Thomas CC, Henley SJ, Massetti GM, Galuska DA, Agurs-Collins T, et al. Vital signs: trends in incidence of cancers associated with overweight and obesity - United States, 2005-2014. MMWR Morb Mortal Wkly Rep. 2017;66(39):1052-8.

[8] Alsaab HO, Sau S, Alzhrani R, Tatiparti K, Bhise K, Kashaw SK, et al. PD-1 and PD-L1 checkpoint signaling inhibition for cancer immunotherapy: mechanism, combinations, and clinical outcome. Front Pharmacol. 2017;8:561.

[9] Edwards BK, Noone AM, Mariotto AB, Simard EP, Boscoe FP, Henley SJ, et al. Annual report to the nation on the status of cancer, 1975-2010, featuring prevalence of comorbidity and impact on survival among persons with lung, colorectal, breast, or prostate cancer. Cancer. 2014;120(9):1290-314.

[10] Ma X, Buffler PA, Wiemels JL, Selvin S, Metayer C, Loh M, et al. Ethnic difference in daycare attendance, early infections, and risk of childhood acute lymphoblastic leukemia. Cancer Epidemiol Biomark Prev. 2005;14(8):1928-34.

[11] Greaves MF, Alexander FE. An infectious etiology for common acute lymphoblastic leukemia in childhood? Leukemia. 1993;7(3):349-60.

[12] Kinlen L. Evidence for an infective cause of childhood leukaemia: comparison of a Scottish new town with nuclear reprocessing sites in Britain. Lancet. 1988;2(8624):1323-7.

[13] Urayama KY, Buffler PA, Gallagher ER, Ayoob JM, Ma X. A meta-analysis of the association between day-care attendance and childhood acute lymphoblastic leukaemia. Int J Epidemiol. 2010;39(3):718-32.

[14] Dominguez-Bello MG, Costello EK, Contreras M, Magris M, Hidalgo G, Fierer N, et al. Delivery mode shapes the acquisition and structure of the initial microbiota across multiple body habitats in newborns. Proc Natl Acad Sci U S A. 2010;107(26):11971-5.

[15] Mears K, McAuliffe F, Grimes H, Morrison JJ. Fetal cortisol in relation to labour, intrapartum events and mode of delivery. J Obstet Gynaecol. 2004;24(2):129-32.

[16] Thavagnanam S, Fleming J, Bromley A, Shields MD, Cardwell CR. A meta-analysis of the association between Caesarean section and childhood asthma. Clin Exp Allergy. 2008;38(4):629-33.

[17] Bager P, Wohlfahrt J, Westergaard T. Caesarean delivery and risk of atopy and allergic disease: meta-analyses. Clin Exp Allergy. 2008;38(4):634-42.

[18] Cardwell CR, Stene LC, Joner G, Cinek O, Svensson J, Goldacre MJ, et al. Caesarean section is associated with an increased risk of childhood-onset type 1 diabetes mellitus: a meta-analysis of observational studies. Diabetologia. 2008;51(5):726-35.

[19] Placek PJ, Taffel SM. Trends in cesarean section rates for the United States, 1970-78. Public Health Rep. 1980;95(6):540-8.

[20] Martin JA, Hamilton BE, Ventura SJ, Osterman MJ, Kirmeyer S, Mathews TJ, et al. Births: final data for 2009. Natl Vital Stat Rep. 2011;60(1):1-70.

[21] Hyde MJ, Mostyn A, Modi N, Kemp PR. The health implications of birth by Caesarean section. Biol Rev Camb Philos Soc. 2012;87(1):229-43.

[22] Wang R, Wiemels JL, Metayer C, Morimoto L, Francis SS, Kadan-Lottick N, et al. Cesarean section and risk of childhood acute lymphoblastic leukemia in a population-based, record-linkage study in California. Am J Epidemiol. 2017;185(2):96-105.

[23] Marcotte EL, Thomopoulos TP, Infante-Rivard C, Clavel J, Petridou ET, Schuz J, et al. Caesarean delivery and risk of childhood leukaemia: a pooled analysis from the Childhood Leukemia International Con-

sortium（CLIC）. Lancet Haematol. 2016;3（4）:e176-85.

［24］ Francis SS, Wallace AD, Wendt GA, Li L, Liu F, Riley LW, et al. In utero cytomegalovirus infection and development of childhood acute lymphoblastic leukemia. Blood. 2017;129（12）:1680-4.

［25］ Rawlinson WD, Boppana SB, Fowler KB, Kimberlin DW, Lazzarotto T, Alain S, et al. Congenital cytomegalovirus infection in pregnancy and the neonate: consensus recommendations for prevention, diagnosis, and therapy. Lancet Infect Dis. 2017;17（6）:e177-e88.

［26］ CAR T-cell therapy approved for some children and young adults with leukemia 2017. Available from: https://www.cancer.gov/news-events/cancer-currents-blog/2017/tisagenlecleucel-fda-childhood-leukemia.

［27］ Ostrom QT, Bauchet L, Davis FG, Deltour I, Fisher JL, Langer CE, et al. The epidemiology of glioma in adults: a "state of the science" review. Neuro-Oncology. 2014;16（7）:896-913.

［28］ Wiemels JL, Wilson D, Patil C, Patoka J, McCoy L, Rice T, et al. IgE, allergy, and risk of glioma: update from the San Francisco Bay Area Adult Glioma Study in the temozolomide era. Int J Cancer. 2009;125（3）:680-7.

［29］ Zhou M, Wiemels JL, Bracci PM, Wrensch MR, McCoy LS, Rice T, et al. Circulating levels of the innate and humoral immune regulators CD14 and CD23 are associated with adult glioma. Cancer Res. 2010;70（19）:7534-42.

［30］ Brown MC, Holl EK, Boczkowski D, Dobrikova E, Mosaheb M, Chandramohan V, et al. Cancer immunotherapy with recombinant poliovirus induces IFN-dominant activation of dendritic cells and tumor antigen-specific CTLs. Sci Transl Med. 2017;9（408）. pii: eaan4220.

［31］ Desjardins A, Gromeier M, Herndon JE 2nd, Beaubier N, Bolognesi DP, Friedman AH, et al. Recurrent glioblastoma treated with recombinant poliovirus. N Engl J Med. 2018;379（2）:150-61.

［32］ Galon J, Bruni D. Approaches to treat immune hot, altered and cold tumours with combination immunotherapies. Nat Rev Drug Discov. 2019;18（3）:197-218.

第14章 传染病建模方法概述

引言

传染病相关的全球发病率和死亡率负担几乎是癌症的3倍,相比于心血管疾病[1]也高出70%。虽然许多传染病负担是由一些由来已久的疾病所引起的,如麻疹、流感和百日咳。然而,近年来HIV病毒、基孔肯雅热病毒、寨卡病毒、埃博拉病毒、中东呼吸综合征、冠状病毒、尼帕病毒和拉萨热的暴发造成了巨大的额外的疾病负担,凸显了人类群体在面对新发和卷土重来的疫情威胁时的脆弱性。传染病的数学模型可用于了解和预测疫情的流行病学轨迹,从而制定和优化降低疾病传播的策略。它不仅可以纳入影响病原体及其媒介生存或活动的相关环境因素,如季节性波动,同时还可以解决宿主行为变化复杂性带来的问题,包括当地和全球的人类社会变化、卫生政策、临床试验设计和资源分配等。传染病的流行及其控制是非常复杂的。虽然模型可以通过结构化来表示疾病系统的复杂性,但其提供的信息质量取决于现有数据的均衡性、方法的严谨性和模型假设的简化程度。基于此,本章我们首先描述了影响疾病传播的因素,包括微生物感染的机制和宿主行为。此后,我们侧重于讨论模型结构和参数设置如何在可用信息的背景下最优化地解决科学研究和政策制定中的一些困惑。

❷ 疾病传播的生物学因素

传染病的传播和控制与影响疾病传播的规模、时间和途径的生物学因素密切相关。

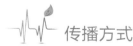 传播方式

传播可由宿主之间的直接接触引起,或由宿主与环境之间的相互作用,或由媒介(通常是一种吸血昆虫)介导,从而在不同宿主间传播病原体所引起。宿主人群的不同社会阶层,比如由行为、遗传、人口因素、环境或其他特征决定的亚群对特定疾病的暴露和易感性程度

不同也会影响疾病的传播。建模的艺术很大程度上依赖于批判性地评估哪些因素是必要的，以便定量认识研究问题的重点。

感染过程和感染性

感染人数会随着时间迁徙而发生变化。感染过程也会因为感染过程中的微生物负荷、症状严重程度和接触行为的不同而表现出不同的形式。感染进程或感染年龄，与疾病传染性的时间变化密切相关。在感染进程中测量病原体负载变化的微生物学研究对于动态疾病模型的参数化至关重要，特别是在评估干预措施时，干预的时机可能会影响预测的有效性。

❸ 行为与疾病传播

人类宿主、储蓄宿主和媒介的行为模式是疾病感染和传播的基础。对非人类宿主和媒介而言，栖息地的地理分布、饲食偏好以及与人类的接触程度会影响疾病的传播速率。针对人类宿主，接触模式、信仰体系、对公共卫生建议的态度以及求医倾向均会影响感染控制措施（包括隔离、停课、休学、洗手和疫苗接种）的实施效果。一定程度上，行为效果在用于模型中的传播度量和估计中是隐含的。然而，在许多情况下，将传染率视为与流行病有关行为协同演变的动态变量可能更为合适。当预计干预措施的接受意愿、公共卫生政策或疾病认识变化会影响整体传播的一个组成部分（即接触率、给定接触的传播概率或易感者和感染个体的频率）时，应偏向于应用这种估计方法[2-6]。

干预措施接受意愿

干预措施，如疫苗接种，对降低许多传染病的发病率和患病率至关重要，特别是那些儿童易感的传染病。然而，干预的有效性取决于个人的接受意愿程度。"疫苗恐慌"就是一个宿主行为和疾病动态之间相互反馈的典型示例：低疫苗覆盖率可能会增加疾病暴发的概率，随着疾病暴发，人们可能变得越来越渴望接种疫苗，反过来又减少了疾病的传播。因此，基于行为的人群易感性的变化可介导疾病发病率的变化[5]。

应对"疫苗恐慌"或其他极端反应的挑战在于，人类的大脑通常会高估那些极不可能发生事件的风险，并陷入恐慌和焦虑之中[7]。

在过去，数以百计的种族因为处于孤立的区域，人类对风险的感知通常是基于其所在社区的潜在威胁。然而，随着社会全球化历程的不断深入，人类对风险的直觉理解也随之发生了转变，从而引发了过度反应。人们对国际政治和卫生危机的认识不断提高，交通工具（如飞机）的发展带来的便捷又极大地提高了地区间的连通性，从而导致了"规模问题"。将引发过度风险反应的这些因素的影响从个人的风险认知中分离出来，对于确定一个模型是否可以呈现特定人群中的疾病风险至关重要。

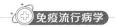

 公共卫生政策与疾病意识

　　大多数新出现的或被忽视的疾病都缺乏相关的疫苗。此时,公共卫生当局则必须应用控制传染病的其他方法,如隔离感染病例、检疫潜在暴露者、控制传播媒介、动员全民参与等,以促进行为改变来实现疾病控制。此外,一些当局还可能会制定增加社交距离的建议和政策,通过关闭学校或工作场所来减少受影响地区的人群聚集。要想了解社交距离法如何减少疾病传播,其中一种方法是明确地对社交网络建模,而不是假设人群内部存在同质混合。例如,可以在动态模型中叠加学校网络,跟踪人群中的学龄人口,并根据学校和更广泛社区中的传播来计算他们感染的风险。即使没有被强制执行政策,个人往往也会自发地减少与他人的接触,如让儿童停课在家,勤洗手或避免乘坐公共交通工具等[8]。这种行为变化可以在网络模型中表示出来,方法是将邻居节点之间的接触率有关因子纳入网络模型,而该因子取决于网络中局部而非整体疾病患病率[6]。

　　宿主的行为因素与流行病学特征(如传播方式)相关。针对以空气传播为传播途径且具有高传染性的麻疹,接种疫苗无疑最有效的干预措施之一。因此,解决人群对疫苗安全性的担忧至关重要。

　　对于尚未研制出有效疫苗的疾病,如2014~2015年间,埃博拉疫情处于初始阶段,此时由于埃博拉病毒很容易通过与死者的密切接触传播,所以改变民众对殡葬习俗的态度十分关键。

　　上述例子充分说明了宿主行为和疾病动态之间的相互反馈:人类行为可影响疾病传播,如大规模接种疫苗或遵守公共卫生建议可使得感染率下降;但随着对感染风险认知的演变,流行病学轨迹又会反过来影响行为。这种"行为–疾病耦合系统"可通过在动态传染模型中嵌入博弈论或其他行为框架来表示。由此生成的模型可以通过获取有关接触模式和决策的数据以及潜伏期和传播方式如何与宿主的风险认知相互作用来得到可靠信息。

❹ 传染病模型框架

　　传统统计学方法侧重于识别变量之间的因果关系,如利用回归来确定特定结局的预测变量。传染病的数学模型却是通过对具体机制过程的描述来构建,包括宿主间的传播、宿主体内对病原体的免疫反应以及媒介生态动力学等,旨在论证有关疾病系统的假设和现有信息如何与传播动力学相关联。

 模型结构

　　无数的模型框架都可以用来解释与疾病传播过程有关的宿主(如年龄、性别、免疫缺陷)和环境(气候条件、传病昆虫和传病昆虫的流行情况)因素的影响,从而对各种流行病学问题进行解答(文本框14.1、图14.1)。因此,解决特定研究问题的理想模型结构取决于疾病的相关生物学信息。

文本框14.1　疾病传播模型的前沿创新

关于疾病传播模型最新的方法改革旨在增加疾病传播模型作为工具的适用性,从而在科学家和决策者进行现场研究、实验室实验或项目实施前提供相关信息。

1. 提高现场研究和试验设计的严谨性

流行病学建模技术可以应用于模拟不同的试验设计,并可在实施前进行功效分析。在2014~2015年间,西非暴发了埃博拉疫情,基于疫情期间疫苗研制水平不断完善和提高,研究者们在高传播区域对疫苗进行了现场试验,以评估疫苗有效性及预防高危接触者中出现新病例的效果。通过建模,分析比较了阶梯式楔形群随机试验(stepped-wedge cluster trial,SWCT)和随机对照试验(randomized controlled trial,RCT)[13]检验来确定不同埃博拉病毒疫苗效力和试验开始日期范围内的假阳性率和功效。结果提示:RCT设计考虑了发病率的时空变化导致的传播风险,从而在特定疫苗效果评价时拥有更高的检验效能。而对于那些已被证实有效的干预措施,建模可以确定干预措施的最佳人群覆盖水平,或评估对展现出不同传播动态和/或疾病结果的人群子集的定向干预。

2. 评估终局策略

有些热带传染病可以通过大量使用廉价药物、提高认识及采取预防行为实现局部或全球消灭。此时,数学建模可以用来评估在低发病率地区实现和维持疾病消灭的终局策略。建模的关键在于确定剩余病例的特征,并通过对比特定感染风险的人群进行分层。比如,基于主体的模型(agent-based model),又称为个体行为模拟法(individual-based simulation model),会根据感染风险将个体进行分层。同理,疾病传播过程中往往存在携带有大量病原微生物的个体,造成疾病的大规模传播,这些宿主往往有别于一般个体,比如说遗传易感性不同,对于这些个体,应将其视作超级传播者纳入模型结构中(文本框14.2)。举例来说,数学建模曾应用于西非消除盘尾丝虫病(onchocerciasis)的终局策略评估,主要针对在不同的传播环境中评估伊维菌素(ivermectin)的应用,以确定多长时间的治疗可以实现疾病的局部消灭[42]。

3. 指导卫生经济政策

数学建模可用于指导决策者制定政策。成本效益分析往往需要考虑某一特定干预措施是否在对健康有益的同时还具备经济效益。如预防策略不仅可以降低不良健康结局,还可减少与治疗相关的大笔费用。然而,传统的成本效益分析未考虑到疾病的传播和蔓延的影响,往往认为当一个人接种疫苗时,只有这个人受到保护,从而导致效益被低估。如果将成本效益分析与动态传播模型相结合,就可以考虑到疫苗接种在减少人群内传播方面的外部效应。与数学建模的结合,极大地促进了政策的改革。在这一背景下,此前一直被英国国家医疗服务体系(UK National Health Services)认为成本效益不足的在全国范围内为婴儿提供轮状病毒疫苗接种的政策得以实施[43];基于狂犬病传播多宿主模型的成本效益评估结果,坦桑尼亚执行了犬类接种狂犬病疫苗来预防人类疾病的策略,为该国的犬类疫苗接种运动提供了科学依据[37]。

4. 系统动力学

疾病的系统动力学分析是指利用过去的生物分子测序信息,以了解其进化关系对疾病流行病学的影响。具体来说,这些系统动力学信息提供了对分支事件或宿主间传播时间(如人畜共患病)的见解,从而为疾病系统模型中的参数提供信息[17]。系统动力学方法的新应用可以通过重建传播树[44]来估计以前无法估算的数值,如漏报率或亚临床感染的数量。

5. 应用大数据

大数据指的是需要大量复杂工具进行分析的非结构化数据。日常科技应用(如社交媒体、谷歌搜索、手机使用)的发展和计算能力的提高为人们交流交际提供了新的信息来源及方式。免费开源数据库的发展又促进了不同领域的研究人员进行数据访问[17]。近期的一项关于寨卡病毒(Zika virus)全球传播的模型[45]中就纳入了来自国际航空运输协会的大规模航班行程数据和全球人口数据,从而用来确定该疾病可能的国际传播途径。

6. 概率敏感性分析和不确定性分析

以往模型参数都是用特定方式进行校准从而实现参数拟合[17]。近期研究显示不确定性分析和概率敏感性分析(文本框14.2)可以分别提高模型拟合和结果评估的稳健性。贝叶斯和半贝叶斯方法可以通过评估先验分布中候选参数值的概率分布和/或产生与经验数据匹配的模型输出的可能性来实现不确定性分析。贝叶斯拟合方法[22]包括贝叶斯融合、马尔科夫链蒙特卡洛积分法、近似贝叶斯计算、粒子滤波算法和应用加权贝叶斯信息准则等。贝叶斯分析法为用于拟合的经验数据(如患病率或发病率数据)与文献中的其他数据(如感染期、潜伏期和病毒载量)的融合提供一种合适的方法。其后验分布概率估计的表征输出范围受到现场数据小集合的部分影响。扩展贝叶斯分析进行概率敏感性分析的原理也非常容易理解,即是从经验支持的输入范围中提取时考虑模型输出的变化,从而提供对模型假设的严格估计[11]。建模中应用不确定性分析和概率敏感性分析,可以了解各种潜在传播途径和干预效果,更好地指导公共卫生决策。

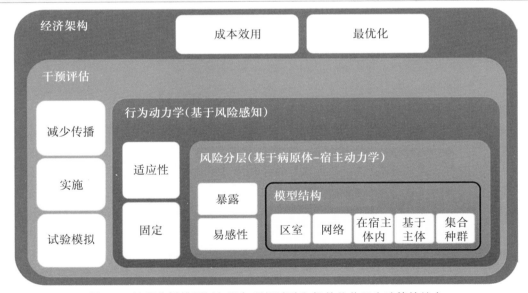

图14.1 扩展传播模型以加强与现场试验和相关公共卫生政策的结合

注:如前所述,所选择的传染病模型结构因所模拟的系统和研究问题而异[9-10]。基本模型可以扩展以纳入生物易感性或感染暴露异质性。由于行为动态而变化的暴露可以作为一个固定的衡量标准,其中一部分易感人群参与到干预中,并有一定程度的依从性,或者作为一个随着时间变化以响应对疾病意识提高的动态衡量标准。模型扩展可以提高对干预措施有效性估计的准确性,从而根据结果衡量指标的变化来准确估计实施干预策略的成本。

文本框14.2 术语表

1. 超级传播者

超级传播者是易于发生高强度感染或存在使暴露风险增加的行为而导致大多数传播的宿主。

2. 网络理论

在传染病建模背景下,网络模型考虑了社会实体之间的联系,例如,在同一家庭或社区内直接互动的个体或群体。整合网络是一种策略,建模者可以使用它来解决建模过程中网络里的不同群体存在不同传播风险、通过密切接触发生传播或同质混合假设不充分等问题。

3. 基于主体的模型

基于主体的模型明确地表示了系统的每个个体。例如,可以通过纳入医院内的每个病人和卫生保健工作者来建模医院感染的暴发。追踪每个个体的暴露史,以计算感染的概率,而不是对群体水平的感染率进行建模。然而,现实中很难获取每个个体的参数数据。

4. 集合种群模型

集合种群包括许多不同的亚种群,它们通常与空间区域相对应,在自身内部和种群之间相互作用。空间集合种群模型由移动性数据参数化后可用于表示疾病的空间分布。例如,疾病在一个地区被消灭后,但这个疾病又从邻近地区入侵,那么它可能在这个地区再次暴发。

5. 感染力

感染力(force of infection,FOI)是一种传播度量,指个体(如人类宿主、非人类宿主、媒介、体细胞)感染病原体的速率。FOI是一个数学函数,决定了病原体的传播能力。它是用几个参数计算出来的,这些参数包括感染者与易感者(即未感染和非免疫个体)之间的接触频率、在接触条件下病原体成功传播的概率以及人群中易感者和感染者的密度或频率。

6. 行为经济学

行为经济学领域关注的是个体决策如何受到心理、社会和认知因素的影响。人类的行为往往会偏离那些简单经济模型所预测的理性决策。这些偏差可能会影响与流行病学相关的因素,如疫苗接种决定或风险相关行为。

7. 前景理论

前景理论是指当不同结果的概率已知时,在概率方案之间进行决策的行为经济学理论。

8. 似然拟合程序

似然拟合程序是一个方程或似然函数,通过给定的一组模型参数来估计数据的概率,即通过最大化观测数据的似然性来估计未知参数。对于一些具有复杂似然曲面的多参数模型,识别一组最大似然的参数具有挑战性。但是现在已经有一些不同的方法,如牛顿-拉弗森优化算法(Newton-Raphson optimization algorithm),马尔可夫链蒙特卡洛(Markov chain Monte Carlo,MCMC)和模拟退火方法,可以识别与数据拟合良好的参数值相对应的似然曲面峰值。

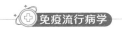
9. 概率敏感性分析

模型输出可以由实验或现场数据或拟合程序确定的模型参数的最佳拟合点估计来确定,并且在敏感性分析中,通过略高或低于点估计的参数值来重新评估模型输出。该模型对参数更为敏感,小扰动也会导致模型输出的大变化。如果单个参数值按其概率比例进行抽样,敏感性分析就是概率分析。

10. 联合不确定性分布

数据很少为模型参数提供精确的值,为了更好地表示这种不确定性,可以基于可用数据指定可能参数值的分布。基于从这个分布中随机抽取的模型结果可以进行计算,以确定可能结果的分布情况。如果多个模型参数不确定但相关,那么可以使用一个联合分布,同时显示出其组合不确定性对模型输出产生的影响,从而产生一个反映参数化不确定性的结果分布。

11. 不确定性分析

不确定性分析产生的模型输出考虑了不确定的参数估计,这些参数估计适用于可用的现场或实验数据缺失或很少的情况。每次从模型迭代中得出可能参数值的分布并运行模型,产生模型输出的分布(相对于点估计)。一个完整的不确定性分析包括从模型的每次迭代中得出所有不确定性参数的分布。当出现多种结果时,完整的不确定性分析可为政策制定者提供量化的结果,即哪种结果的可能性更大。

12. 博弈论分析

博弈论将群体中的策略决策正规化。一个人的决策过程的回报取决于其他人的决定,他们所拥有的信息,他们所面临的选择,以及每个决策的感知结果。

13. 纳什均衡

在博弈论中,纳什均衡是指一个问题的解决方法,即当决策者意识到其他参与者的选择后,决策者不会从选择一个不同的选择中获益。

区室模型(compartmental model)是一种常见的模型框架(图14.2),它根据疾病或人口状态将人口设置为不同的区室。例如,SIR区室模型将不同个体分为易感者(susceptible,S)、感染者(infected,I)和移出者(recovered,R)。根据差分方程(离散时间)或微分方程(连续时间),不同个体以反映种群平均水平的速率在不同区室之间转换。SIR区室提供了一个动态框架,使当前关于历史疾病流行率和/或发病率、感染持续时间和免疫知识为未来的预测提供信息。此外,它们还可以扩展到任意的复杂框架。例如,在区室框架内对疾病进展进行建模,可以将感染区室划分为不同的阶段。根据疾病的不同,分层可能将易感个体转移至暴露但尚未感染的过渡分室来模拟潜伏期。这样,标准SIR模型就变成了SEIR模型(图14.2)。对于HIV,通过与病毒载量、症状和传播性相互作用的CD4水平阈值对感染室I进行分层,通常被纳入治疗标准的评估中。

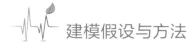 建模假设与方法

区室模型的一个基本假设是:种群内的宿主均匀混合,即个体在区室内均匀地相互作

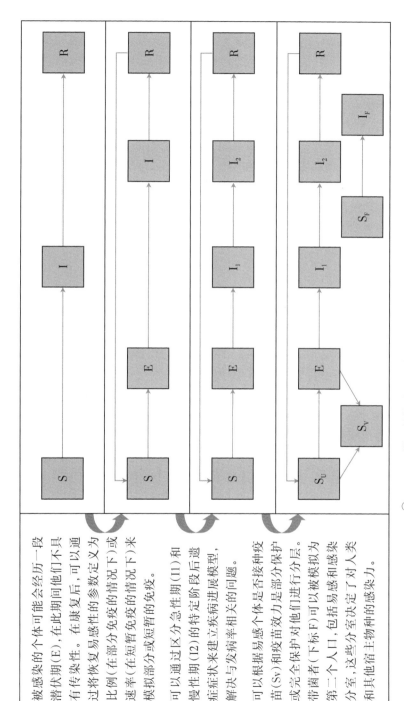

◎ 图14.2 模型的构建要符合模型将被用来研究的假设

模型的构建基于将个体划分为易感者（S）、感染者（I）和取决于疾病机制而获得免疫的移出者（R）。造成模型额外复杂性的原因可能包括潜伏期（E），因为在此期间个体不具有传染性。每个区至之间的简头表示一个方向转变率（或参数），这是理想复杂的经验数据。简单的区至模型捕捉复杂疾病系统的能力有限，根据是否有足够的数据进行参数化，可选择扩展如风险分层和其他传染单元的模型结构。

注：大多数疾病传播模型的结构是基于将个体划分为易感者（S）、感染者（I）和取决于疾病机制而获得免疫的移出者（R）。造成模型额外复杂性的原因可能包括潜伏期（E），因为在此期间个体不具有传染性。每个区至之间的简头表示一个方向转变率（或参数），这是理想复杂的经验数据。简单的区至模型捕捉复杂疾病系统的能力有限，根据是否有足够的数据进行参数化，可选择扩展如风险分层和其他传染单元的模型结构。

被感染的个体可能会经历一段潜伏期（E），在此期间同他们不具有传染性。在康复后，可以通过将恢复易感性的参数定义为比例（在部分免疫的情况下）或速率（在短暂免疫的情况下）来模拟部分或短暂的免疫。

可以通过区分急性期（I1）和慢性期（I2）的特定阶段后遗症症状来建立疾病进展模型，解决与发病率相关的问题。

可以根据易感者是否接种疫苗（Sv）和疫苗效力是部分保护或完全保护对他们进行分层。带菌者（下标 F）可以被模拟为第二个人口，包括易感和感染分室，这些分室决定了对人类和其他宿主物种的感染力。

用。当然,宿主种群内的异质性也可以根据年龄和影响疾病状态的风险等因素进行分层后再行纳入。当病原体由多个抗原菌株组成,每个抗原菌株又都会引起不同的免疫反应(如肺炎球菌或人乳头瘤病毒)时,根据菌株免疫特异性对宿主的免疫状态进行分层十分重要。按菌株免疫特异性进行分层后,可对只覆盖流行毒株一个亚种的疫苗的有效性进行准确评价。然而,为了反映流行病学动态的显著特征,在确定性区室模型中应谨慎使用分层,因为随着分层的扩大,描述区室之间转换所需的方程数量可能超过人群中宿主个体的数量。如果需要进行多因素分层,那么采用基于主体的框架会更有效(文本框14.2),该框架通过模型状态跟踪每个单独宿主的进展。在基于主体的模型中,每种疾病的传播和进展的速率都具体归因于每个个体。然而,基于主体的模型只能在捕获到人群中接触混合的真实信息时才能拟合得更好。是否有足够的数据来参数化这种个体层面的特异性是开发基于主体的模型的一个主要挑战(文本框14.2)。

无论是区室模型还是基于主体的模型,所代表的"单位"都可以是个人/非人类宿主或其家族/群落,或是在宿主之间传播病原体的媒介,或体细胞(同宿主内建模情况)等。包括网络模型(文本框14.2)在内的其他框架纳入了不同个体之间的关系,如与疾病传播相关的社会联系或生态位。

从代表单个种群扩展到代表一组种群,集合种群模型(文本框14.2)可用于纳入疾病危险因素的空间异质性。通过在细胞甚至分子水平上模拟动力学,宿主内模型可以用来评估免疫反应和治疗的药代动力学,这样就可以推断出群体水平的趋势。

模型的效果有时会被争议,因为他们在面对许多未知的随机因素时得出了确定性的预测。这些未知因素可能包括任何人畜共患病的初始传播位置、暴发中首发病例的行为、天气条件或公共卫生基础设施的不完善等。在疾病出现或消退阶段,感染人数很少,这些随机因素对人口动态会产生显著影响。如果给定参数和初始条件,模型模拟确定性的结果总是一致的(如种群规模和易感者与感染者的相对数量)。因此,将随机性纳入模型进行概率预测,可以量化那些不太可能但非常重要的结果(例如,尽管通过临时措施有很大机会消除疾病,但疾病仍持续存在)。在随机模拟中,会明确地计算默认值的个别跃迁,这由随机抽取的概率所决定。

模型输出:疾病传播的测量方法

在历史上,衡量疾病传播的一个主要指标是基本再生数R0,定义为初发宿主群体中由单一原发感染引起的继发感染的平均数量。当R0大于1时,传染病通常会侵入人群,在没有控制干预措施的情况下持续传播,直到人口产生足够的群体免疫;即使人群对感染产生群体免疫力,但随着免疫力减弱或易感新生儿的出生,亦可能会出现疫情反复。R0是病原体的一种特性,它不能独立于易感者和感染者之间发生接触的环境来衡量,反映了在接触病原体后感染的概率以及感染的持续时间。

虽然R0为疾病出现提供了阈值,但它没有计入疾病传播发生的时间长度。例如,流感和艾滋病病毒R0值在特定设置下估计值为2左右[9],但这两种疾病的流行病学轨迹截然不同,这是因为受感染宿主传染给另外宿主的时间段因病原体不同存在显著差异所导致的。

流感患者的传染性可以持续一周左右，而HIV患者在未接受治疗的情况下可以持续数月至数年。因此，为了预测流行病曲线并估计暴发的时间尺度，微生物的世代时间（generation time）至关重要（文本框14.2），而世代时间是由宿主内感染的进展和传播方式所决定。R0可通过量化有效再生数Re来阐述。Re指的是在一个宿主人群中由单一原发性感染引起的继发感染的平均数量。宿主人群可能由于疫苗接种或以前感染而产生了一些预先存在的免疫。考虑到预先免疫力的存在，将Re降低到1以下的干预措施被认为可控制并最终消除该疾病。这一确定性阈值是决定采取何种干预措施根除病原体为微生物的疾病的政策决定基础。然而，预计将Re降低至略低于1的干预措施，实际上只有大约50%的可能性[11]，因为Re的计算取决于所有估计参数的准确性。设定干预水平，并从所有参数的联合不确定性分布（文本框14.2）中计算一组样本的Re，提供该控制情景中疾病消除的概率。公共卫生决策者意识到，由于数据不完善，所有政策都存在不确定性，但他们可以根据特定干预下发生特定结果的概率[11]，权衡干预成本和失败的可能性。

如今人们建立了数学模型，以评估一系列传播情景和实施策略中替代干预方法对流行病学和卫生经济的影响[12]。当它们可用于评估降低疾病负担或实施成本时，这些方法在大规模现场试验或政策变化之前具有很高的价值。建模应用和方法的其他创新（文本框14.1）使试验设计最优化，最大限度地提高统计能力和可行性[13]，评估联合感染在发病率风险方面的协同或拮抗作用[14]，将人群行为和对疫苗与其他干预措施的看法结合起来[3-4]，并推断以前无法测量的数字，如不同主群体和亚群体对传播的相对贡献[15-16]。区室模型、分层的区室模型、网络模型和基于主体的模型可将决议变为实体。精细模型（fine-grained models）具有特别的吸引力，因为它解释了将个体分组为类的模型无法轻松捕获的不均匀性。然而，我们建立的模型越独特、越复杂或越现实，就越不可能有数据来验证我们的假设是有效的，我们的分析在计算上也会更加烦琐。幸运的是，传染病传播建模方面的一些进展扩大了模型的实用性，利用了现有知识和现有数据以回答科学问题和应对感染控制挑战。

 ## 数据驱动的模型参数化

不断增长的实验数据、流行病学研究和临床数据库，以及社交媒体等新兴数据来源，提供了丰富的信息，从而提高了疾病传播模型解决公共卫生问题的能力[17-18]。这些模型由一组基本功能和参数驱动，包括传播率、潜伏期、感染期和免疫力减退。现有的监测数据、观察性研究、实验室研究和临床试验已发表的结果为参数提供数值依据，有时还可以从关于适用性的假设中获得。例如，一项关于儿童肺炎球菌感染的自然史研究可用于其他年龄组中肺炎链球菌特定菌株的发病率的参数设定[19-20]。即使小数据集本身对参数约束也很小，也可在似然拟合程序里提供有用信息。正如上文所述，可将这些信息与其他参数限制因素以及流行率和发病率等原始流行病学数据结合使用（文本框14.2）。在贝叶斯或半贝叶斯方法中，基于小数据集的先验信息可以有效地合并为参数的弱先验概率分布。先前的研究信息和当前经验数据的拟合优度越来越多地用来评估贝叶斯或半贝叶斯方法（文本框14.1）[21-22]。结合有关模型参数信息的先验数据有助于具有许多参数的复杂模型的拟合。近年来，得益于计算方法的进展,就算是复杂的模型也变得越来越易于处理。然而,对于数据可靠性必须持合理的怀疑态度,这是确保预测精确度的依据。此外,随着模型复杂性的增加,给充分探索模型拟合性能中的参数空间带来了额外的挑战。一个没有足够数据进行参数化的复杂模型,即使它具有高度现实、详细的结构,同时被认为与主要流行病学数据非常吻合,也可能会产生极其不准确的预测。因此,应确保结构复杂性和模型参数的数量保持在最小值[23-24]。

传染病数据集往往是有限的,在这种情况下,可以进行参数的概率敏感性分析(文本框14.2)和关键结果的完全不确定性分析(文本框14.2),旨在评估模型结果的稳健性。敏感性分析可以通过改变最佳点估计的上下参数值来执行,并重新评估模型输出。例如,加拿大一项轮状病毒疫苗接种的成本效益研究包括了敏感性分析,以评估接种疫苗的净效益是如何受到轮状病毒胃肠炎人群风险变化的影响[25]。在轮状病毒疾病风险中观察到显著的季节性变化,即使考虑到出生季节的变化,轮状病毒免疫接种仍然是加拿大不列颠哥伦比亚省的一项具有高度成本效益的策略[25]。当结果随经验不确定参数的扰动而显著变化时(也就是说,一个参数的值仅由最小的现场或实验数据确定),可以向模型提供似然值的分布,而不仅仅是单点估计,以生成可信的模型输出范围。换句话说,点估计本身并不能量化估计中的不确定性程度,而任意选择的扰动程度也不能很好地代表错误参数值的影响。例如,在点参数估计值之上和之下的不确定性中可能存在很大的不对称性。量化不确定性的程度和不对称性对于确定作为政策决策基础的控制干预措施的估计有效性的稳健性非常重要。例如,一项坦桑尼亚的调查对甲苯咪唑治疗前和治疗后对土壤传播蠕虫感染的疗效的研究中报告了用平均减卵率(ERR)及其95%置信区间和观察样本量[26]。对于这些数据,点估计方法将使用平均ERR作为治疗疗效的衡量标准,而不确定性分析涉及迭代模拟模型,并从经验观察到的ERR的全部分布中随机得到疗效估计值。在后一种情况下,治疗活动的预测影响(如人群感染强度的变化)被表示为跨疗效分布计算的所有结果的范围。当参数值的变化对结果的影响在不确定性范围内是非线性(传染病模型中通常如此)时,概率加权平均结果可能与从最佳点估计计算出的结果大相径庭。需要进一步指出的是,除了因数据不完善而导致参数值不确定外,一些参数具有固有变异性。易感性或治疗效果可能因遗传体质或获得性免疫缺陷等因素而有所不同,因此从区室模型中观察到的效能值的分布反映了参数的固有异质性,从而进一步反映被建模的系统的异质性。

与文本框14.1中提出的其他方法一样,单个参数的概率敏感性分析(文本框14.2)和结果的完全不确定性分析(文本框14.2)是疾病传播建模的前沿方法。虽然这些程序技术性强、计算量大,但这些新方法有着显著提高以政策为重点的研究问题的结果稳健性的好处(图14.3)。这些分析为看似深奥的模型输出提供了细微差别,从而提高了结果的可信度。最近的这些方法极大地促进了流行病学的跨学科方法的应用,越来越多地作为其他学科分析方法的一个重要组成部分,同时还促进了公共卫生政策的发展和疾病传播建模更为广泛的应用。

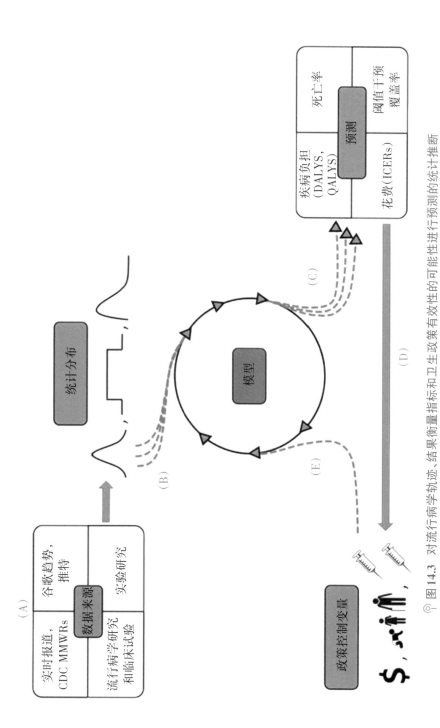

⊕ 图14.3 对流行病学轨迹、结果衡量指标和卫生政策有效性的可能性进行预测的统计推断

注：当各种来源的数据（包括监测报告和已发表的流行病学研究结果）：（A）为模型参数提供数据时，模型可以更好地参数化。与其选择点估计，建模者可以通过（B）构建参数可能值的数据驱动分布，然后在这些分布中采样值从而充分利用数据。将模型的迭代从数据分布中进行概率绘制，以生成（C）预测的概率率分布。可产生预测类型的例子包括对疾病负担和相应的干预成本估计。政策问题（如是否推荐一种新的疫苗）要评估的（D）决定了对结果的适当估计，而且还可以知道他们对这些估计有多少信心。在概率框架中，决策者不仅得到了对结果的适当估计，而且还可以通过导致模型更新的新迭代的初始模型结果得到进一步信息。假定在决策者控制下的（E）变量的设置可以预先定义，并可以计划计划的初始给药年龄。这些政策控制变量可能包括成本、剂量计划和给药年龄。

将数学建模与现场流行病学及基础科学相结合,可为资源分配和其他卫生政策决策提供最有效的信息。模型指导现场工作范式[27]表明:数学模型是研究和控制疾病的有力方法,可应用于现场研究的所有阶段,提高我们对传染病复杂的生态学和生物系统的理解。通过经验研究和数学建模对假设进行迭代检验,可为研究设计和模型评估提供信息(图14.3)。虽然模型研究需要进行连续的数据收集和分析工作,需要实验人员、决策者和建模人员之间的无间协作,但这是整合建模证据与公共卫生政策时可克服的障碍。这种迭代反馈方法逐渐受到研究人员的追崇[12,18],并已在结核病[28]快速诊断试验Xpert的评估中得到应用。一项早期建模研究表明,结核病发病率和死亡率的显著降低与结核病诊断率的增加有关,这是由使用Xpert后假定寻求治疗的人数相应增加所致。然而,在结核病流行地区进行的临床试验表明,新诊断方法的影响低于预期,因为这些地区的治疗覆盖率已经很高[29]。结核病治疗实践的新数据促进该模型不断改进,以便它能在不同的流行环境中更准确地评估新诊断技术[28]。

随着宿主行为越来越多地被纳入传染病模型,以及我们处在一个患者参与决策的时代,宿主行为在传染控制方面起到重要作用。社会科学,特别是心理学也与流行病学相互结合[4]。在这个关口上,疫苗接种的感知风险和益处的调查数据以及生产和管理方面的经济数据已与流行病学建模和博弈论分析(文本框14.2)相结合,以评估公众接受疫苗接种建议的程度。例如,这种全面的方法预测了"纳什均衡"(文本框14.2),疫苗接种水平将远低于社会最优的覆盖率[30],这些预测与几年后实现全国青少年女性的HPV疫苗接种覆盖率相一致[31]。

相比于数量有限的先前策略,我们应将优化算法应用于流行病学模型,尽可能地从可行范围中选择最有利的策略。尽管在更新模型结构以评估给定疾病系统的所有策略计算上存在挑战,但用于评估选项的建模方法往往比进行不同的现场试验更可行。为制定卫生政策决定提供信息,最优化的标准应包括经济和后勤方面的考虑,以及死亡率和发病率结果。例如,一个评估最佳疫苗分配以避免美国流感暴发的模型认为,分配6 300万剂疫苗的确可以减少R_e并消灭与历史流感大流行具有相似传播性和死亡率模式的疫情[32]。对年龄结构模型的分析优化了各种可用剂量的疫苗分配,并表明从考虑的每一种结果衡量指标(感染、住院、死亡率、寿命损失年和经济影响)来看,为5~19岁儿童接种疫苗最为有效。相比于参数不确定性,这项发现很是稳定[33]。这一模型结果向当时针对季节性流感每年接种8 500万剂疫苗的策略效率发起挑战,并促使美国流感疫苗接种政策的转变[34],重点关注儿童和青少年。事实上,除老年人外,儿童和青少年是流感相关发病率和死亡率的最大风险人群。

疾病预测和监测中数据驱动的实时应用正越来越多地纳入建模之中[35]。这些应用程序包括基于网络的服务来模拟疾病的传播。它们依赖于数字化疾病监测,其中包括来自社交媒体、新闻、卫生部门和其他来源的基于互联网的数据,以提供疫情实时信息,从而提高关于疾病趋势和干预策略研究的及时性和相关性[36]。例如,德克萨斯州(以下简称德州)的大流感工具包(http://flu.tacc.utexas.edu/)利用州卫生部门的数据,几乎实时地预测整个德州的流感大流行性趋势。基于网络的仪表板允许用户输入不同的干预措施,包括抗病毒治疗、疫苗和公共服务公告,并观察它们对正在发展的流行病的影响。将经济分析纳入这些实时应用程序和其他流行病学模型中,不仅为决策者提供干预效果的评估,还提供了经济影响和可负担能力的评价。在流感大流行期间,可根据德州流感大流行工具包对最终规模的预测确定分发给德州国家储备的抗病毒药物的成本效益。

同样,在了解可行性和实际成本的现场流行病学家的密切合作下,建模已用于调查"一个健康"策略的成本效益,如为狗接种疫苗以预防人类狂犬病感染[37];设计创新性的干预措施,如治疗血吸虫病以降低撒哈拉以南非洲 HIV 病毒易感性[38]等。这些例子证明了建模的可塑性,可以考虑新的干预策略,这些策略让科学家们了解预防和控制措施的差距,并满足决策者不断变化的需求。

❺ 传染病流行病学的未来

目前,我们身处一个新的人畜共患病的不断涌现、已有疾病的传播不断蔓延的环境中。全球努力消除可预防传染病的战略的实施使得传染病动态建模技术的重要性日益凸显。传染病的动态建模技术可以有效解决传染病的传播因时而异的特点,是在应急情况下做出实时、有效决策的有力方法。微生物疾病流行病学的最新研究开始侧重于应用分子技术进行疾病溯源[39],探索由于人类活动促使的气候和景观的变化对城市化进程和疾病新发的影响[40],以及使用大数据(如手机和社交媒体)探寻不断增长的人口的接触模式和流动趋势的动态变化[41]。总而言之,传染病建模方法可以收集分析数据来提高预测疾病的能力,具有巨大的应用潜力。此外,定量流行病学将会在这一新兴领域发挥重要作用,它凸显了数学建模作为一种应用程序的持续性、及时性和重要性,将会给科学理论发现转化应用于政策实施提供重要的依据。

(翻译:方心宇)

⬤ 参考文献

[1] GBD 2017 DALYs and HALE Collaborators. Global, regional, and national disability-adjusted life-years (DALYs) for 359 diseases and injuries and healthy life expectancy (HALE) for 195 countries and territories, 1990-2017: a systematic analysis for the Global Burden of Disease Study 2017. Lancet. 2018;392 (10159):1859-922.

[2] Reluga TC. Game theory of social distancing in response to an epidemic. PLoS Comput Biol. 2010;6(5): e1000793.

[3] Manfredi P, D'Onofrio A. Modeling the interplay between human behavior and the spread of infectious diseases. New York: Springer Science & Business Media; 2013. 329 p.

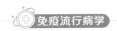
［4］ Bauch CT, Galvani AP. Epidemiology. Social factors in epidemiology. Science. 2013;342(6154):47-9.

［5］ Oraby T, Thampi V, Bauch CT. The influence of social norms on the dynamics of vaccinating behaviour for paediatric infectious diseases. Proc Biol Sci. 2014;281(1780):20133172.

［6］ Wang Z, Andrews MA, Wu Z-X, Wang L, Bauch CT. Coupled disease-behavior dynamics on complex networks: a review. Phys Life Rev. 2015;15:1-29.

［7］ Sunstein CR, Zeckhauser R. Overreaction to fearsome risks. Environ Resour Econ. 2011;48(3):435-49.

［8］ Rubin GJ, Amlôt R, Page L, Wessely S. Public perceptions, anxiety, and behaviour change in relation to the swine flu outbreak: cross sectional telephone survey. BMJ. 2009;339:b2651.

［9］ Anderson RM, May RM. Infectious disease of humans. Dynamics and control, vol. 1. Oxford: Oxford University Press; 1991. p. 991.

［10］ Keeling MJ, Rohani P. Modeling infectious diseases in humans and animals. Princeton: Princeton University Press; 2008.

［11］ Gilbert JA, Meyers LA, Galvani AP, Townsend JP. Probabilistic uncertainty analysis of epidemiological modeling to guide public health intervention policy. Epidemics. 2014;6:37-45.

［12］ Heesterbeek H, Anderson RM, Andreasen V, Bansal S, De Angelis D, Dye C, et al. Modeling infectious disease dynamics in the complex landscape of global health. Science. 2015;347(6227):aaa4339.

［13］ Bellan SE, Pulliam JRC, Pearson CAB, Champredon D, Fox SJ, Skrip L, et al. Statistical power and validity of Ebola vaccine trials in Sierra Leone: a simulation study of trial design and analysis. Lancet Infect Dis. 2015;15(6):703-10.

［14］ NdeffoMbah ML, Skrip L, Greenhalgh S, Hotez P, Galvani AP. Impact of Schistosoma mansoni on malaria transmission in Sub-Saharan Africa. PLoS Negl Trop Dis. 2014;8(10):e3234.

［15］ Courtenay O, Carson C, Calvo-Bado L, Garcez LM, Quinnell RJ. Heterogeneities in Leishmania infantum infection: using skin parasite burdens to identify highly infectious dogs. PLoS Negl Trop Dis. 2014;8(1):e2583.

［16］ Miller E, Warburg A, Novikov I, Hailu A, Volf P, Seblova V, et al. Quantifying the contribution of hosts with different parasite concentrations to the transmission of visceral leishmaniasis in Ethiopia. PLoS Negl Trop Dis. 2014;8(10):e3288.

［17］ Woolhouse MEJ, Rambaut A, Kellam P. Lessons from Ebola: improving infectious disease surveillance to inform outbreak management. Sci Transl Med. 2015;7(307):307rv5.

［18］ Knight GM, Dharan NJ, Fox GJ, Stennis N, Zwerling A, Khurana R, et al. Bridging the gap between evidence and policy for infectious diseases: how models can aid public health decision-making. Int J Infect Dis. 2016;42:17-23.

［19］ Sleeman KL, Griffiths D, Shackley F, Diggle L, Gupta S, Maiden MC, et al. Capsular serotype-specific attack rates and duration of carriage of Streptococcus pneumoniae in a population of children. J Infect Dis. 2006;194(5):682-8.

［20］ Smith T, Lehmann D, Montgomery J, Gratten M, Riley ID, Alpers MP. Acquisition and invasiveness of different serotypes of Streptococcus pneumoniae in young children. Epidemiol Infect. 1993;111(1):27-39.

［21］ Powers KA, Ghani AC, Miller WC, Hoffman IF, Pettifor AE, Kamanga G, et al. The role of acute and early HIV infection in the spread of HIV and implications for transmission prevention strategies in Lilongwe, Malawi: a modelling study. Lancet. 2011;378(9787):256-68.

［22］ Coelho FC, Codeço CT, Gomes MGM. A Bayesian framework for parameter estimation in dynamical models. PLoS One. 2011;6(5):e19616.

[23] May RM. Uses and abuses of mathematics in biology. Science. 2004;303(5659):790-3.

[24] Saltelli A, Ratto M, Andres T, Campolongo F, Cariboni J, Gatelli D, et al. Global sensitivity analysis: the primer. Chichester: Wiley; 2008.

[25] Fisman DN, Chan CH, Lowcock E, Naus M, Lee V. Effectiveness and cost-effectiveness of pediatric rotavirus vaccination in British Columbia: a model-based evaluation. Vaccine. 2012;30(52):7601-7.

[26] Albonico M, Ramsan M, Wright V, Jape K, Haji HJ, Taylor M, et al. Soil-transmitted nematode infections and mebendazole treatment in Mafia Island schoolchildren. Ann Trop Med Parasitol. 2002;96(7): 717-26.

[27] Restif O, Hayman DTS, Pulliam JRC, Plowright RK, George DB, Luis AD, et al. Model-guided fieldwork: practical guidelines for multidisciplinary research on wildlife ecological and epidemiological dynamics. Ecol Lett. 2012;15(10):1083-94.

[28] Menzies NA, Cohen T, Murray M, Salomon JA. Effect of empirical treatment on outcomes of clinical trials of diagnostic assays for tuberculosis. Lancet Infect Dis. 2015;15(1):16-7.

[29] Theron G, Zijenah L, Chanda D, Clowes P, Rachow A, Lesosky M, et al. Feasibility, accuracy, and clinical effect of point-of-care Xpert MTB/RIF testing for tuberculosis in primary-care settings in Africa: a multicentre, randomised, controlled trial. Lancet. 2014;383(9915):424-35.

[30] Basu S, Chapman GB, Galvani AP. Integrating epidemiology, psychology, and economics to achieve HPV vaccination targets. Proc Natl Acad Sci U S A. 2008;105(48):19018-23.

[31] CDC - Teen Vaccination Coverage - NIS - Teen - Vaccines [Internet]. [cited 2016 Jan 4]. Available from: http://www.cdc.gov/vaccines/who/teens/vaccination-coverage.html.

[32] Medlock J, Galvani AP. Optimizing influenza vaccine distribution. Science. 2009;325(5948):1705-8.

[33] NdeffoMbah ML, Medlock J, Meyers LA, Galvani AP, Townsend JP. Optimal targeting of seasonal influenza vaccination toward younger ages is robust to parameter uncertainty. Vaccine. 2013;31(30):3079-89.

[34] Children, the Flu, and the Flu Vaccine | Seasonal Influenza (Flu) | CDC [Internet]. [cited 2016 May 18]. Available from: http://www.cdc.gov/flu/protect/children.htm.

[35] Brownstein JS, Freifeld CC, Chan EH, Keller M, Sonricker AL, Mekaru SR, et al. Information technology and global surveillance of cases of 2009 H1N1 influenza. N Engl J Med. 2010;362(18):1731-5.

[36] Salathé M, Freifeld CC, Mekaru SR, Tomasulo AF, Brownstein JS. Influenza A (H7N9) and the importance of digital epidemiology. N Engl J Med. 2013;369(5):401-4.

[37] Fitzpatrick MC, Hampson K, Cleaveland S, Mzimbiri I, Lankester F, Lembo T, et al. Cost-effectiveness of canine vaccination to prevent human rabies in rural Tanzania. Ann Intern Med. 2014;160(2):91-100.

[38] NdeffoMbah ML, Kjetland EF, Atkins KE, Poolman EM, Orenstein EW, Meyers LA, et al. Cost-effectiveness of a community-based intervention for reducing the transmission of Schistosoma haematobium and HIV in Africa. Proc Natl Acad Sci U S A. 2013;110(19):7952-7.

[39] Gire SK, Goba A, Andersen KG, Sealfon RSG, Park DJ, Kanneh L, et al. Genomic surveillance elucidates Ebola virus origin and transmission during the 2014 outbreak. Science. 2014;345(6202):1369-72.

[40] Neiderud C-J. How urbanization affects the epidemiology of emerging infectious diseases. Infect Ecol Epidemiol. 2015;5:27060.

[41] Hay SI, George DB, Moyes CL, Brownstein JS. Big data opportunities for global infectious disease surveillance. PLoS Med. 2013;10(4):e1001413.

[42] Stolk WA, Walker M, Coffeng LE, Basáñez M-G, de Vlas SJ. Required duration of mass ivermectin treatment for onchocerciasis elimination in Africa: a comparative modelling analysis. Parasit Vectors. 2015;8: 552.

［43］ Atkins KE，Shim E，Carroll S，Quilici S，Galvani AP. The cost-effectiveness of pentavalent rotavirus vaccination in England and Wales. Vaccine. 2012；30(48)：6766-76.

［44］ Scarpino SV，Iamarino A，Wells C，Yamin D，Ndeffo-Mbah M，Wenzel NS，et al. Epidemiological and viral genomic sequence analysis of the 2014 ebola outbreak reveals clustered transmission. Clin Infect Dis. 2015；60(7)：1079-82.

［45］ Bogoch Ⅱ，Brady OJ，Kraemer MUG，German M，Creatore MI，Kulkarni MA，et al. Anticipating the international spread of Zika virus from Brazil. Lancet. 2016；387(10016)：335-6.

第15章 疫 苗

❶ 疫苗接种简史

总结历史,我们可以发现鼠疫和其他毁灭性传染病的幸存者,在随后的流行病中相对安全。Thucydides[1]在公元前430年的伯罗奔尼撒战争期间记录道:"那些已经康复的人,虽然不再受这些疾病的困扰,但由于他们体验过这些病痛,所以他们对于那些生病和死亡的人更加充满同情。"有限的历史证据显示,早期的疾病预防措施包括人为接触或接种来自病患体内的少量物质,这种接触可能会以轻微的方式引发疾病[2]。举例来说,在16~17世纪初(也可能是8~10世纪),印度和中国的天花病例中,都有实施接种的记录。在中国,有记录显示,为那些没有抗体的人接种被天花病毒污染的物质(如溃疡脓液),接种者随后可能会出现轻微的疾病症状。这种做法最早是由Montague夫人从奥斯曼帝国宫廷引入英国。1721年,她与外科医生Thomas Maitland一起,说服了英国皇家学会(Royal Society)、内科医师学会(College of Physicians)和王室成员,让他们深信接种人痘能对天花产生保护作用。与此同时,北美的波士顿天花正盛行。一个名叫Onesimus的西印度奴隶关于接种人痘的建议被Cotton Mather牧师和Zabdiel Boylston医生采纳,并在波士顿推广接种。尽管这个过程引发了一些争议,但Mather和Boylston通过他们的记录数据证明了他们的工作是有效的。这可能是迄今为止第一个对人痘接种能否预防天花有效性的研究,其结果表明,接种者(2%)死亡率远远低于未接种者(14.8%)。

然而,人痘接种存在着一些风险。接种者可能无意间导致疾病传播,增加死亡率和严重感染的风险。因此,仍需探索更好的预防方法。后来,由于牛痘(一种只会引起局部皮肤疾病的病毒)能提供交叉保护,接种牛痘疫苗成为了现今预防天花的首选方法。此外,在天花的流行地区,人们发现接触过牛痘病毒的挤奶工人能对天花产生抵抗力。我们必须承认,正是由于Benjamin Jesty的早期工作和Edward Jenner对疫苗的研究和推广,才推动了现代的牛痘接种用于天花预防的普及。

Jenner的早期工作对现代疫苗的发展,尤其是活疫苗,仍然有着重要的影响。即使在不了解细菌理论的情况下,人们也观察到,疫苗在人体内的持续扩散可能会导致其保护效果衰退或失效。因此,通过在奶牛体内周期性地进行重复传代,可以维持疫苗的有效性。同时,

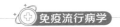

牛痘疫苗的运输也对疫苗稳定性提出了挑战。如今,疫苗的稳定性和"冷链"要求依然对物流和效力产生影响。最重要的是,Jenner研制的疫苗使得世界卫生组织在世界范围内消灭天花的运动成为了现实。

使用轻微疾病来预防严重疾病的做法极大地改变了人们对疾病预防的理解,而微生物理论的发展和对微生物发病机制的理解,推动了疫苗研制的进一步发展。在19世纪初,疾病的微生物基础首次在"模式系统"(如蚕、植物)中被揭示出来。Louis Pasteur是首个提出人类疾病"细菌理论"的科学家。Robert Koch则定义了确定特定致病微生物的严格方法。Pasteur研制了第一个实验室疫苗,并提出通过接种疫苗可以预防各种微生物疾病,而这种保护是针对特定微生物感染的。Pasteur研究了微生物的毒性,并发明了衰减法(通过其他动物物种传播、化学处理、加热等)。他研制的用于预防霍乱的疫苗和具有治疗性的狂犬病疫苗,为20世纪后所有疫苗的研发奠定了基础。

在一系列的努力下,科学家最终使用灭活微生物或其亚组分、特定蛋白质和碳水化合物抗原(亚单位疫苗)来开发安全有效的疫苗。然而,并不是所有经过测试的定型/灭活疫苗都被证明有效。这一现象促进了"佐剂"的发展,但同时也引起了持续性的争议。疫苗先驱者Pasteur的一个主要假设即只有"活疫苗"才能提供保护作用。著名免疫学家Rolf Zinkernagel[3]提出:有机体的持久性(在减毒活疫苗的情况下)和再次暴露,而非T细胞的长期记忆,才能提供长期的疫苗保护。疫苗接种的这一基本方面,即对病原体的记忆,且其可能因疫苗和人群(暴露)而有所不同,对公共卫生至关重要。因此,理解记忆的基础对于确定重新接种的时间/要求至关重要。

在Pasteur的时代,人们对淋巴细胞(B细胞、T细胞)功能或免疫记忆的认知是有限的。19世纪,Emil Adolf von Behring和Sharamiro Kitasato通过对疾病中和抗毒素(抗体:破伤风和白喉)的血清的描述,使人们逐渐理解疫苗的作用机制。20世纪初,对卡介苗芽孢杆菌疫苗Guérin(卡介苗)的研究使人们认识到另一种疫苗接种反应:延迟型超敏反应(DTH皮试),这种反应是由T细胞介导的。可以说,疫苗的发现和研制推动了免疫学的早期发展。更多关于疫苗历史发展的资料可参考Stanley Plotkin[2]的著作。

❷ 现有疫苗

现在使用的疫苗[4]可大致分为四类:活疫苗(减毒疫苗)、全细胞疫苗(死亡生物体)、亚单位疫苗(分离蛋白和/或碳水化合物分子)和重组疫苗(表15.1,来源网站:https://www.cdc.gov/vaccines/vpd/vaccineslisthtml;https://www.fda.gov/biologicsbloodvaccines/vaccines/approved-products/ucm093833.htm)。随着疫苗接种朝向更加安全的方向发展,现在的研发重点主要集中于亚单位和成分(分离的蛋白质或碳水化合物)疫苗上。通过深入理解微生物的致病机制以及特定的免疫保护机制,可为疫苗的研发提供指导。对于亚单位或成分疫苗的研发,如何保证免疫原性是一大挑战。为了应对这一挑战,需要引入佐剂,它可以引导特异性应答[T(Th1/Th2/Th17)和B(抗体)]和/或递送系统(针对特定的组织部位和抗原提呈细胞)参与固有免疫,引导获得性免疫应答并提供长期记忆。

表 15.1　目前食品和药物管理局(FDA)批准的疫苗示例:减毒疫苗、全细胞(灭活)疫苗、亚单位结合疫苗、亚单位(纯化蛋白质和/或碳水化合物和重组疫苗)

目标病原体(s) (疾病)	疫苗类型	商品名	佐剂	作用方式及机理
流感病毒(流感)	活,冷减毒	四价流感疫苗	无添加;内在病毒 RNA 和 HA	鼻腔喷雾剂;1 剂量;血清和黏膜抗体和 T 细胞反应
轮状病毒(腹泻)	减毒活牛轮状病毒与人类血清型(G1,G2,G3,G4,P1菌株)重组	人类轮状病毒口服疫苗(RotaTeq)	无添加;内在病毒 PAMP	口服;3 剂量;IgA
麻疹、腮腺炎,风疹及水痘病毒	减毒活疫苗病毒	水痘活疫苗(ProQuad)	无添加;内在病毒 PAMP	皮下注射;1 剂量;抗体
霍乱弧菌血清组 O1(霍乱)	减毒活菌,霍乱弧菌 CVD103-HgR	霍乱弧菌血清组 O1 疫苗(VAX-CHORA)	无添加;内在细菌 PAMP	口服;单剂量;冻干;杀弧菌抗体
黄热病病毒(黄热病)	黄热病 17D-2D4 减毒株病毒	黄热病疫苗(YF-VAX)	无添加;内在病毒 PAMP	皮下注射;单剂量;中和抗体
流感病毒(流感)	全细胞:甲醛灭活"spilt"流感病毒(洗涤剂处理)	四价流感疫苗(Fluzone)	无添加;内在病毒 PAMP	肌注;1 剂量;抗体
狂犬病病毒(暴露后)	全细胞:细胞培养的狂犬病病毒通过 β 丙内酯化学灭活	狂犬病疫苗(Rabavert)	无添加;病毒激活 TLR7,MyD88	肌注;4～5 个剂量;中和抗体
日本脑炎病毒(脑炎)	全细胞:细胞培养的脑炎病毒被甲醛灭活	脑炎疫苗(IXI-ARO)	明矾(氢氧化铝)	肌注;2 剂量;中和抗体
链球菌引起的肺炎(肺炎球菌病)	亚单位结合:白喉 CRM197 蛋白载体与血清型 1、3、4、5、6A、6B、7F、9V、14、18C、19A、19F、23F 碳水化合物化学连接	Prevnar13	明矾(磷酸铝)	肌注;4 剂量;抗体中和调理作用;白细胞和其他吞噬细胞吞噬和杀死肺炎球菌
流感嗜血杆菌(菌血症、肺炎、会厌炎,急性细菌性感染脑膜炎)	亚单位结合:嗜血杆菌b荚膜多糖[聚核糖基-核糖醇-磷酸(PRP)]-破伤风类毒素结合物	葛兰素史可(HI-BERIX)	无添加;内在细菌 PAMP	肌注;1 剂量;多核糖基-核糖醇-磷酸(抗-PRP)抗体 ≥1.0 mcg/mL

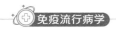

续表

目标病原体(s)(疾病)	疫苗类型	商品名	佐剂	作用方式及机理
流感病毒(流感)	亚单位:从鸡蛋培养的流感病毒[3]中分离出来的 HA 和神经氨酸酶蛋白	FLUAD	MF59C.1 佐剂(MF59®)	肌注;1剂量;年龄>65岁;抗体
脑膜炎奈瑟氏菌(脑膜炎球菌病)	亚单位:从脑膜炎奈瑟氏球菌中分离的多糖(A、C、Y、W-135组)	Menomune-A/C/Y/W-135	无添加;通过多糖成分的分子大小评估效力(WHO规范)	皮下注射;1剂量;抗体可以防止疾病入侵
炭疽杆菌(炭疽病)	亚单位:细菌蛋白,包括在生长过程中释放的83kDa保护性抗原蛋白多糖成分(WHO规范)	BioThrax®	明矾(氢氧化铝)	肌注;5剂量;中和活性细胞毒性致死毒素及水肿毒素
白喉棒状杆菌、破伤风梭菌、博德特氏菌百日咳(白喉、破伤风和百日咳)	亚单位:白喉类毒素、破伤风类毒素、脱细胞百日咳抗原(解毒百日咳毒素、丝状血凝素、香精、2型和3型菌毛)	Daptacel	明矾(磷酸铝)	肌注;5剂量;抗体−破伤风抗毒素含量≥0.1 IU/mL;白喉抗毒素含量>0.01 IU/mL;未建立百日咳血清学保护相关性
人类乳头状瘤病毒(宫颈癌)	亚单位:酿酒酵母中的重组病毒样颗粒(VLP)	Gardasil9	明矾(羟基磷酸硫酸铝)	肌注;3剂量;HPV 6、11、16、18、31、33、45、52、58型的抗体
人类乳头状瘤病毒(宫颈癌)	亚单位:重组 L1 蛋白(VLP)	Cervarix	AS04(3-O-脱酰基-4′单磷酸基脂质 A(MPL)、明矾吸附(氢氧化铝)	肌注;3剂量;人乳头状瘤病毒类型16和18
乙型肝炎病毒(肝炎)	亚单位:用 H.polymorpha(酵母)制成的纯化重组 HBsAg	HEPLISAV-B	CpG 1018	肌注;2剂量;抗体浓度≥10 mIU/mL
水痘带状疱疹病毒(带状疱疹)	亚单位:中国仓鼠卵巢细胞制备的重组水痘带状疱疹病毒表面糖蛋白 E(gE)抗原	SHINGRIX	AS01B(3-O-脱酰基-4′单磷酸基脂质 A(MPL),脂质体中 QS-21(胆固醇、二油酰磷脂酰胆碱)	肌注;2剂量;提高对带状疱疹病毒的免疫力

注:表中采用的佐剂都已说明出处。许多传染病有多种疫苗可用。完整列表可访问:https://www.fda.gov/biologicsbloodvaccines/vaccines/approvedproducts/ucm093833.htm。

❸ 佐剂

佐剂,拉丁语中意为"帮助",是一种可以改变免疫反应的成分。其功能主要包括:(ⅰ)引导定向特异免疫反应(如针对Th1,Th17,Th2和/或抗体;黏膜);(ⅱ)促进或强化免疫反应(保护免疫力低下或高风险人群);(ⅲ)提供长期保护;(ⅳ)降低疫苗所需免疫原量,使疫苗更具成本效益[5-6]。

早期疫苗佐剂主要是基于经验进行研发的。其中,明矾是最常用的一种佐剂,其使用历史超过90年,甚至早于美国食品和药物管理局(Food and Drug Administration,FDA)的成立。明矾的发现源于一个偶然的实验:Alexander Glenny在用碳酸钾沉淀处理白喉类毒素时发现[$KAl(SO_4)_2 \cdot 12H_2O$],混合物比类毒素本身更能诱导抗体反应。现今,明矾(以铝成分命名)已成为美国批准的疫苗中主要的佐剂。在过去60多年的使用监测中,明矾表现出良好的安全性和有效性,并已被广泛应用于DTaP疫苗(白喉、破伤风和百日咳联合疫苗)、肺炎球菌结合疫苗和乙型肝炎疫苗的研发。

然而,目前我们对大多数佐剂的免疫学机制仅仅初窥门径。佐剂包括各类物质,从小型合成分子到天然分离产物,以及各种成分的微粒(如明矾)。由于T细胞反应(Th1、Th17、CD8 CTL)是抵抗多种病原体(尤其是细胞内生物,如疟疾、HIV、HCV)的最有效保护手段,因此我们需要研发新型的佐剂。但是,明矾主要是促进Th2和抗体反应,对抵抗病原体所需的免疫反应的驱动作用有限。

FDA要求,使用一种新型佐剂必须经过严格的评估(包括安全性、有效性)和合理性分析(对目标人群的益处/风险),而并非仅仅取决于明矾的含量。近期已有几种含有"新型佐剂"或佐剂系统(即包含多种佐剂)的疫苗配方获批,包括:(ⅰ)ASO4(含有3-O-desacyl-4′-单磷酸基脂质A(MPL)和明矾),用于预防人类乳头状瘤病毒感染(HPV;Cervarix);(ⅱ)ASO3(含D,l-α-生育酚(维生素E)的角鲨烯基油包水乳剂)用于预防禽流感(H5N1);(ⅲ)MF59(角鲨烯油水包油乳剂)用于流感疫苗(液体);(ⅳ)乙型肝炎疫苗(Heplisav-B)中使用的CpG 1018和ASO1B[MPL,QS-21(皂素成分)用于预防带状疱疹(水痘-带状疱疹病毒;Shingrix)][5]。

佐剂的作用机制

迄今为止,研究过的佐剂大都有一些共同的特征,它们在注射部位创造出一个特殊的局部环境,包含大量的趋化因子和细胞因子,导致细胞(PMN、单核细胞、巨噬细胞和/或DCs、免疫细胞、APCs)募集,随后摄取抗原并将细胞转移到淋巴结引流区。这些过程中信号通路由佐剂诱导,变化极大,其机制可能非常复杂。

明矾

明矾是一种包含多种铝盐的物质,包括硫酸铝钾——$KAl(SO_4)_2$、羟基氧化铝(aluminum

oxyhydroxide，AlOOH）[错误地称为氢氧化铝（aluminum hydroxide，Alhydrogel）和羟基磷酸铝]。明矾佐剂的机理研究相当复杂[7]，一部分原因是在人类疫苗中作为佐剂的铝化合物在化学性质上并不相同，因此它们对抗原的吸收能力（基于明矾的电荷、pH值和离子强度）以及在组织内部的平衡存在差异。研究[8]发现，颗粒的大小和形状会影响明矾及其他颗粒佐剂的作用，而免疫的组织部位（皮肤、肌肉、腹膜）也会对佐剂的作用产生影响。

关于明矾作用模式的最初假设是其具有"储存"效应，即在注射部位捕获抗原并缓慢释放，以确保免疫刺激的缓慢和持久。然而，研究结果并不完全支持这一假设。总的来说，研究明矾作用模式下的免疫和炎症机制的文献发现了很多冗余的途径[9-10]，没有一种"机制"被认为是必不可少的。现在已经达成共识的是，明矾能够增加抗原的摄取和识别，招募固有免疫细胞（DCs、巨噬细胞、单核细胞、PMN），并促进炎症趋化因子和细胞因子的表达。研究发现，增强的抗体反应与明矾诱导的固有免疫和炎症反应之间存在相关性。明矾能够激活多种炎症通路（DAMP、NLRP3、TLR），从而增强APC的活化，以及抗原摄取和APC的成熟。然而，无论是单独的DNA释放、NLRP3或是IL-1信号，都不是明矾在体内发挥佐剂活性所必需的[11]。当明矾被DCs吞噬时，它可以激活Src和Syk激酶，进而导致调控IL-2表达的主要转录因子NFAT的激活。而DC来源的IL-2对T细胞活化和明矾的作用至关重要[12]。虽然明矾可以增加Th1和Th2细胞因子的水平，但细胞因子谱更偏向于Th2反应。总的来说，明矾作用机制的多样性，似乎保证了其佐剂能力，以及其在人群免疫中的成功。

Toll样受体配体

固有免疫应答会引发一系列的炎症和抗炎反应，这些反应会引导适应性免疫反应（T细胞、B细胞）的发展。固有免疫应答通过模式识别受体（PRR）参与，包括Toll样受体（TLR）、DMAPS、RIGs以及多聚葡聚糖和糖脂（刺激NK-T、巨噬细胞、PMNs和DCs）。因此，已知能刺激这些途径的分子被用作佐剂。目前，研究主要集中在Toll样受体的配体[13-16]。

作为佐剂被开发的第一个Toll样受体的配体是MPL（3-O-desacyl-4′-单磷酸化脂质A），它是一个TLR4配体，源自明尼苏达沙门氏菌（Salmonella minnesota）LPS脂质A的活性片段。生物衍生的MPL是异质的，是包含多种分子种类的混合物（含有不同的酰基链长度和对TLR4的亲和力）。MPL通过TRIF为主（而不是MyD88）激活TLR4。因此，在减轻强烈炎症副作用的同时提供了强大的佐剂作用。MPL-TLR4激活可以诱导Th1细胞的免疫应答反应。目前，MPL与明矾一起用于ASO4佐剂配方的人乳头瘤病毒疫苗（HPV；Cervarix）中。此外，一种相关的合成TLR 4激动剂——GLA（glucopyranosyl lipid A；吡喃葡萄糖基脂；己基化），已与角鲨烯（GLA-SE）联合使用，能促进Th1和CD8 T细胞应答和IgG2c类别转换。GLA-SE似乎可以通过诱导Tbet和IL-12的产生以及IFNαR1信号通路来发挥作用。GLA-SE用于肺结核和皮肤黑色素瘤的疫苗研发的临床试验正在进行中。

为了开发更有效的TLR4靶向佐剂，科学家们正在研究脂质A的结构功能[14]。最近，一种新合成的TLR4激动剂SLA（第二代脂质佐剂），其结构定向于人TLR4受体-MD2共受体。SLA诱导炎症细胞因子（IL-1）的能力较低，但诱发Th1反应（IFN-γ，TNF-α，IP-10）高于GLA。通过对结构功能设计和信号通路的理解，将进一步增强TLR佐剂在疫苗开发中的特异性免疫调节作用，限制疫苗不良反应，优化免疫功能。

其他 TLR 配体,如 TLR9 配体——CpG ODNs[寡二核苷酸也称为免疫刺激序列-ODN(ISS-ODN)]疫苗也已被纳入临床试验中。CpG 激活可以驱动 Th1 和 CD8T 细胞应答,并提高应对抗原的抗体水平[16]。在人体内,许多抗原呈递细胞[B 细胞和浆细胞样 DC(pDCs)]上 TLR9 表达水平较高。不同的 CpG ODN 序列会优先激活 B 细胞(CpG-B 类;K 型)或 pDCs(CpG-A 类;D 型)。CpG-C ODNs 则融合了前两类的作用,能刺激 B 细胞、pDCs 和其他免疫细胞,如 NK 细胞。目前,选定的 ODNs ISS 正在进行临床试验。ODN 1018 ISS(CpG-B 类)与重组乙型肝炎表面抗原最近已获得 FDA 批准,这种疫苗在所有研究人群中均表现出安全性和高效价血清保护抗体,包括较难免疫的群体,如老年人和免疫功能低下的个体。CpG 佐剂目前正在进行用于疟疾和钩虫感染疫苗研制的临床试验。

TLR3(poly I-C)配体和 TLR7/8 配体(咪喹莫特;瑞西喹莫德)可以诱导固有免疫和 Th1 型细胞免疫应答,促进 DC 成熟,并增强 IL-12 分泌。此外,TLR3 刺激可以增强抗原交叉呈递及 CD8 T 细胞的活化。然而,已经发现 TLR3 和/或 TLR7/8 配体激活可能导致细胞毒性。尽管如此,咪喹莫特、瑞西喹莫德已经获得批准,用于 HPV 引起的疣、基底细胞癌和鳞状细胞癌的局部治疗。在临床试验中,TLR3 和 TLR7/8 配体都被用作佐剂,用于肾替代治疗患者的乙型肝炎病毒疫苗或皮内注射用流感疫苗的研发。

MF59

MF59[17] 是一种含有角鲨烯的水包油乳剂,清洁剂 Tween 80 和 Span 85 可以使其保持稳定。角鲨烯,作为一种异戊二烯类化合物,是胆固醇合成的中间代谢物。最初,MF59 是作为 NOD 固有免疫配体、胞壁酰二肽(muramyl-dipeptide,MDP)和抗原的递送系统而研发的。然而,研究发现,即使不含 MDP,MF59 本身也可作为一种佐剂。对于 MF59 的活性,角鲨烯和 Span 85 都起到重要的作用。与油包水乳剂相比,水包油乳剂如 MF59 更易分散,不会长期储存在注射部位,因而不会引起肉芽肿反应。

像明矾一样,MF59 的注射会引起多种反应并影响多种细胞群,包括肌肉、单核细胞、DC、PMN 等。研究已证明,肌内注射 MF59 可以引起炎症反应,产生趋化因子 MCP-1、IL-8、CCL3、CCL4、CXCL10 及细胞因子,并能刺激 APCs 摄取抗原,然后迁移至引流的淋巴结。有趣的是,MF59 似乎创造了一个"免疫刺激性环境",即使在注射抗原 24 小时前注射 MF59,其仍然可以发挥佐剂作用。MF59 的炎症反应作用并不依赖于 NALP3 炎症小体,但却需要 ASC 的参与;MF59 似乎也需要 MyD88,但不依赖于 TLR 无关的方式增强炎症反应。MF59 也可以促进 Mo-DCs(单核细胞来源的 DCs)的分化,而 Mo-DCs 也是 MF59 免疫后负载抗原的活化 APCs 的主要来源。此外,含有 MF59 佐剂的流感疫苗被发现可在 CD4 T 细胞缺陷小鼠体内诱导出 Ig 类转换和 CD8+T 细胞反应,使其产生长寿命的 IgG 抗体的细胞和保护性的抗 HA 抗体。这些发现对人类疫苗开发具有潜在的重要意义,特别是针对儿童、老年人和免疫缺陷人群的疫苗研发。目前,MF59 已经被用于季节性流感、流感大流行和流感预防所用的疫苗研发中。

QS-21

皂苷佐剂[18]源自南美皂荚树的树皮,通过对包括 QS-21 在内的各种皂苷成分进行生物

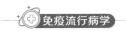

化学表征分析,发现QS-21是一种两亲性糖苷,具有一个亲脂型三萜核心,以及四个结构域(支链三糖、半乳糖酸三萜、桥接线性低聚糖、假二聚酰基链)[19]。

研究表明,QS-21可以诱导CD4⁺和CD8⁺细胞反应以及抗体反应。通过肌内注射,脂质体QS-21在引流淋巴结常驻的CD169⁺巨噬细胞(被膜下窦)中迅速积聚。显而易见,这些细胞在控制佐剂效用方面起到重要的作用。聚集在CD169⁺巨噬细胞中的QS-21进一步诱导caspase-1激活和高迁移率组蛋白B1(high-mobility group protein B1,HMGB1)的释放,以及DAMP激活并促进IL-1β的产生,从而招募固有免疫细胞、激活DCs、增强抗原摄取,并最终触发抗原特异性的细胞反应和体液反应。有趣的是,被膜下窦巨噬细胞中捕获的QS-21仿佛模拟了这些细胞对细菌和其他病原体的捕获和反应。因此,这些细胞可能成为未来疫苗开发中的潜在辅助靶点。

然而,QS-21也存在一些缺陷,如稀缺性、化学不稳定性和剂量限制毒性(溶血性)。此外,它的免疫作用模式尚未完全阐明。目前,科学家正在通过化学合成研究来探索QS-21的结构和活性之间的关系,这些研究有助于开发更稳定的佐剂,并揭示对QS-21佐剂活性起决定性作用的结构(碳水化合物、三萜、C-16羟基)。岩藻酚基残基的存在决定了CD4 T细胞反应类型(Th1,Th2)。此外,酰基基团的修饰可以显著降低毒性,而不降低佐剂疗效。这些合成研究应该提供更好、更容易获得的皂素基佐剂。

目前,QS-21已作为AS01佐剂的一部分用于预防带状疱疹病毒(水痘−带状疱疹病毒,Shingrix),并与佐剂制剂AS02联合使用应用于多种临床试验(HIV、结核病)疫苗。

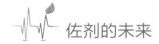 佐剂的未来

目前,还有许多其他的佐剂正处于临床前和早期临床试验阶段,如壳聚糖、α-半乳糖神经酰胺(一种NK-T细胞激动剂)和热不稳定肠毒素等,这些佐剂可能会成为未来使用的新疫苗佐剂。很明显,与天然衍生材料相比,使用合成定义分子作为佐剂可以实现大规模生产,具有更高的安全性和成本效益。

❹ 疫苗递送系统

目前,疫苗递送系统主要由被称为纳米颗粒的颗粒材料组成[20]。颗粒大小在1~100 nm范围之间最有利于APC的吸收和淋巴结的转运。佐剂在疫苗递送体系中也发挥了一定的作用。虽然现在我们对其中的机制尚未完全了解,但纳米颗粒的大小、形状和电荷是可以决定APC的细胞摄取机制,从而决定MHC Ⅰ类和/或Ⅱ类递呈和激活的水平。总的来说,我们在纳米颗粒递送系统(免疫工程)的应用上取得的进展,推动了人们设计出与免疫系统相互作用并指导免疫系统反应的新材料。纳米颗粒通常分为两类:生物纳米颗粒(VLP,脂质体)和聚合物纳米颗粒(合成)。

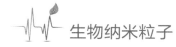 生物纳米粒子

病毒样颗粒

病毒样颗粒(virus-like-particles,VLP)[21-22]是由病毒结构蛋白自组装产生的亚病毒颗粒,它们的形态和大小(20~200 nm)与原始病毒相似,但缺乏病毒遗传物质,因此无法进行复制或引起感染。鉴于其源于病毒,VLP的许多生物学/免疫学特性是保守的。这些保守性主要体现在:(ⅰ)能被抗原提呈细胞识别;(ⅱ)能从注射部位转移至淋巴结;(ⅲ)其重复结构特征允许重复抗原的递呈(在重组病毒颗粒中)。这些保守性有助于B细胞的激活(交联BCRs),从而产生更强的体液免疫反应。此外,一类被称为病毒体的VLP可以利用工程生物分子,如脂质体、纯化的病毒蛋白和附加佐剂(如MPL)进行体外组装。

VLP技术为多价疫苗的批准提供了基础。举例来说,默克公司的HPV疫苗(Gardasil 9)能对九种不同的HPV菌株/血清型提供保护。此外,VLP也被广泛用于正在进行临床试验的疫苗的研发,如诺如病毒疫苗和基孔肯雅热疫苗。异源VLP的疫苗平台(融合蛋白VLP或与VLP的化学偶联物)也已开发出来,并正在进行临床试验。例如,乙型肝炎病毒核心蛋白已被用作VLP载体(使用来自恶性疟原虫环孢子虫蛋白的T细胞和B细胞表位),用于第一种针对疟疾寄生虫的疫苗[RTS,S(Mosquirix,GSK)]的研发。

VLP可以与佐剂结合或装载在佐剂上以增强其免疫原性,这已经在HPV疫苗(希瑞适)的研发中得到成功应用,这是一种使用了AS04佐剂(明矾,MPL)的VLP疫苗。另外,其他的佐剂,如CpG、咪喹莫特、GLA-SE,也已被应用于基于VLP的疫苗的研发,并正处于临床试验阶段。

脂质体

脂质体[23-24]是一种脂质囊泡,可以通过膜锚定(表面)或包裹在囊泡内来包装蛋白质或抗原。作为抗原传递载体,脂质体能够提高抗原的稳定性和摄取率。表面暴露的抗原可以直接刺激B细胞产生抗体。抗原(表面暴露和/或包被)在传递至APCs时被胞内脂质体破坏,进而诱导T细胞和B细胞反应。

一般来说,单独使用的脂质体几乎无佐剂效果。但是,含有生物活性的脂质体可以通过激活信号通路,促进吞噬小体融合和成熟,增强抗原呈递和免疫激活。在疫苗临床试验中,脂质体已与各种佐剂一起作用于靶点,如HIV(MPL)、疟疾[MPL和QS-21(AS01)];GLA-QS-21(GLA-LSQ)和乳腺癌(3D-MPL,QS-21,CpG)。另一个例子是CAF01,这是一种由二甲基二油酰铵(dimethyldioleoylammonium,DDA)与海藻糖6、6-二苯二甲酸盐(trehalose 6,6-dibehenate,TDB)稳定组成的脂质体佐剂,已被用于结核病、艾滋病和沙眼衣原体的临床疫苗试验。TDB可以通过Syk信号通路激活巨噬细胞和DCs。脂质体佐剂组合的一个优点就是毒性较低,减少了不良反应,如其已被证明可降低QS-21(溶血活性)和MPL(内毒素活性)的毒性作用。

免疫刺激复合物(ISCOMs;MATRIX-M)[25]是由胆固醇、磷脂和佐剂QS-21组成的脂质

体。ISCOMs 可以形成具有二十面体、椭球体或圆形结构的穿孔双层囊泡。虽然 ISCOMs 的作用机制尚不完全清楚,但它能诱导局部炎症,通过募集中性粒细胞、肥大细胞、巨噬细胞、DCs 和淋巴细胞的,释放炎症介质(IL-1、IL-6、IL-12、IFN-γ、ROS 中间体)。ISCOMs 能够有效地将抗原传递到 DCs 中,从而诱导抗原特异性 T 细胞反应(Th1/Th2)和抗体反应。ISCOMs 也可以与其他免疫刺激分子 Toll 样受体的配体或霍乱毒素 A 联合使用。目前,ISCOMs 已被用于疟疾、流感和埃博拉疫苗的临床试验。

病毒体(VLP 和脂质体的组合)[26]在疫苗配方中被用作抗原传递和抗原-佐剂疫苗系统。例如,流感病毒体被用作甲型肝炎病毒疫苗(hepatitis A virus vaccine,HAV;别名 Epaxal Berna)的递送系统,表现为 HAV 可以吸附在流感病毒体上。

目前,正在测试一种 HA 流感病毒体平台,探索其作为针对 HIV 和丙型肝炎疫苗的异源疫苗平台的可能性。然而,HA 病毒体对异源抗原的免疫增强反应所涉及的机制尚不清楚,可能涉及 HA 蛋白的特性,包括其对固有免疫的激活以及其与 APC 受体(如 CD44、RHAMM、ICAM-1)的结合。此外,HA 的融合特性可能有助于激发对掺杂抗原的细胞毒性 T 细胞反应。目前,先前接触过流感病毒的人群对此的反应(致敏)尚不清楚。

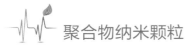

聚合物纳米颗粒

合成纳米颗粒

自 20 世纪 60 年代末开始,人们就开始了对聚合纳米颗粒(polymeric nanoparticles,pNP)[20,27]的研究,这种材料最初被用于疫苗的研制,并很快被应用于药物递送。疫苗纳米颗粒是由生物安全材料制成的,可在水和组织中缓慢降解。这些聚合物,如聚乙丙交酯(D,L-lactide-co-glycolide,PLGA)、聚乳酸(poly lactic acid,PLA)、聚谷氨酸(poly glutamic acid,PGA),被设计成能够携带抗原并掺入佐剂或免疫调节剂,可以产生"储藏效应",即在一段时间内缓慢、连续地释放抗原和佐剂。pNPs 还能够诱导固有免疫反应,其已被证明可以激活补体、DAMP 和 PRR 通路,从而触发局部炎症细胞(PMNs 和巨噬细胞)的聚集。pNPs 被 APCs(常驻 DCs)吞噬,转移和/或困在引流淋巴结内,启动免疫反应。鉴于这些特性,pNPs 被认为可以增强对抗原的免疫反应。此外,pNPs 还可以通过化学修饰,增强免疫原性,促进靶向特异性免疫反应(Th1,Th2,抗体)的灵活性。

最近,研究人员设计出一种基于 PLGA 的新型纳米颗粒配方,它使用阳离子聚合物作为辅料,来稳定灭活脊髓灰质炎疫苗(inactivated polio vaccine,IPV)抗原[28],旨在模拟典型的疫苗接种计划,每隔 1 个月释放两次 IPV。在动物模型中,研究发现单次接种可以产生高滴度的中和抗体,其效果与传统的 IPV 疫苗相当。这种受控释放技术有可能成为提供不同类型疫苗的平台,并可能推动全球公共卫生的改善。

可溶性微针

可溶解微针(dissolvable microneedles,dMNs)[29]与 pNPs 类似,它们由高分子材料,如聚乙烯醇(poly vinylalcohol,PVA)、聚乙烯基吡咯烷酮(poly vinylpyrrolidone,PVP)、透明质酸钠等

制成。

　　dMNs可以提供透皮给药系统(transdermal delivery systems,TDDS),实现皮内疫苗接种。这些聚合物针以组件形式排列在基底上,基底连接到贴片背衬,方便操作。dMNs可以穿透皮肤,随着时间的推移,将抗原和佐剂传递给真皮的树突状细胞(朗格汉斯细胞、pDCs、MoDCs)和其他皮肤免疫细胞(真皮巨噬细胞、T细胞、角质形成细胞)等。dMNs还会导致局部细胞死亡和炎症,从而进一步放大局部宿主免疫反应。多种佐剂已被纳入dMNs,包括CpG、Quil-A(QS-21)和单磷酰脂质A(MPLA)。dMNs已在流感疫苗的临床试验中应用,并且效果似乎与通过肌内注射获得FDA批准的疫苗相当。

　　dMNs的优势在于易于运输、具有高成本效益和稳定性,也更安全(无需处理针头)。与注射针相比,dMNs引起的疼痛更少,给药所需的专业知识也更少。这些优势对于人群大规模接种疫苗尤为重要,特别是在发展中国家。目前,使用微针配方的各种传染病(乙型肝炎、水痘、脊髓灰质炎)疫苗目前正在进行人体临床试验。

疫苗的免疫学和流行病学挑战

　　并非所有的传染性疾病都能成功研发出对应的疫苗。对于许多病原体,我们还无法确定哪些是可以产生保护反应的功能性抗原。同时,新近出现的如埃博拉、基孔肯雅热、兹卡病毒和西尼罗河病毒,以及重新流行的如登革热、腮腺炎、麻疹病毒引起的传染病,还有那些疫苗效果不佳的传染病如结核病,都需要我们开发新的或下一代的疫苗。此外,有些疫苗需要接种多剂才能达到完全的免疫效果,如麻疹-腮腺炎-风疹(MMR)、甲型和乙型肝炎、水痘和乙型流感嗜血杆菌等。因此,疫苗的研制和开发仍然面临着巨大的挑战。

 目标病原体的遗传变异

　　现有的疫苗主要针对的是那些关键致病分子和抗原突变率较低的传染病靶点,相较于那些尚无疫苗可用的生物体,它们的突变率相对较慢。然而,遗传变异带来的挑战巨大,这迫使我们必须寻求新的策略来研发针对HIV病毒或疟原虫(疟疾)等疾病的疫苗。

疟疾

　　根据2016年WHO的估算,全世界疟疾病例达到2.16亿例,其中大约44.5万人因疟疾而死亡。因此,对疟疾的预防和控制亟须加强,以期降低疟疾的死亡率。然而,疾病的控制离不开疫苗。目前用于控制疟疾的最先进的疫苗是RTS,S/AS01(Mosquirix™),此疫苗采用AS01佐剂和乙型肝炎(hepatitis B,HBsAg)病毒包膜蛋白作为"载体",靶向针对恶性疟原虫环子孢子蛋白(circumsporozoite protein,CSP)内保守表位。遗憾的是,Mosquirix™疫苗提供的保护虽然有效但是有限,对于婴幼儿的疫苗保护率仅能达到26%~50%。由于CSP主要在红细胞前期和非红细胞期表达,这一特性限制了疫苗的效力。目前,替代疫苗候选分子以及全

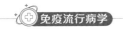

寄生虫疫苗(辐照子孢子,全血阶段生物)正处于临床试验阶段。

虽然23价多糖肺炎球菌结合疫苗已经克服了全球90种血清型的遗传多样性,但疟疾寄生虫的复杂性更胜一筹,其生命周期阶段众多,表面蛋白种类繁多。流行病学数据表明,疟原虫抗原的变异与地理区域有关。因此,有效的疫苗开发需要结合流行病学、生物学、遗传学和免疫学方法(保护性免疫应答和免疫逃避机制)进行协同研究[30-31]。

人类免疫缺陷病毒(HIV)

WHO估计,全球约有3 700万人患有艾滋病。然而,自该病毒被发现以来的30年间,仍未找到有效的疫苗[32]。研究表明,中和抗体和抗体依赖的细胞介导的细胞毒性作用(anti-body-dependent cell-mediated cytotoxicity,ADCC),以及NK细胞和T细胞免疫(CD4和CD8)有助于控制感染。然而,HIV的亚型分化和高突变率使其成为一个难以捉摸且具有挑战性的疫苗目标。

虽然已经进行了多次针对HIV病毒的临床疫苗试验,但至今仅有一次试验证实疫苗提供了有限保护。这是在泰国进行的一项名为RV144[33]疫苗临床试验,涉及了16 000名18~65岁的人。该疫苗是将两种以前测试过的疫苗[ALVAC-HIV(赛诺菲巴斯德)和AIDSVAX B/E(Genetech)]进行组合,注射6次。在修改后的意向治疗分析(不包括首次接种前感染艾滋病的参试者)中,疫苗效力在12个月时最高(60%),3年后最高为31.2%。然而,两组样本的病毒载量和CD4 T细胞水平并无显著差异,且未发现其他明确关联的保护效用。虽然这些数据带来了希望,但其保护作用有待在高危人群中证实,因此存在争议。目前,在南非正在进行的一项临床试验正在试图进一步证实此疫苗的有效性。为了消灭HIV病毒,我们需要做出更多努力,以达到更高的免疫防护水平。

由于黏膜和皮肤表面的屏障作用能在生物学上限制病毒的传播,因此当前的HIV疫苗研究主要着重于病毒的传播和感染初期。针对部分成功变异的HIV病毒,我们正努力追求通过疫苗接种实现疾病控制的目标。另一种策略是增加变体覆盖的深度,以克服不能引起免疫应答的问题。简而言之,就是克服不能引发对相关抗原/表位的免疫应答的问题,增强T细胞应答抵抗突变的能力。

临床试验已经证明,单纯的T细胞反应并不能提供充分保护,因此需要寻找其他宿主免疫反应来参与免疫应答。我们需要找到可以快速识别的免疫标记,以及能产生"保护性"免疫应答的机制。显然,HIV病毒对我们来说仍然是一个挑战,理解其与人体内的生物学关系对HIV疫苗开发至关重要。

丙型肝炎病毒

丙型肝炎病毒(hepatitis C virus,HCV)高度的遗传变异性和抗原变异性已经成为疫苗研制的一大障碍。HCV是全球大多数急性和慢性肝病(包括肝硬化和肝细胞癌)的主要病因。HCV具有7种不同的基因型和100多种亚型,其突变率极高,几乎每个细胞复制周期都会发生一个核苷酸变异。尽管新型抗病毒疗法的治愈率极高,可达90%,但其昂贵的价格令人望而却步,尤其是在疾病负担极重的发展中国家。

无论是抗体介导的体液免疫还是和T细胞(CD4和CD8)介导的细胞免疫,都在有效防护

HCV感染中发挥了重要作用。然而,这也说明了HCV缺乏特异性免疫标志物以及良好的预防模型,这些不足极大地阻碍了HCV疫苗开发。此外,HCV还会导致免疫功能衰退和负调节性免疫应答。未来,我们需要深入了解HCV的发病机制。若想通过疫苗接种来弥补HCV免疫特征上的缺陷,可能需要特定的激活机制和佐剂/给药系统。针对丙肝病毒的预防和治疗性疫苗目前正处于临床试验阶段[34]。

 改进现有疫苗

目前,绝大多数疫苗能提供大概9年的防护期。然而,也存在例外的情况,如白喉疫苗的防护期似乎只有4～5年,而破伤风和白喉疫苗对老年人的防护效果相对较差。强化这些疫苗的佐剂或给药系统有望克服这些问题。另外,目前流感疫苗和结核病疫苗都无法给人群提供最优的防护效果。

流感病毒(A和B)

迄今为止,由流感病毒引起的呼吸道疾病一直是全球性的重大疾病负担。尽管流感病毒易发生变异,但目前已有有效疫苗研制出来。由于流感病毒在每个流行季节内都会发生显著的抗原变化(转变、漂移、突变),尤其是疫苗靶向的HA抗原,因此,每年或每个流感季节都需要研制一种基于流行的病毒的“新”疫苗。

何时研制流感疫苗能达到最好效果一直是人们关注的问题,特别是在流感大流行期间。WHO选择正在流行的变异流感病毒,并采用鸡蛋制取疫苗的方法生产出最新的疫苗,这个过程大约需要6个月。而一些新型替代方式,如基于细胞培养的流感繁殖或重组抗原疫苗,能加快疫苗的生产速度并扩大生产规模。2013年,一种名为“Flublok”的新流感疫苗已经得到FDA批准,它是采用Sf9昆虫细胞制作重组HA疫苗,其防护效果已被证实与传统鸡蛋制取的疫苗相当,这可能会淘汰传统的鸡蛋制取流感疫苗的方法。

目前,正在开发一种在多个季节都能保护人群的新型流感疫苗[35-36]。为了实现这一目标,研究者们正在关注交叉反应性抗体表位、CD8 T细胞和局部(肺)记忆反应。例如,重组M-001流感疫苗包含了保守的NP和M1蛋白以及更多变的HA蛋白的抗原肽,旨在诱导对这些保守表位的交叉免疫反应(抗体和T细胞)。目前,M-001疫苗[37]正处于三期临床试验阶段。毋庸置疑,成功研制出一种对多种流感毒株具有交叉保护作用,并对脆弱人群(老年人、儿童、免疫缺陷人群)有效的流感疫苗,将是一项重大的公共卫生成就。

结核病疫苗

在2016年,WHO报告称,全球约有1 040万结核病患者,其中约170万人死于这种疾病,大约四分之一的世界人口处于结核感染潜伏期。据估计,卡介苗Guérin(BCG)每年可预防约12万儿童死于结核病。然而,现有的卡介苗疗效并不稳定,无法预防成人感染结核病,而HIV病毒和结核合并的共同感染频发使得这一情况变得更加复杂。此外,耐多药结核病(multidrug-resistant TB,MDR-TB)的病例数量也在持续增长。在这样的背景下,一种能够延长保护期或为成年人提供保护的结核病疫苗将会对全球结核病发病率产生显著影响。尽管最近 Ag85 抗原疫苗试验结果并不理想,但目前在了解分枝杆菌感染的免疫应答、开发不同疾病阶段(潜伏和活跃)的生物标志物,以及描述新的抗原靶点的研究进展,增加了将来开发出有效疫苗的希望。然而,疫苗介导保护的特异生物标志物、进一步的疫苗候选抗原和新的动物模型对新疫苗的研发至关重要。现在,WHO 正在倡导全球协同努力来控制结核,如结核病疫苗倡议(TBVI)和全球肺结核疫苗基金会(Aeras)。目前,针对结核病的预防性和治疗性疫苗已经进入到 Ⅱ/Ⅲ 期临床试验阶段[38-39]。

❻ 群体遗传变异和疫苗反应

遗传信息可能被应用于预测疫苗效果,且可与免疫系统策略相结合,以制定更有效的疫苗接种策略。针对水痘-带状疱疹以及其他特定疫苗(白喉、破伤风、麻疹、腮腺炎、风疹、乙型肝炎、乙型流感嗜血杆菌)的双生子研究[40]表明:疫苗应答反应似乎主要由基因主导,遗传率可达 38%～90%。由于疫苗接种失败(定义为免疫后很少/没有抗体反应)可能发生在 5%～15% 的人群中,因此了解其潜在机制对于确保疫苗覆盖率/有效性至关重要。疫苗应答/无应答的基因研究(GWAS,SNP 方法)具有挑战性,其结果可能受到种族、地理位置等因素的影响,因此,需要严谨的研究设计和充足的分析样本。评估基因特异性贡献的另一个挑战是免疫系统的稳健性(基因和蛋白质的功能冗余)。然而,研究[41-43]已经证实免疫应答基因(如 MHC Ⅰ类和 MHC Ⅱ类,TLR,NLR)的多态性与免疫应答有关。虽然到目前为止,尚未对大量不同人群的疫苗反应遗传学进行调查研究,但现有证据足以说明免疫遗传因素在疫苗应答中起到的作用。

已观察到 HLA Ⅱ类分子的多态性能调控人类对感染和疫苗的免疫反应。有趣的是,研究发现某些 HLA 基因型会导致机体对疫苗的抗体反应降低,而其他基因型则与抗体反应增加有关。例如,DRB1*07、DQB1*02:01 和 DQB1*03:03 与麻疹、腮腺炎和风疹(MMR-Ⅱ)、乙型肝炎和流感疫苗抗体反应的显著降低相关。另一方面,DRB1*13 和 DRB1*13:01 与对这些相同疫苗的抗体反应显著增加相关。这些研究结果显示,针对特定人群的举措是有益的。在某些情况下,增加免疫强化的措施可以为那些对常规疫苗接种方案免疫反应不足的人提供"保护"范围内的抗体水平(滴度)。当"保护"范围内抗体水平(滴度)反应不足时,将采用额外免疫增强的疫苗接种方案。

目前已有多种 TLR 基因[41]与疫苗免疫应答有关。TLR4 的多态性与麻疹、脑膜炎球菌和百日咳疫苗的应答(细胞因子和/或抗体应答)存在相关性。虽然其机制尚不完全清楚,但已发现 SNP 与特异性反应(如细胞因子而非抗体)相关。例如,在对麻疹疫苗的应答中,TLR4 基因中的 TLR4 SNP(rs4986790)与较高 IL-4 的产生相关,而 rs5030710 与麻疹病毒特异性抗体水平相关。然而,特异性 TLR4 多态性在疫苗介导保护中的作用还需要重复研究和进一步地探讨。鉴于 MPL(以及相关的合成 TLR4 配体)在新一代疫苗中的使用,了解各种 TLR4 多态性对疫苗应答的影响十分重要。

细胞因子和细胞因子受体基因在疫苗应答方面研究不足。虽然存在功能冗余,但细胞因子和细胞因子受体基因（如 IL10RB、IL-6、IL-18、IL-12A、IFNG、IL-1R、IL2RG、IL4R、IL12RB、IFNAR2、TNFRSF1A）已涉及疫苗应答（流感、MMR、乙型肝炎）。这些结果尚未在多次研究中被证实，需要更多的研究来确定其对疫苗保护的贡献。

值得一提的是，对当前全生物（灭活，减毒）疫苗的免疫反应预计可模拟人群中的感染反应，遗传变异性可导致对感染的易感性和随之而来的宿主反应不同。例如，TLR 受体多态性与多种生物体感染的易感性/宿主反应有关（如革兰氏阳性菌和革兰氏阴性菌、HIV、分枝杆菌、疟原虫、丙型肝炎病毒）。特别是，TLR4 多态性/SNP 也与麻疹、脑膜炎球菌病和百日咳的易感性相关，并如上所述，与这些疾病的疫苗接种相关。此外，MHC 多态性与疾病易感性和疫苗应答相关。例如，HLA-DPB1 等位基因不仅影响乙肝疫苗的应答，还影响乙肝病毒的持久性（疾病易感性）。此外，病原体受体或作用途径的遗传变异与易感性和疫苗反应有关，例如，美国和莫桑比克的研究[44]发现麻疹病毒受体（CD46）的多态性与麻疹疫苗抗体反应失败有关，因为 CD46 的多态性与麻疹病毒引起的发热性癫痫相关。因此，了解疾病易感性的遗传学可以为疫苗学提供信息，提供公共卫生干预的目标。值得注意的是，存在严重疾病风险的人群，对疫苗接种的反应往往也较差。佐剂或其他递送系统方法是否能改变这些结果仍有待商榷。尽管遗传方法已成功地应用于癌症易感性的治疗，但关注遗传与疫苗结果相关性的研究有限。遗传方法与系统方法的结合应成为疫苗开发的有力工具，以确保疫苗的更佳效果。

❼ 疫苗的未来趋势

目前，大多数疫苗的研制都是基于经验，主要依赖抗体反应，把"中和"看作是保护效应的关键机制。然而，这有些过度简化了保护过程的复杂性。同样，对疫苗的理解也是如此（如流感、乙型肝炎），虽然抗体确实可以发挥主导作用。免疫系统整体反应的调控涉及的是一个复杂、相互作用的过程，包括固有免疫、适应性免疫，T 细胞、B 细胞的协同作用和交叉调节；同时，免疫反应也可能具有组织特异性。因此，如何研究和理解疫苗研制背后的有效机制，值得我们深入关注。

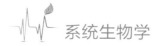

系统生物学

最近，科学家开发了一系列的工具[45]和高通量技术，包括蛋白质组学、代谢组学、基因组学、转录组学、单细胞分析、BCR 和 TCR 序列分析、微生物组测序等，能够对微量且价值高的血清或组织样本进行多参数分析。这些新方法已经开始在理解综合免疫反应和成功的疫苗接种（疫苗学）[46-47]，以及疫苗的不良反应（副作用研究组学）研究中发挥作用[48]。

目前，更多计算工具和改进的数据库正在开放，使得数据标准化和获取更广泛的全球原始数据成为可能。研究结果已经开始揭示疫苗接种的新关联，并深入了解了疫苗接种的机制。迄今为止，这些方法已广泛应用于流感疫苗和非常成功的黄热病疫苗的研究中。在黄热病的案例中,发现了可以准确预测抗体和CD8 T细胞反应的基因标记。有趣的是,从流感疫苗的研究中发现,人类的免疫反应存在可变性。已经证明影响流感发病的因素[性别、年龄、宿主免疫基因(固有和适应性免疫反应)][49]以及基线免疫状态(接种前抗体滴度)会影响疫苗的效力[50]。

通过结合5个流感数据集,发现了11个与疾病机制和疫苗应答效力有关的基因的"元基因特征"[51],这些特征在单一研究中可能并不明显,但在聚合的数据集中就显得突出,而且,这些基因标记能够预测11项独立流感研究的结果。

至今,我们已经发现了多种可以使疫苗成功接种的独特的免疫基因标记,这在一定程度上取决于微生物靶标(细菌、病毒)。系统疫苗学的前景十分广阔。理解从高通量数据分析中提取的相关性的免疫机制对疫苗研发至关重要。因此,我们需要利用假设导向的研究来确定机制、因果关系、并对保护性免疫效应有深入的理解。这类研究应有助于研发针对高危人群(婴儿、免疫功能低下者、老年人)的疫苗。

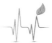
佐剂与递送系统

正如上述,佐剂的作用机制已开始被人们理解,而针对靶向特异性免疫效应器和靶向APCs的递送系统也正在开发中。然而,为了开发新一代佐剂与递送系统,使不良反应降到最低,同时优化保护所需的特异性免疫反应,我们还需要更深入地研究和了解。

环境因素对疫苗有效性的影响

环境因素,如营养状况、BMI和合并感染(致病和/或共生微生物)可能对疫苗接种的反应产生影响[52-54]。举例来说,BMI较高的人对乙肝疫苗和流感疫苗的反应较弱。然而,其中的免疫机制尚不完全清楚,但显然,我们可以通过干预措施来提高疫苗效果。

以蠕虫和疟疾感染为例(这两种感染加起来影响世界近30%的人口),已发现由这些感染产生的免疫调节和细胞因子变化会影响其他传染病的病程和疫苗反应[53]。寄生虫感染可以使结核病恶化,降低对卡介苗的反应。研究表明,寄生虫感染导致人类基因组的表观遗传变化(DNA甲基化),进而扰乱免疫反应(低IL-12,IFN-γ,IFNγR1/2,IL-12Rβ反应)[55]。以血吸虫病为例,这些变化在治愈后至少还会持续6个月。此外,这些对血吸虫病的影响已扩展到了产前(子宫内)接触,这凸显了控制和预防孕妇寄生虫感染的重要性[56]。目前已证实,潜伏或慢性病毒感染疫苗反应和效力,其中主要关注的是爱泼斯坦–巴尔病毒(Epstein Barr virus,EBV)和巨细胞病毒(cytomegalovirus,CMV)感染[45]。这些效应的潜在机制尚不清楚,可能的原因包括潜伏/慢性感染所造成的局部免疫环境,以及病原体之间的交叉反应。

总的来说,深入了解宿主与病原体的相互作用、慢性感染和诱导的表观遗传变化的持续时间对提高疫苗效力具有重要意义。

非特异性非预期疫苗效应

研究[57-58]表明,疫苗可能具有预期之外的效果,能够缓解或加剧由非目标病原体引发的疾病,这种现象被称为"广义羊群效应"。尽管流行病学调查结果显示疫苗的非特异性效应仍有待进一步验证,因为这些结果似乎与疫苗本身特性(特异性)相矛盾,但已经开始将这些观察结果的生物学基础纳入了调查重点中。这些研究进一步揭示了宿主免疫反应和种群内病原体动态的复杂性,例如,麻疹疫苗可预防疾病,因此避免感染引发的有害免疫抑制效应。另外,感染麻疹病毒会消耗T细胞、B细胞,尤其是其中的记忆细胞,导致在感染后的2～3年内多种病原体的抵抗力减弱。流行病学资料表明,麻疹疫苗可以提供多种微生物的免疫保护[59]。另一方面,观察性研究[60]显示,卡介苗接种(结核病)可提高非洲婴儿存活率,这种效应与预防结核病无关,但在低出生体重婴儿中效果最显著。最近研究表明,卡介苗接种可诱导单核细胞的表观遗传重编码。一项研究发现,这种效应可以保护人类免受一种减毒黄热病疫苗株的实验性感染。然而,这些研究还有待进一步验证[61]。

当前的证据表明,疫苗,无论是活疫苗还是减毒疫苗,都可以改变不同微生物的生态位和动态,从而影响人体微生物群的构成。因此,疫苗可能无意中影响非疫苗目标病原体的传播。然而,正如流感减毒活疫苗(live attenuated influenza vaccine,LAIV)所证明的那样,这些影响可能相当复杂[62]。现已被证实,LAIV(与流感一样,但水平较低)会增加葡萄球菌和肺炎球菌的携带率,但同时接种LAIV疫苗可以预防流感,并且可以一并预防因流感引发的细菌传播、流行和疾病增加。但是,如果严重细菌并发症风险低,对增加的细菌传播影响则可忽略不计。

 组织部位特异性免疫和记忆

免疫记忆是疫苗研发的基石。长寿命细胞亚群(T细胞和B细胞)的产生和维持的生物学基础仍有待充分了解[3,63-64]。细胞因子、生理环境、再暴露或微生物持久性可能对"免疫记忆"产生有益效果,但这些因素可能随人群和病原体的差异而有所变化。记忆B细胞库具有丰富的功能和分子多样性。此外,除了驻留在淋巴组织(LN,脾)中的中枢记忆性T细胞(central memory T cells,TCM),还有分布在不同器官(如皮肤、肺、肾)内的组织驻留记忆性T细胞群(resident memory T cells,T_{RM}),被认为是感染发生时,宿主防御反应的"先锋"。虽然效应性记忆T细胞(T effector memory cells,T_{EM})在血液和组织之间循环,但在非淋巴组织中,大部分的记忆T细胞由T_{RM}构成。因此,对不同种群的记忆T细胞的作用、贡献及相互作用的研究,对疫苗的研发具有重大意义。

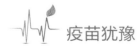 **疫苗犹豫**

在2019年,WHO将"疫苗犹豫"列为全球十大健康威胁之一,与流感、埃博拉病毒、登革热和HIV病毒等疾病并列。"疫苗犹豫",指的是虽然有疫苗,但人们却因为各种原因不愿意

或拒绝接种（https://www.who.int/emergencies/ten-threats-to-global-health-in-2019）。WHO 指出，人们选择不接种疫苗的原因复杂多变，因地区、社区的差异而异。WHO 疫苗咨询小组发现：缺乏对疫苗有效性和安全性的信心、自我满足和获取疫苗的不便，是导致"疫苗犹豫"的主要影响因素（https://www. who. int/immunization/sage/meetings/2014/october/1_Report_WORKINGGROUP_vaccine_hesitancy_final.pdf）。WHO 咨询小组还指出，"疫苗犹豫"带来的问题的严重程度无法通过现有的测量和诊断工具精准确定，例如，扰乱免疫规划和/或降低疫苗预防疾病暴发的保护率。尽管疫苗接种是预防传染病的最主要和最有效的手段，但公共卫生宣传教育、社区的参与和研发出更安全、更有效的疫苗对提高疫苗的接种率和覆盖率起着至关重要的作用[65]。

（翻译：方心宇）

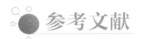

参考文献

[1] Thucydides (translation Thomas Hobbs). History of the Peloponnesian war. Chicago：University of Chicago Press；1989. p. 608.

[2] Plotkin SA, editor. History of vaccine development. New York：Springer；2011. p. 338.

[3] Zinkernagel RM. What if protective immunity is antigen-driven and not due to so-called "memory" B and T cells? Immunol Rev. 2018；283：238-46.

[4] Plotkin S, Orenstein W, Offit P, Edward KM, editors. Plotkin's vaccines. 7th ed. Philadelphia：Elsevier；2018. p. 1720. https：//doi.org/10.1016/C2013-0-18914-3.

[5] Bonam SR, Partidos CD, Halmuthur SKM, Muller S. An overview of novel adjuvants designed for improving vaccine efficacy. Trends Pharmacol Sci. 2017；38：771-93.

[6] Van Aalst SI, Ludwig S, Van Kooten PJS, Van der Zee R, Van Eden W, Broere F. Dynamics of APC recruitment at the site of injection following injection of vaccine adjuvants. Vaccine. 2017；35：1622-9.

[7] Cain DW, Sanders SE, Cunningham MM, Kelsoe G. Disparate adjuvant properties among three formulations of "alum". Vaccine. 2013；31：653-60.

[8] Sun B, Ji Z, Liao YP, Wang M, Wang X, Dong J, et al. Engineering an effective immune adjuvant by designed control of shape and crystallinity of aluminum oxyhydroxide nanoparticles. ACS Nano. 2013；7：10834-49.

[9] Ghimire TR. The mechanisms of action of vaccines containing aluminum adjuvants：an in vitro vs in vivo paradigm. Springerplus. 2015；4：181.

[10] Wen Y, Shi Y. Alum：an old dog with new tricks. Emerg Microbes Infect. 2016；5：e25.

[11] Noges LE, White J, Cambier JC, Kappler JW, Marrack P. Contamination of DNase preparations confounds analysis of the role of DNA in alum-adjuvanted vaccines. J Immunol. 2016；197：1221-30.

[12] Khameneh HJ, Ho AW, Spreafico R, Derks H, Quek HQ, Mortellaro A. The Syk-NFAT-IL-2 pathway in dendritic cells is required for optimal sterile immunity elicited by alum adjuvants. J Immunol. 2017；198：196-204.

[13] O'Hagan DT, Friedland LR, Hanon E, Didierlaurent AM. Towards an evidence based approach for the development of adjuvanted vaccines. Curr Opin Immunol. 2017；47：93-102.

[14] Carter D, Fox CB, Day TA, Guderian JA, Liang H, Rolf T, et al. A structure-function approach to optimizing TLR4 ligands for human vaccines. Clin Transl Immunol. 2016;5:e108.

[15] Ignacio BJ, Albin TJ, Esser-Kahn AP, Verdoes M. Toll-like receptor agonist conjugation: a chemical perspective. Bioconjug Chem. 2018;29:587-603.

[16] Campbell JD. Development of the CpG adjuvant 1018: a case study. Methods Mol Biol. 2017;1494:15-27.

[17] O'Hagan DT, Ott GS, De Gregorio E, Seubert A. The mechanism of action of MF59 - an innately attractive adjuvant formulation. Vaccine. 2012;30:4341-8.

[18] Marciani DJ. Elucidating the mechanisms of action of saponin-derived adjuvants. Trends Pharmacol Sci. 2018;39:573-85.

[19] Fernandez-Tejada A, Tan DS, Gin DY. Development of improved vaccine adjuvants based on the saponin natural product QS-21 through chemical synthesis. Acc Chem Res. 2016;49:1741-56.

[20] Silva AL, Peres C, Conniot J, Matos AI, Moura L, Carreira B, et al. Nanoparticle impact on innate immune cell pattern-recognition receptors and inflammasomes activation. Semin Immunol. 2017;34:3-24.

[21] Mohsen MO, Gomes AC, Vogel M, Bachmann MF. Interaction of viral capsid-derived virus-like particles (VLP) with the innate immune system. Vaccine. 2018;6:37-50.

[22] Fuenmayor J, Godia F, Cervera L. Production of virus-like particles for vaccines. New Biotechnol. 2017;39:174-80.

[23] Schwendener RA. Liposomes as vaccine delivery systems: a review of the recent advances. Ther Adv Vaccines. 2014;2:159-82.

[24] De Serrano LO, Burkhart DJ. Liposomal vaccine formulations as prophylactic agents: design considerations for modern vaccines. J Nanobiotechnol. 2017;15:83.

[25] Sun HX, Xie Y, Ye YP. ISCOMs and ISCOMATRIX. Vaccine. 2009;27:4388-401.

[26] Moser C, Amacker M, Kammer AR, Rasi S, Westerfeld N, Zurbriggen R. Influenza virosomes as a combined vaccine carrier and adjuvant system for prophylactic and therapeutic immunizations. Expert Rev Vaccines. 2007;6:711-21.

[27] Silva AL, Soema PC, Slutter B, Ossendorp F, Jiskoot W. PLGA particulate delivery systems for subunit vaccines: linking particle properties to immunogenicity. Hum Vaccin Immunother. 2016;12:1056-69.

[28] Tzeng SY, McHugh KJ, Behrens AM, Rose S, Sugarman JL, Ferber S, et al. Stabilized single-injection inactivated polio vaccine elicits a strong neutralizing immune response. Proc Natl Acad Sci U S A. 2018;115:E5269-78.

[29] Leone M, Monkare J, Bouwstra JA, Kersten G. Dissolving microneedle patches for dermal vaccination. Pharm Res. 2017;34:2223-40.

[30] Draper S, Sack BK, King CR, Nielsen CM, Rayner JC, Higgins MK, et al. Malaria vaccines: recent advances and new horizons. Cell Host Microbe. 2018;24:43-56.

[31] Ouattara A, Barry AE, Dutta S, Remarque EJ, Beeson JG, Plowe CV. Designing malaria vaccines to circumvent antigen variability. Vaccine. 2015;33:7506-12.

[32] Rios A. Fundamental challenges to the development of a preventive HIV vaccine. Curr Opin Virol. 2018;29:26-32.

[33] Kim JH, Excler JL, Michael NL. Lessons from the RV144 Thai phase III HIV-1 vaccine trial and the search for correlates of protection. Annu Rev Med. 2015;66:423-37.

[34] Guo X, Zhong JY, Li JW. Hepatitis C virus infection and vaccine development. J Clin Exp Hepatol. 2018;8:195-204.

[35] Soema PC, Kompier R, Amorij JP, Kersten GF. Current and next generation influenza vaccines: formula-

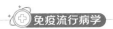

tion and production strategies. Eur J Pharm Biopharm. 2015;94:251-63.

[36] Zhou F, Trieu MC, Davies R, Cox RJ. Improving influenza vaccines: challenges to effective implementation. Curr Opin Immunol. 2018;53:88-95.

[37] Atsmon J, Caraco Y, Ziv-Sefer S, Shaikevich D, Abramov E, Volokhov I, et al. Priming by a novel universal influenza vaccine (Multimeric-001)-a gateway for improving immune response in the elderly population. Vaccine. 2014;32:5816-23.

[38] Voss G, Casimiro D, Neyrolles O, Williams A, Kaufmann SHE, McShane H, et al. Progress and challenges in TB vaccine development. F1000Res. 2018;7:199.

[39] Moliva JI, Turner J, Torrelles JB. Immune responses to bacillus Calmette-Guerin vaccination: why do they fail to protect against Mycobacterium tuberculosis? Front Immunol. 2017;8:407.

[40] Wang C, Liu Y, Cavanagh MM, Le Saux S, Qi Q, Roskin KM, et al. B-cell repertoire responses to varicella-zoster vaccination in human identical twins. Proc Natl Acad Sci U S A. 2015;112:500-5.

[41] Pellegrino P, Falvella FS, Cheli S, Perrotta C, Clementi E, Radice S. The role of Toll-like receptor 4 polymorphisms in vaccine immune response. Pharmacogenomics J. 2016;16:96-101.

[42] Poland GA, Ovsyannikova IG, Jacobson RM, Smith DI. Heterogeneity in vaccine immune response: the role of immunogenetics and the emerging field of vaccinomics. Clin Pharmacol Ther. 2007;82:653-64.

[43] Posteraro B, Pastorino R, Di Giannantonio P, Ianuale C, Amore R, Ricciardi W, Boccia S. The link between genetic variation and variability in vaccine responses: systematic review and meta-analyses. Vaccine. 2014;32:1661-9.

[44] Haralambieva IH, Ovsyannikova IG, Kennedy RB, Larrabee BR, Zimmermann MT, Grill DE, et al. Genome-wide associations of CD46 and IFI44L genetic variants with neutralizing antibody response to measles vaccine. Hum Genet. 2017;136:421-35.

[45] Tsang JS. Utilizing population variation, vaccination, and systems biology to study human immunology. Trends Immunol. 2015;36:479-93.

[46] Hagan T, Pulendran B. Will systems biology deliver it's promise and contribute to the development of new or improved vaccines? From data to understanding through systems biology. Cold Spring Harbor perspectives in biology. Cold Spring Harb Perspect Biol. 2017. https://doi.org/10.1101/cshperspect.a028894.

[47] Bragazzi NL, Gianfredi V, Villarini M, Rosselli R, Nasr A, Hussein A, et al. Vaccines meet big data: state-of-the-art and future prospects. From the classical 3Is ("isolate-inactivate-inject") Vaccinology 1.0 to Vaccinology 3.0, vaccinomics, and beyond: a historical overview. Front Public Health. 2018;6:62.

[48] Whitaker JA, Ovsyannikova IG, Poland PA. Adversomics: a new paradigm for vaccine safety and design. Expert Rev Vaccines. 2015;14:935-47.

[49] Gounder AP, Boon ACN. Influenza pathogenesis: the effect of host factors on severity of disease. J Immunol. 2019;202:341-50.

[50] Tsang JS, Schwartzberg PL, Kotliarov Y, Biancotto A, Xie Z, Germain RN, et al. Global analyses of human immune variation reveal baseline predictors of postvaccination responses. Cell. 2014;157:499-513.

[51] Andres-Terre M, McGuire H, Pouliot Y, Bongen E, Sweeney TE, Tato CM, et al. Systems analysis of immunity to influenza vaccination across multiple years and in diverse populations reveals shared molecular signatures. Immunity. 2015;43:1199-211.

[52] Bhattacharjee A, Hand TW. Role of nutrition, infection, and the microbiota in the efficacy of oral vaccines. Clin Sci. 2018;132:1169-77.

[53] Li XX, Zhou XN. Co-infection of tuberculosis and parasitic diseases in humans: a systematic review. Parasit Vectors. 2013;6:79.

[54] Smith AD, Panickar KS, Urban JF Jr, Dawson HD. Impact of micronutrients on the immune response of animals. Annu Rev Anim Biosci. 2018;6:227-54.

[55] DiNardo AR, Nishiguchi T, Mace EM, Rajapakshe K, Mtetwa G, Kay A, et al. Schistosomiasis induces persistent DNA methylation and tuberculosis-specific immune changes. J Immunol. 2018;201:124-33.

[56] Malhotra I, Mungai P, Wamachi A, Kioko J, Ouma JH, Kazura JW, King CL. Helminth- and Bacillus Calmette-Guerininduced immunity in children sensitized in utero to filariasis and schistosomiasis. J Immunol. 1999;162:6843-8.

[57] Benn CS, Netea MG, Selin LK, Aaby P. A small jab - a big effect: nonspecific immunomodulation by vaccines. Trends Immunol. 2013;34:431-9.

[58] Jensen KJ, Benn CS, van Crevel R. Unravelling the nature of non-specific effects of vaccines-A challenge for innate immunologists. Semin Immunol. 2016;28:377-83.

[59] Mina MJ, Metcalf CJ, de Swart RL, Osterhaus AD, Grenfell BT. Long-term measles-induced immunomodulation increases overall childhood infectious disease mortality. Science. 2015;348:694-9.

[60] Nankabirwa V, Tumwine JK, Mugaba PM, Tylleskar T, Sommerfelt H, PROMISE- EBF Study Group. Child survival and BCG vaccination: a community based prospective cohort study in Uganda. BMC Public Health. 2015;15:175.

[61] Arts RJW, Moorlag SJCFM, Novakovic B, Li Y, Wang SY, Oosting M, et al. BCG vaccination protects against experimental viral infection in humans through the induction of cytokines associated with trained immunity. Cell Host Microbe. 2018;23:89-100.

[62] Mina MJ. Generalized herd effects and vaccine evaluation: impact of live influenza vaccine on off-target bacterial colonisation. J Infect. 2017;74(Suppl 1):S101-7.

[63] Good-Jacobson K. Strength in diversity: phenotypic, functional, and molecular heterogeneity within the memory B cell repertoire. Immunol Rev. 2018;284:67-78.

[64] Takamura S. Niches for the long-term maintenance of tissue-resident memory T cells. Front Immunol. 2018;9:1214.

[65] Hickler B, Guirguis S, Obregon R. Special issue on vaccine hesitancy. Vaccine. 2015;33:4155-217.

第16章 传染病、癌症及自身免疫性疾病的免疫疗法

 引言

随着人们对免疫学机制理解的深化,医疗领域当中逐渐引入了定向免疫疗法。这种治疗方式是通过运用免疫系统的特性来治疗疾病。利用特定的免疫试剂,如抗体,可以直接与感染性生物、肿瘤、特定的组织损伤细胞以及自身免疫或过敏中的细胞因子进行反应,实现对抗。另一方面,在治疗需要强烈的免疫反应的疾病如癌症时,克服微环境中的免疫抑制至关重要。定向免疫疗法的最终目标是将副作用降至最低,这需要将实验室经验结合到临床案例当中,并将实验室和流行病学研究中的关键概念应用于药物的研发和治疗过程中。

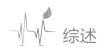 **传染病免疫疗法**

综述

11世纪的中国,出现了免疫疗法的最早使用记录,当时医生用天花病灶的结痂来帮助人们对抗天花,这一过程就是我们现在所说的人痘接种[1]。到18世纪末,Edouard Jenner使用来自牛痘病灶的材料成功研制出了天花疫苗,并证明了其有效性。1901年,Emil von Behring和Shibasaburo Kitasato发现将动物的免疫血清转移到人体内,能够帮助人类抵抗白喉和破伤风。Behring因此获得了首届诺贝尔生理学或医学奖。随后,来自动物(马、羊和鸡)和接种过特定病原菌的人血清被用于治疗超过15种不同的传染病。高免疫血清疗法(hyperimmune serum therapy)由多克隆抗体组成,尽管存在许多缺点,如只有少量抗体能够有效对抗目标病原体,但在20世纪40年代抗生素出现之前,它是人们主要的治疗手段。尽管抗生素的出现降低了人们对血清疗法的依赖,但超免疫人类血清疗法当前仍广泛被用于预防和/或治疗包括巨细胞病毒(cytomegalovirus,CMV)感染、甲型和乙型肝炎、狂犬病、破伤风和水痘

在内的多种感染性疾病[1-4]。

　　虽然已有一些高免疫多克隆抗体的制备被证实十分有效,但单克隆抗体(monoclonal antibodies,mAbs)通常由于副作用少、批量变异小、使用方便等原因而更胜一筹。高免疫多克隆抗体和mAbs特别适用于治疗耐抗生素病原体或其他抗生素治疗无效的病原体,包括病毒感染。它们与抗生素的区别在于,多克隆和mAbs疗法针对的是特定病原体,不会影响正常的微生物群落或是导致耐抗生素微生物的产生。然而,相较于抗生素,多克隆和mAbs治疗的主要缺点包括:需要提前诊断特定的病原体,需要在感染早期治疗、增加了治疗成本以及需要系统给药。另一方面,微生物抗原变异可能会使mAbs失效,但这个问题可以通过使用单克隆抗体疗法来解决,即靶向微生物保守区域或使用多种mAbs来对抗多种病原体表位[1-4]。

 单克隆抗体的制备

　　1975年,Kohler和Milstein研发出了一种制备mAbs的技术(图16.1)[5]。简而言之,这种方法就是先将来自病原体或肿瘤细胞的蛋白质或其他蛋白质(如细胞因子)制成的目标抗原,多次注射到小鼠体内使其产生免疫反应;接着,当小鼠经过血清评估已经产生足够滴度的抗体后,将小鼠安乐死,并取出脾脏,同时制备一份能够产生抗体的B细胞单细胞悬液;然

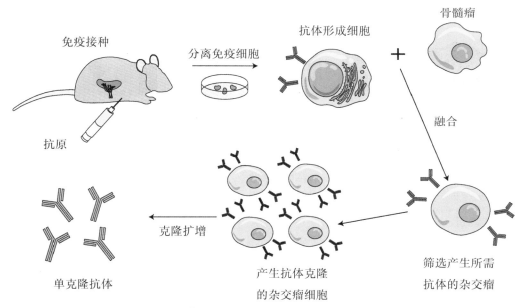

图16.1　单克隆抗体的制备

注:首先,通过对小鼠进行多次靶抗原免疫,然后在安乐死后获取能产生抗体的脾细胞。接着,将这些细胞与小鼠B淋巴细胞肿瘤(骨髓瘤)细胞混合,并置于含聚乙二醇培养基中,使得两种细胞融合形成骨髓瘤-淋巴细胞杂交瘤细胞。在培养基中选择并筛选出能够产生针对免疫抗原的抗体的杂交瘤细胞。之后,克隆和扩增所得的单个杂交瘤细胞,从而得到mAbs。最后,挑选出与目标抗原具有最高亲和力的那些mAbs进行克隆,以备使用(©Krause 2020)。

后,将脾细胞加入含有聚乙二醇的特殊培养基中,并加入小鼠浆细胞肿瘤(骨髓瘤)的永生细胞系,这两种细胞中的一部分会发生融合。接下来,将它们放置到只允许骨髓瘤-淋巴细胞杂交体和复制(即杂交瘤)细胞存活的特殊培养基中,以产生杂交瘤细胞。然后,将培养基中的杂交瘤细胞稀释并放入96孔板中,使每个孔都包含产生单一抗体类型的单个克隆细胞,再对这些杂交瘤细胞进行筛选,挑选出能够产生针对原始免疫抗原的抗体的细胞。最后,对筛出的杂交瘤细胞进行克隆和扩增,产生针对特定抗原表位的单克隆抗体,收获并纯化抗体,测试各种mAbs对免疫抗原的功效,从而选择效果最好的单克隆抗体并投入使用。

目前已经有新的方法用于生产mAbs,可以实现高度特异性和完全人源抗体的大规模生产。第二代mAbs是嵌合的,小鼠免疫球蛋白的恒定区被人类恒定区取代,或者它们包含一部分鼠CDR环序列,余下部分是人类恒定区。这些抗体更接近人类抗体(人源化mAbs),并且最大限度地减少了对mAbs分子中非人类蛋白质的抗球蛋白反应(图16.2)[6]。第三代mAbs是完全人源抗体。目前已经研发出了几种方法来生产这些mAbs,包括:(ⅰ)噬菌体展示;(ⅱ)单个浆细胞或B细胞原始细胞的PCR或直接RNA测序;(ⅲ)用人类免疫球蛋白基因替代转基因小鼠的小鼠免疫球蛋白基因;(ⅳ)使用包括EBV病毒(Epstein-Barr virus)、IL-2、IL-21和辐照的3T3-msCD40L饲养细胞,或含有BCL-6和BCL-XL的逆转录病毒在内的几种方法使人类B细胞永生化[7-8]。这些方法产生完全人源的mAbs,从而节省了鼠源mAbs人源化所需的成本和时间。

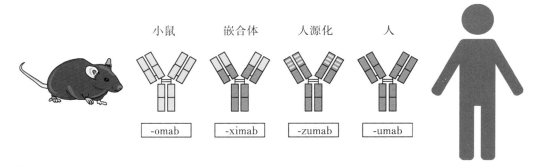

小鼠　　　　嵌合体　　　人源化　　　　人

-omab　　　-ximab　　　-zumab　　　-umab

图16.2　转基因单克隆抗体从小鼠mAbs开始演变,其类型包括嵌合抗体、人源化抗体和人源抗体

注:嵌合抗体由人类恒定结构域和鼠类可变结构域组成;人源化抗体保留了鼠类序列的CDR环;而人源抗体的基因序列与人类相同。抗体名称的后缀表示Mab人源化或完全人源化的程度(©Kavathas 2020)。

本章将重点讨论mAbs在免疫疗法中的应用,但必须明确的是,它们的用途远不止于此。单克隆抗体可以用来诊断特定病原体的存在、明确免疫细胞亚群(如T细胞亚群)及病原体成分性质,同时也在疾病诊断领域得到了广泛的应用。

 ## 传染性疾病的抗体治疗实例

至今,单克隆抗体已获准用于治疗炭疽、艰难梭菌(clostridium difficile,毒素B)、HIV和呼吸道合胞病毒(respiratory syncytial virus,RSV)感染[3-4]等传染病。自1998年起,单克隆抗体开始被用于对抗RSV感染,这种治疗方法一直沿用至今[7-8]。RSV是全球5岁以下儿童主要的呼吸道病原体,同时也是2岁以下婴幼儿因细支气管炎和肺炎入院的主要原因[9]。RSV

可以在免疫功能低下的患者中引发危及生命的疾病,也能在大龄儿童和成人中引发哮喘和慢性肺病,并有可能导致成年后反复呼吸道感染。1996年,一种从具有高滴度RSV抗体的健康人体内提取的静脉注射多克隆RSV免疫球蛋白技术被批准用于预防RSV感染[10]。在RSV高发季节(美国是11月至次年5月),使用该免疫球蛋白可使每月因感染RSV住院的早产儿和患有慢性肺病的婴儿的数量减少50%以上。然而,这种治疗方法也存在相应的问题:患有先天性心脏病的儿童(严重呼吸道合胞病毒病的高危人群之一)接受该疗法并不能获益,甚至可能导致病情恶化;会对其他类型的减毒活疫苗的免疫反应造成干扰,以及存在通过这种血浆衍生产品引起传染病传播的风险。1998年,一种人源化的抗RSV单克隆抗体(帕利珠单抗,palivizumab)获准使用。几项安慰剂对照试验表明:与高滴度静脉注射多克隆抗体产品相比,该单克隆抗体具有更好的疗效、更少的副作用和更大的适用性(输注量更低)[10]。此外,帕利珠单抗还被证明可以有效治疗患有先天性心脏病婴儿的RSV感染。当前,针对感染性疾病的mAbs治疗潜力巨大,正在研发的有用于HIV、丙型肝炎、流感、狂犬病、新型隐球菌、和西尼罗河病毒,以及大肠杆菌、艰难梭菌和炭疽芽孢杆菌毒素的单克隆抗体制剂[1-4]。

❸ 癌症免疫疗法

在20世纪50年代,F. MacFarlane Burnet和Lewis Thomas率先提出了"肿瘤免疫监视"的概念。他们认为,免疫细胞通常能够通过肿瘤免疫监视机制,有效消除癌细胞[11]。这一理论在特异性缺失T细胞和NK细胞的转基因小鼠被培育出来之后才获得了证据支持[12]。这些转基因小鼠体内化学诱导的肿瘤生成和转移的发生率远高于正常基因匹配的免疫活性小鼠,这表明了肿瘤细胞能够被识别为非自身成分(异体)。当正常细胞演变成恶性肿瘤细胞并表现出异常增殖时,会发生多种基因改变。恶变细胞通常会表达新的抗原,这些新抗原由突变产生,能被T细胞识别。虽然它们是肿瘤特异性T细胞的主要靶点,但不可避免的是,肿瘤相关抗原也可能来自于自身抗原的异常表达或通常在免疫豁免部位(无耐受)中发现的抗原的表达。这些抗原可能会被CD8毒性T细胞(CD8 cytotoxic T cells,CTLs)识别出来,而后者具有特异性肿瘤细胞杀伤能力。自然杀伤(natural killer,NK)细胞是另一种重要的细胞毒性细胞,当肿瘤细胞降低或终止人类白细胞抗原(human leukocyte antigen,HLA)的表达("自我缺失")并转向表达应激诱导的配体或其他被NK细胞受体识别的配体时,NK细胞就会被激活。

肿瘤细胞在生长过程中能够以多种方式躲避免疫攻击,其中一种就是肿瘤免疫编辑,即由于额外的突变导致CTLs的原始靶抗原丢失[13]。肿瘤微环境的状态是其中的一个重要因素[14],肿瘤附近可能会伴随CD4 T调节细胞和/或骨髓抑制细胞的存在而出现抑制性微环境,这种微环境中表达的配体能够与T细胞或NK细胞上的抑制性受体结合,发出"终止"信号。抑制性细胞因子(如TGF-β)的分泌以及引起免疫细胞营养不足的代谢变化都可能使免疫细胞难以存活。另一种机制是使肿瘤微环境中的免疫细胞进入一种"耗竭"状态,从而引发相关功能障碍。微环境的其他变化可能会阻止CTLs或NK细胞捕获肿瘤细胞,即使有时可以在肿瘤细胞附近观察到浸润性免疫细胞,但它们也无法渗透到肿瘤当中。因此,针对不同的肿瘤逃逸机制,需要采取不同的治疗方法。

癌症免疫疗法的一个重要优势在于,它能够利用抗体、T细胞和B细胞的特异性,针对肿瘤细胞进行靶向治疗,而化疗通常只能对所有的分裂细胞进行治疗。通过这种方法,抗体或免疫细胞可以到达身体的各个部位,甚至可以靶向少数癌细胞。约90%的癌症患者因肿瘤细胞转移而死亡,因此,这种方法对于那些肿瘤细胞已经离开原始部位并通过淋巴或血管进行转移或扩散到其他组织的癌症患者来说尤为重要。此外,由于适应性免疫系统的T细胞和B细胞可以发育成记忆细胞,这意味着它们可能产生持久免疫力。本节将重点介绍癌症免疫治疗的一些方法,以及可能导致不同人群之间治疗成功率差异的原因。这是一个不断发展的领域,预计在未来会有更多的突破。

癌症患者的主要免疫治疗方法包括:(ⅰ)单克隆抗体与肿瘤细胞结合,靶向肿瘤细胞破坏或调节肿瘤微环境;(ⅱ)注入在体外扩增和/或基因编程的免疫细胞(第15章);(ⅲ)免疫检查点抑制剂(immune checkpoint inhibitors,ICIs)治疗,ICIs是阻止抑制性受体在免疫细胞上被激活的抗体;(ⅳ)直接向肿瘤内注射物质以增强免疫反应;(ⅴ)使用肿瘤疫苗刺激肿瘤免疫。

1997年,首批获得治疗许可的单克隆抗体之一是利妥昔单抗,这是一种针对CD20的单克隆抗体,而CD20是成熟B淋巴细胞上的一种表面蛋白。目前,这种单克隆抗体被应用于靶向和破坏B细胞肿瘤。当抗体结合到肿瘤细胞表面时,带有IgG Fc受体的自然杀伤细胞就会杀灭肿瘤细胞,这一过程称为抗体依赖性细胞介导的细胞毒作用(antibody-dependent cell-mediated cytotoxicity,ADCC)。利妥昔单抗的变异反应与IgG Fc受体的多态性有关[15],若个体的Fc受体具有与IgG更强的结合力(更高的亲和力),那么其对于利妥昔单抗治疗也会表现出更好的反应。正常的成熟B细胞也会受到影响,但非长寿浆细胞除外,因为这些细胞表面的CD20被下调了。然而,利妥昔单抗并不总是能诱导治愈,因为随着时间的推移,肿瘤变异会使细胞丧失CD20蛋白的表达能力并产生耐药性。另外,这种抗体还可以有效治疗多发性硬化症(一种自身免疫性疾病,下文将继续描述)。后来,其他针对肿瘤细胞的抗体也陆续被研制出来,例如,与表皮生长因子受体2(ERBB2,前身为HER2)结合的抗体,由于ERBB2/HER2基因的扩增,表皮生长因子受体2在乳腺癌细胞亚群中升高。

20世纪90年代末,出现了一种全新的抗体治疗方法:免疫检查点抑制剂(ICIs)疗法。在这种疗法中,抗体通过调节免疫反应而非破坏肿瘤来实现抗肿瘤效果。当肿瘤细胞凋亡时,抗原呈递细胞如树突状细胞可能会捕获抗原并交叉激活T细胞。因为T细胞在激活后将表达抑制性受体,如细胞毒性T淋巴细胞相关抗原(cytotoxic T lymphocyte associated antigen-4,CTLA-4)(第5章)。James Allison博士和他的研究团队推断,用抗CTLA-4抗体阻断这种受体可以加强T细胞抗肿瘤免疫反应,他们在1996年报道的小鼠癌症模型就是其中一个例子[16]。2011年,美国食品药品监督管理局依据动物模型和人类临床试验的积极结果,批准了一种人源化抗CTLA-4单克隆抗体ipilimumab(易普利姆玛,又称伊匹单抗)用于癌症治疗。2014年,一种拮抗PD-1受体的抗体(纳武单抗nivolumab,或称派姆单抗pembrolizumab)获准用于黑色素瘤治疗。2015年,该抗体在成活病例的基础上获准用于治疗肺癌。PD-1是活化T细胞和NK细胞的抑制性受体,它的配体PD-L1在IFN-γ存在的细胞上被诱导(第5章),阻断这种受体–配体间相互作用会促使CD8毒性细胞释放"刹车"信号(图5.10)。紧接着,抗PD-L1的单克隆抗体(如阿特珠单抗,atezolizumab)也被批准用于临床[17]。与单独使用抗PD-1(程序性死亡受体1)抗体相比,当联合使用抗CTLA-4(细胞毒性T淋巴细胞相关蛋白4)抗体与抗PD-1抗体时,小部分晚期黑色素瘤或肺癌患者的长期生存率有所增加。目前临床试验正在测试阻断其他抑制性受体–配体的抗体以及不同的抗体组合,患者亚群主要表现为神经、呼吸、肌肉骨骼、心脏、眼部[18]和/或自身免疫方面的副作用[19]。ICI疗法对于先前存活率很低的癌症(如黑色素瘤或晚期肺癌)来说具有良好的应用前景,同时显著提高了患者的长期生存率(从不足1年提高到5年以上);但是也有许多患者对ICI疗法并不见起效。Rizvi等在非小细胞肺癌(non-small cell lung cancer,NSCLC)中发现了抗原负载和对派姆单抗(pembro-lizumab)的反应之间的相关性,他们的报道表明,吸烟者的NSCLC肿瘤突变明显多于非吸烟者[20]。因此,肿瘤的抗原负荷可能是影响ICIs应答的一个因素。

癌症可能采用多种方式对抗免疫疗法,其中一种方式就是减少或丢失细胞表面HLA Ⅰ类。CD8细胞毒性T细胞需要与HLA Ⅰ类结合的特定肽结合,并从其受体获得信号以杀死靶细胞。当HLA Ⅰ类不存在时,细胞毒性T细胞就无法对肿瘤发挥效用。研究发现,接受检查点阻断治疗后,部分肺癌患者的耐药获得性可能与其β2-微球蛋白丢失有关,而β2-微球蛋白是HLA Ⅰ类表达的必要因素[21]。因此,这类患者的肿瘤细胞缺乏HLA Ⅰ类表达,这也在一定程度上解释了肺癌患者耐药性的形成。

肠道微生物的组成可能影响免疫检查点抑制剂对癌症的治疗效果(第2章)。肠道微生物群由数以万亿计的细菌以及真菌、古细菌、原生动物和病毒组成。个体在出生和后续环境暴露过程中都会接触到微生物,他们可以通过饮食和抗生素进行调节,而抗生素可能导致微生物群落的组成发生暂时或持久性的改变。研究表明,在开始PD-1免疫疗法之前服用抗生素的肺癌、肾癌和膀胱癌患者复发得更快,而且生存寿命低于不服用患者[22]。另一项研究报道,ICI治疗有效患者的微生物群落相对更加多样化,并且存在一些特定的细菌菌株。通过管将细菌从治疗有效或无效的患者体内转移到小鼠体内进行实验也得到了类似的结果[23]。目前,研究者们正在探索在ICI治疗之前调节肠道微生物群落的可能性。

新抗原癌症疫苗的开发是另一种具有前景的治疗方法。随着基因测序和RNA表达分析的进步,以及预测肽与人白细胞抗原(HLA)蛋白结合的计算机程序的发展,我们现在可以确定潜在的新抗原多肽。目前,科学家正在尝试制造针对免疫肿瘤特异性突变肽的疫苗,以生成或扩增现有的新抗原反应性T细胞[24]。在含有高危型人乳头瘤病毒(HPV)株的肿瘤中,可呈现由致癌HPV蛋白E6和E7衍生的多肽个体,在接种该抗癌蛋白疫苗后,可能会诱发针对癌细胞的T细胞应答。2017年,美国食品药品监督管理局批准嵌合抗原受体(CAR)修饰的T细胞用于治疗B细胞恶性肿瘤,该疗法在临床上取得了成功,细胞疗法也随之成为一种有前景的治疗方式。这种杂交受体来自抗体单链可变片段,其胞内信号域来自内源性TCR和共刺激蛋白,下一代修饰包括增强体内持久性和克服T细胞功能障碍。癌症的免疫治疗已经取得了巨大的进步,这不仅反映在科研出版物上,也体现在专门从事此类治疗的生物技术公司的发展中。这个领域还有许多未知之处需要我们去探索,未来预计会有更大的发展。

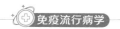

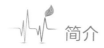 4 自身免疫的免疫疗法

 简介

　　自身免疫性疾病免疫治疗的目的在于抑制淋巴细胞对自身抗原的破坏,同时保持免疫系统对抗病原体的关键功能的完整性,并将副作用降至最低。现在仍在使用的许多传统疗法主要是具有非特异性抗炎活性的药物,包括非甾体抗炎药(nonsteroidal anti-inflammatory drugs,NSAIDS),如阿司匹林和消炎痛;糖皮质激素,如泼尼松、地塞米松和来氟米特;能够缓解病情的抗风湿药(disease-modifying anti-rheumatic drugs,DMARDS),如甲氨蝶呤。虽然这些药物有时会单独使用或与其他药物联合使用以减轻疼痛,但都存在副作用,缺少一种能够直接作用于免疫系统的特定效应分子或细胞的疗法。本节将重点介绍最近研发的一些药物,这些药物能够选择性抑制那些可能是自身免疫发病机制关键所在的特定细胞类型或细胞因子。表16.1总结了属于此类别的部分市售疗法。

细胞因子疗法

　　干扰素疗法是最早被用于自身免疫的细胞因子疗法。表16.1展示了一些可以使用Ⅰ类干扰素的形式,它们都具备通用的抗炎作用。

表16.1　自身免疫性疾病的免疫疗法

商品名	通用名	分子形式	靶标/机制	疾病
贝塔塞隆 BETASERON	IFN-beta-1β	IFN-beta-1β	抗炎	MS a
利比 AVONEX	IFN-beta-1α	IFN-beta-1α	抗炎	MS
希敏佳 CIMZIA	赛妥珠单抗 Certolizumab	Anti-TNF-αmAb (pegol)	TNF-α	CD b,RA c, PSA d,AS e,PS f
欣普尼 SIMPONI	格利木单抗 Golimumab	Anti-TNF-αmAb	TNF-α	RA
恩布雷尔 ENBREL	依那西普 Etanercept	TNFRII-Fc	TNF-α,LT-α	RA,PS,AS
金瑞雷特 KINRERET	阿那白滞素 Anakinra	IL-1R antagonist	IL-1	RA

续表

商品名	通用名	分子形式	靶标/机制	疾病
雅美罗 ACTEMRA	托珠单抗 Tocilizumab	Anti-IL-6RmAb	IL-6	RA
塔尔茨 TALTZ	依奇珠单抗 Ixekizumab	Anti-IL-17 mAb	IL-17	PS
喜达诺 STELARA	优特克单抗 Ustekinumab	Anti-IL12/23 mAb	IL-12/23	PS
PRV-031	特普利珠单抗 Teplizumab	Anti-CD3	T细胞	T1D g
奥伦西亚 ORENCIA	阿巴西普 Abatacept	CTLA-4-Fc	T细胞	RA
捷灵亚 GILENYA	芬戈莫德 Fingolimod	FTY-720	淋巴细胞从二级淋巴器官排出	MS
罗美华 RITUXAN	利妥昔单抗 Rituximab	Anti-CD20 mAb	B细胞	RA,MS
考帕松 COPAXONE	醋酸格拉替雷 Glatiramer acetate	髓鞘碱性蛋白多肽	Decoy(诱饵)	MS
特菲达 TECFIDERA	富马酸二甲酯 Dimethyl-fumarate		阻断细胞因子和趋化因子	MS

注:a为多发性硬化症,b为克罗恩病,c为类风湿性关节炎,d为银屑病关节炎,e为强直性脊柱炎,f为银屑病,g为1型糖尿病。所有信息来源于制造商网站。这些试剂中有许多也用于其他疾病。

抗细胞因子疗法

肿瘤坏死因子(tumor necrosis factor - α,TNF)抑制剂

起初,制药业对TNF的研究兴趣源于其可能的抗肿瘤效用。然而,由于TNF是革兰氏阴性菌感染后主要释放的细胞因子,全身给药时会出现类似败血症的严重不良事件。只有局部递送至易于接近的肿瘤时,TNF才能发挥一些功效。在人类和动物模型的研究中,发现细菌性败血症患者循环中存在高水平的TNF,由此得出假设:TNF的抑制剂而非激动剂可能有助于治疗严重的细菌感染。此外,使用抗TNF抗体疗法可提高经脂多糖(lipopolysaccharide,LPS)处理的小鼠的存活率,但前提是在暴露于刺激剂之前给予TNF抑制剂[25]。然而,该疗法的人体临床试验并未取得预期的成功,因为要保证试验的有效性就必须在暴露于细菌之前使用抗TNF,这也意味着无法预测谁是抗TNF治疗的受益者。同时,Maini和Feldmann检测到RA患者的关节滑液中TNF水平较高,并在RA小鼠模型中验证了抗TNF治疗的有效

性。因此,第一个使用嵌合(部分人源化小鼠mAbs)抗TNF抗体治疗RA患者的临床试验展开,结果显示相比于对照组,治疗组患者的关节评分有所改善,关节侵蚀程度减轻[26]。这个初步的成功激发了使用TNF抑制剂治疗各种自身免疫疾病的热潮。

其他细胞因子抑制剂

除TNF外,其他许多细胞因子都与自身免疫性疾病有关。在某些情况下,它们可能是TNF的下游靶点,如IL-1。而在其他情况下,它们也可能是具有显著不同的激活途径和生物活性的效应分子,如IL-17。如表16.1所示,目前已经获得了针对几乎所有炎性细胞因子的单克隆抗体,并已被应用于特定的自身免疫性疾病的治疗中。

治疗失败原因分析

尽管用于治疗自身免疫性疾病的免疫制剂的获取途径有了大幅增加(表16.1),但治疗失败的案例也并不少见。这可能是由于患者最初对药物无反应,或者后续对该药物产生耐受性,甚至出现潜在感染再激活等不良反应。结核病的再激活就是这些免疫抑制剂存在的一个典型问题。本节将重点探讨TNF抑制剂治疗失败的原因,这也是所有细胞因子抑制剂普遍存在的问题。

据报道,10%～40%的克罗恩病(Crohn's disease,CD)患者对抗TNF治疗无反应,24%～46%的患者在治疗过程中出现反应丧失。那么,导致治疗失败,尤其是无反应的潜在原因是什么呢? 一项对1 610名接受TNF抑制剂、英夫利昔单抗或阿达木单抗治疗的患者的PANTS(CD中的个性化抗TNF治疗)研究分析[27]尝试回答这个问题。研究主要发现:首次(在14周时评估)或二次(在56周时评估)治疗失败与抑制剂的低浓度和高滴度抗体相关。尽管这些试剂主要来源于人类,但研究对象还是可能产生针对其自身TNF的抗体。但这个研究并未对这一问题进行深入研究。我们需要解决的问题是,为什么这些人可能会产生TNF抑制剂抗体? 此外,有研究发现吸烟者或肥胖者产生此类抗体的可能性更高。需要注意的是,TNF基因复合物(TNF-α、LT-α、LT-β)存在高度多态性[28]。因此,治疗反应很可能受到个体细胞因子及其受体多态性的影响。

虽然治疗失败的原因尚未完全了解,但我们可以尝试使用其他细胞因子的抑制剂进行治疗。例如,一项对抗TNF治疗失败的RA患者的研究中,采用IL-6受体抑制剂(托珠单抗)加甲氨蝶呤治疗后的患者取得了成功[29]。另一项研究中,604名对TNF抑制剂不耐受或无反应的RA患者接受了利妥昔单抗治疗,507名患者接受了第二种TNF抑制剂治疗。与后者相比,接受利妥昔单抗治疗的患者病情有显著改善[30],尤其是最初对TNF抑制剂治疗无反应的患者效果更佳,表明这些患者体内可能存在高浓度的抗TNF抑制剂抗体[27]。他们患病的机制不尽相同,可能因其他遗传或表观遗传因素导致他们对治疗的反应性降低。

细胞定向免疫疗法

T细胞

T细胞在众多自身免疫疾病中扮演着关键的角色。一种可能的策略就是诱导T细胞对特定自身抗原产生耐受。替利珠单抗(teplizumab)是一种专门针对T细胞上表达的分子CD3的人源化、非Fc结合小鼠单克隆抗体,在保护新发1型糖尿病患者胰腺β细胞功能的试验中展现出了潜在的应用价值。在一项纵向研究中,研究者对参与耐受性自身免疫阻断抗体(autoimmunity-blocking antibody for tolerance, AbATE)试验的患者的外周血样本进行了转录组学分析,通过评估血液中的C肽(内源性胰岛素产生的一种标志物)的水平,探索β细胞功能随时间的变化[31]。研究发现,胰岛功能保存较好的患者(如应答者)体内积累了大量表达衰竭标志物的CD8 T细胞,这降低了细胞功能,表明改变CD8 CTLs的表型可能是一种有前景的治疗方法。然而,对于为什么有些人对治疗有积极响应而另一些人没有,尚需要进一步的研究来确定。

T细胞需要3个激活信号,即TCR(结合肽MHC)、CD28(结合CD80或CD86)和细胞因子-细胞因子受体。抑制性受体CTLA-4可以在抗原递呈细胞上与CD80或CD86结合,从而防止T细胞的活化。阿巴西普(abatacept, ORENCIA)是CTLA-4胞外域与IgG1的Fc区之间的融合蛋白,它结合CD80或CD86,主要用于治疗RA,其作用机制是通过干扰信号2达到阻止T细胞活化的效果。

淋巴细胞迁移

T细胞在被激活后会表达表面分子,这些分子能够引导T细胞出淋巴结,前往含有同源抗原的部位。其中,α-4整合素就是一种表面分子,它能与β-4链结合,形成异源二聚体,即极迟活化抗原4(very late antigen-4, VLA-4)。而VLA-4的配体血管细胞黏附分子1(vascular cellular adhesion molecule 1, VCAM-1)会在炎症部位的活化内皮上表达。纳他利珠单抗(natalizumab, TYSABRI)是一种能够识别α-4整合素的单克隆抗体,能够干扰表达α-4整合素的细胞进入VCAM-1表达的区域,阻止其进入炎症部位。虽然纳他利珠单抗已被证实对多发性硬化症治疗有效,但在少数病例中,它与潜伏的JC病毒活化引起的进行性多灶白质脑病(progressive multifocal leukoencephalopathy, PML)有关,特别是在具有其他形式的免疫抑制和/或有抗JC病毒滴度的患者中。

在体内,淋巴细胞的转运是由趋化因子引导的。其中,存在于血液和淋巴中的脂质趋化剂1-磷酸鞘氨醇(sphingosine-1-phosphate, S1P)就是一种趋化因子,其受体S1P1表达于淋巴结中活化的T细胞表面。因此,淋巴中的S1P能引导T细胞从器官内迁出[32]。FTY-720,又称芬戈洛米(fingolomid),是一种能够引起S1P1受体内化的激动剂。接受芬戈洛米治疗的患者,其细胞对S1P不再具有梯度反应,并会在淋巴器官而非循环系统中聚集起来,导致功能性淋巴的减少。这种药物最初用于移植,现在用于自身免疫性疾病尤其是MS,其主要原理是活化的T细胞会被"卡"在淋巴结中,无法进入自身免疫位点。

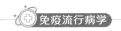

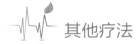 **B细胞**

近年来,人们对于B细胞在自身免疫性疾病发病机制中的作用研究产生了浓厚的兴趣,甚至在那些传统上被认为是由T细胞炎症主导的自身免疫性疾病中。如前文所述,利妥昔单抗是一类针对CD20分子的鼠/人嵌合单克隆抗体,该分子由B细胞表达。这种单克隆抗体最初用于非霍奇金淋巴瘤,并已在RA和MS的治疗中表现出一定的疗效。虽然其在自身免疫性疾病中的作用方式尚未明确,但目前推测它可能并非通过破坏浆细胞抗体形成能力致使其不再表达CD20,而可能是它直接影响了B细胞产生细胞因子的能力或其抗原提呈活性。如前所述,利妥昔单抗也与进行性多灶白质脑病(PML)的发生有关。

利妥昔单抗疗法已用于一项治疗初诊1型糖尿病患者的临床试验。采用全基因组RNA-测序和全血流式细胞仪分析技术,通过血清C肽水平评估治疗反馈情况,即有进展(应答者)和无明显进展(无应答者)。发现C-肽水平较低的患者外周血中的T细胞数量短暂增加,该人群的细胞对胰岛细胞抗原的增殖能力降低[33]。最近有研究显示,经过对这些患者7年的随访,应答者的PD-1+中枢记忆细胞和无反应性CD8+T细胞有所增多[34]。这些数据表明,可以使用外周血的无创性分析等有效方法监测不同的患者群体,同时也说明了联合疗法是行之有效的。

其他疗法

考帕松(glatiramer acetate,COPAXONE)是一种合成蛋白,与髓鞘碱性蛋白(髓鞘的一个组成部分)存在一定程度的相似性。由于髓鞘是MS免疫反应的靶标,因此推测考帕松可作为免疫攻击的诱饵。这种药物可能通过一种目前尚未完全了解的机制,阻断损伤髓鞘的T细胞。

富马酸二甲酯(dimethyl fumarate,TECFIDERA)是一种口服药物,最近被批准用于治疗复发性多发性硬化症,但其具体作用机制尚不清楚。目前推测,它可能是通过阻断细胞因子作用而发挥效用。根据最近的一篇研究[35],该药物能够抑制激活CCR6(T细胞返回至大脑重要的趋化因子受体)所必需的微小RNA。

⑤ 小结

治疗自身免疫性疾病的药物如雨后春笋般涌现,这在很大程度上归功于人们在动物模型和人类疾病中对疾病机制的深入探索和研究,以及免疫细胞和细胞因子抑制剂在疾病中的广泛应用。然而,正如上文所述,其中的一些进展具有偶然性,其具体机理尚待确定。显然,治疗失败、无反应性和非特异性免疫抑制导致结核病或JC病毒等潜在疾病等的激活,以及在免疫检查点抑制中自身免疫性疾病的激活,仍然是一个严峻的问题。以TNF抑制剂为例,免疫流行病学已经为我们提供了一些关键信息,但这些远远不够,未来还需要我们更深入地研究和探索。

(翻译:方心宇)

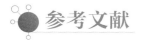

参考文献

[1]　Doherty M，Robertson MJ. Some early trends in immunology. Trends Immunol. 2004;25(12):623-31.

[2]　Marasco WA，Sui J. The growth and potential of human antiviral monoclonal antibody therapeutics. Nat Biotechnol. 2007;25(12):1421-34.

[3]　Pelfrene E，Mura M，Cavaleiro Sanches A，Cavaleri M. Monoclonal antibodies as anti-infective products: a promising future？ Clin Microbiol Infect. 2019;25(1):60-4.

[4]　Saylor C，Dadachova E，Casadevall A. Monoclonal antibody-based therapies for microbial diseases. Vaccine. 2009;27(Suppl 6):G38-46.

[5]　Kohler G，Milstein C. Continuous cultures of fused cells secreting antibody of predefined specificity. Nature. 1975;256(5517):495-7.

[6]　Riechmann L，Clark M，Waldmann H，Winter G. Reshaping human antibodies for therapy. Nature. 1988;332(6162):323-7.

[7]　Huang J，Doria-Rose NA，Longo NS，Laub L，Lin CL，Turk E，et al. Isolation of human monoclonal antibodies from peripheral blood B cells. Nat Protoc. 2013;8(10):1907-15.

[8]　Kwakkenbos MJ，van Helden PM，Beaumont T，Spits H. Stable long-term cultures of self-renewing B cells and their applications. Immunol Rev. 2016;270(1):65-77.

[9]　Welliver RC. Review of epidemiology and clinical risk factors for severe respiratory syncytial virus (RSV) infection. J Pediatr. 2003;143(5 Suppl):S112-7.

[10]　Born AAoPCoIDaCoFaN. Prevention of respiratory syncytial virus infection: indications for use of palivizumab and update on the use of RSV-IVIG. Pediatrics. 1998;102:1211-6.

[11]　Burnet M. Cancer; a biological approach. I. The processes of control. Br Med J. 1957;1(5022):779-86.

[12]　Street SE，Cretney E，Smyth MJ. Perforin and interferon-gamma activities independently control tumor initiation，growth，and metastasis. Blood. 2001;97(1):192-7.

[13]　Schreiber RD，Old LJ，Smyth MJ. Cancer immunoediting: integrating immunity's roles in cancer suppression and promotion. Science. 2011;331(6024):1565-70.

[14]　Binnewies M，Roberts EW，Kersten K，Chan V，Fearon DF，Merad M，et al. Understanding the tumor immune microenvironment (TIME) for effective therapy. Nat Med. 2018;24(5):541-50.

[15]　Weng WK，Levy R. Two immunoglobulin G fragment C receptor polymorphisms independently predict response to rituximab in patients with follicular lymphoma. J Clin Oncol. 2003;21(21):3940-7.

[16]　Leach DR，Krummel MF，Allison JP. Enhancement of antitumor immunity by CTLA-4 blockade. Science. 1996;271(5256):1734-6.

[17]　Weiss SA，Wolchok JD，Sznol M. Immunotherapy of melanoma: facts and hopes. Clin Cancer Res. 2019; https://doi.org/10.1158/1078-0432.CCR-18-1550.

[18]　Zimmer L，Goldinger SM，Hofmann L，Loquai C，Ugurel S，Thomas I，et al. Neurological，respiratory，musculoskeletal，cardiac and ocular side-effects of anti-PD-1 therapy. Eur J Cancer. 2016;60:210-25.

[19]　Stamatouli AM，Quandt Z，Perdigoto AL，Clark PL，Kluger H，Weiss SA，et al. Collateral damage: insulin-dependent diabetes induced with checkpoint inhibitors. Diabetes. 2018;67(8):1471-80.

[20]　Rizvi NA，Hellmann MD，Snyder A，Kvistborg P，Makarov V，Havel JJ，et al. Cancer immunology. Mu-

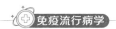

tational landscape determines sensitivity to PD-1 blockade in non-small cell lung cancer. Science. 2015；348(6230):124-8.

[21] Gettinger S, Choi J, Hastings K, Truini A, Datar I, Sowell R, et al. Impaired HLA class I antigen processing and presentation as a mechanism of acquired resistance to immune checkpoint inhibitors in lung cancer. Cancer Discov. 2017；7(12):1420-35.

[22] Routy B, Le Chatelier E, Derosa L, Duong CPM, Alou MT, Daillere R, et al. Gut microbiome influences efficacy of PD-1-based immunotherapy against epithelial tumors. Science. 2018；359(6371):91-7.

[23] Helmink BA, Khan MAW, Hermann A, Gopalakrishnan V, Wargo JA. The microbiome, cancer, and cancer therapy. Nat Med. 2019；25(3):377-88.

[24] Palucka K, Banchereau J, Mellman I. Designing vaccines based on biology of human dendritic cell subsets. Immunity. 2010；33(4):464-78.

[25] Sheehan KC, Ruddle NH, Schreiber RD. Generation and characterization of hamster monoclonal antibodies that neutralize murine tumor necrosis factors. J Immunol. 1989；142(11):3884-93.

[26] Elliott MJ, Maini RN, Feldmann M, Long-Fox A, Charles P, Katsikis P, et al. Treatment of rheumatoid arthritis with chimeric monoclonal antibodies to tumor necrosis factor alpha. Arthritis Rheum. 1993；36(12):1681-90.

[27] Kennedy NA, Heap GA, Green HD, Hamilton B, Bewshea C, Walker GJ, et al. Predictors of anti-TNF treatment failure in anti-TNF-naive patients with active luminal Crohn's disease: a prospective, multicentre, cohort study. Lancet Gastroenterol Hepatol. 2019；4(5):341-53.

[28] Hajeer AH, Hutchinson IV. TNF-alpha gene polymorphism: clinical and biological implications. Microsc Res Tech. 2000；50(3):216-28.

[29] Emery P, Keystone E, Tony HP, Cantagrel A, van Vollenhoven R, Sanchez A, et al. IL-6 receptor inhibition with tocilizumab improves treatment outcomes in patients with rheumatoid arthritis refractory to anti-tumour necrosis factor biologicals: results from a 24-week multicentre randomised placebo-controlled trial. Ann Rheum Dis. 2008；67(11):1516-23.

[30] Emery P, Gottenberg JE, Rubbert-Roth A, Sarzi-Puttini P, Choquette D, Taboada VM, et al. Rituximab versus an alternative TNF inhibitor in patients with rheumatoid arthritis who failed to respond to a single previous TNF inhibitor: SWITCH-RA, a global, observational, comparative effectiveness study. Ann Rheum Dis. 2015；74(6):979-84.

[31] Long SA, Thorpe J, DeBerg HA, Gersuk V, Eddy J, Harris KM, et al. Partial exhaustion of CD8 T cells and clinical response to teplizumab in new-onset type 1 diabetes. Sci Immunol. 2016；1(5):eaai7793.

[32] Matloubian M, Lo CG, Cinamon G, Lesneski MJ, Xu Y, Brinkmann V, et al. Lymphocyte egress from thymus and peripheral lymphoid organs is dependent on S1P receptor 1. Nature. 2004；427(6972):355-60.

[33] Linsley PS, Greenbaum CJ, Rosasco M, Presnell S, Herold KC, Dufort MJ. Elevated T cell levels in peripheral blood predict poor clinical response following rituximab treatment in new-onset type 1 diabetes. Genes Immun. 2019；20(4):293-307.

[34] Perdigoto AL, Preston-Hurlburt P, Clark P, Long SA, Linsley PS, Harris KM, et al. Treatment of type 1 diabetes with teplizumab: clinical and immunological follow-up after 7 years from diagnosis. Diabetologia. 2019；62(4):655-64.

[35] Ntranos A, Ntranos V, Bonnefil V, Liu J, Kim-Schulze S, He Y, et al. Fumarates target the metabolic-epigenetic interplay of brain-homing T cells in multiple sclerosis. Brain. 2019；142(3):647-61.

附录 免疫流行病学文献综述

① 引言

免疫流行病学是一个相对较新的领域,第一篇相关研究论文出现在20世纪50年代末。尽管已经有一些优秀的综述论文,但目前还没有一篇涵盖广泛、附有全面参考文献的综述能帮助研究人员和学者识别该领域的重要论文。因此,我们使用一位专业医学图书馆员开发的最佳文献检索策略,进行了一个范围综述(scoping review)。范围综述旨在解决广泛、复杂和探索性的研究问题,而系统综述则旨在回答更为精确和狭窄的问题。我们的目标是确定过去60年来每年发表的,标题或摘要中包含"immunoepidemiology""immunoepidemiological"或"immune-epidemiology"字样的论文数量,并使用预定义的筛选标准,列出1980年以来与该领域相关的参考文献。为此,我们介绍了1959至2019年现存免疫流行病学文献的范围综述的方法和结果,并详细描述了检索策略、论文选择过程和综述的发现。

② 方法

使用在线数据库 Ovid MEDLINE、Embase、PubMed、Scopus 和 Web of Science,于2015年11月对免疫流行病学文献进行了范围综述。数据库检索使用了以下检索策略:

被纳入的文章包括人类研究、综述论文、书籍章节和期刊论文,在摘要中提到了免疫学以及人群和/或流行病学的论文。未在摘要中提到免疫学和流行病学的论文、仅描述疾病发病率/患病率的论文以及仅描述一般诊断和/或疫苗有效性的论文被排除。此外,还排除了1980年前发表并包含过时信息的文章、不完整记录(即仅有图或表)以及委员会报告和会议记录。纳入和排除标准总结在表A.1中。

于2019年3月21日在 Scopus 中进行了更新检索(因其广泛的覆盖范围),查询条件为TITLE-ABS-KEY(immuno-epidemiolog* OR immunoepidemiolog*)。共检索到282条参考文

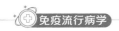

献,并在Covidence中进行了筛选。在SAS v.9.4中创建了线性回归模型,以测试随时间推移免疫流行病学主题的发文数量是否显著增加。

表A.1　2015年和2019年范围综述的纳入和排除标准

纳　入　标　准	排　除　标　准
人类研究	非人类/动物研究
英文发表的文章	非英文撰写的文章
综述论文、书籍章节、期刊论文	会议/委员会报告
摘要中提到免疫学以及人群和/或流行病学	摘要中未提到免疫学或流行病学
摘要中关于流行病学部分超出疾病的患病率/发病率描述	摘要中仅描述疾病的患病率/发病率
摘要超出了对一般诊断或疫苗效力的描述	摘要中仅描述一般诊断或疫苗效力
1980年以后发表的论文	1980年以前发表的论文和/或包含过时信息的论文
完整记录	不完整记录(如图或表,非论文)

❸ 结果

确定随时间推移免疫流行病学论文数量

自1959年以来,标题或摘要中包含"免疫流行病学"字样的论文数量相对较少,但随时间显著增加。图1.3显示了从1959年至今每年发表的文章数量,这些文章是使用以下Scopus查询检索到的:TITLE-ABS-KEY(immuno-epidemiolog* OR immunoepidemiolog*)。该查询识别了标题或摘要中出现连字符或无连字符形式的"immunoepidemiology"字样,或者作为文章关键词的文章。图1.3清楚地显示了随着时间推移,关于免疫流行病学主题的文章数量呈上升趋势。线性回归模型证实了这一趋势具有统计学意义($p<0.0001$)。

值得注意的是,许多与免疫流行病学主题相关的文章在标题或摘要中并未包含该术语本身,这给文献检索带来了一些挑战。Scopus查询检索到的文献类型如图A.2所示。大多数文献是论文(224/279篇文献;80%),而14%的文献是针对单一疾病或特定情况的综述(38/279)。会议论文、书籍章节、印刷中的论文、短篇调查、社论和信件占总数的6%。这些结果表明,关于免疫流行病学主题的大部分工作都以同行评审的论文和综述形式存在。

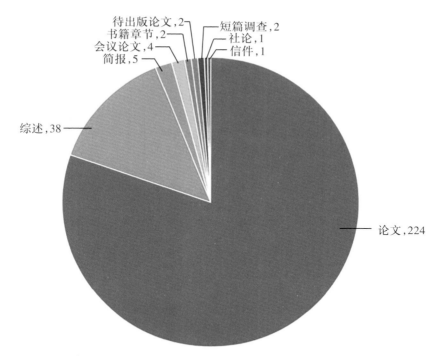

图 A.1 免疫流行病学文献按类型分类（1959 至 2019 年）

注:通过 Scopus 查询检索到的记录的文献类型,其中包括在标题或摘要中提及"immunoepidemiology"字样,或作为关键词列出(© Krause 2020)。

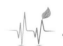 使用预定义标准确定最相关的免疫流行病学论文

 2015 年的范围综述

　　Ovid MEDLINE 搜索共检索到 148 篇文章,Embase 检索到 161 篇,PubMed 检索到 228 篇,Scopus 检索到 229 篇,Web of Science 检索到 328 篇,总计 1 094 篇文章。数据库检索结果在 EndNote X7 中合并,删除了重复的文章。随后,使用预先确定的纳入和排除标准(表 A.1)评估了剩余的 178 篇文章的相关性,根据文章标题和可用摘要进行评估。摘要筛选过程由两位研究人员(J.O. 和 K.F.)进行,评估每个独立记录,并就是否纳入或排除达成一致意见。

　　在去重后剩余的 178 个摘要进行筛选后,有 39 个记录未符合纳入标准而被排除,留下了 139 个记录用于全文 PDF 下载。EndNote X7 的 PDF 搜索功能定位到了 51 个全文 PDF。另外 59 篇全文 PDF 通过耶鲁大学图书馆的数据库和谷歌学术找到。有 29 篇论文的 PDF 不可下载,也无法通过耶鲁大学的馆际互借获得。其中许多文章是会议论文,因此不存在可供审阅的发表全文。故这些文章被排除在进一步审阅之外。

　　在筛选过程结束时,共有 110 篇完整 PDF 文章可供提取摘要。文章根据疾病类别(病毒性、寄生虫性、真菌性、自身免疫性、慢性)和疾病结果进行排序。提取摘要的数据字段与免疫学(例如,先天与适应性免疫系统、抗体、T 细胞相关、细胞因子和其他免疫功能)和流行病学(例如,人群和疾病的意义)相关。每篇文章根据其与免疫流行病学领域的相关性评分(1=

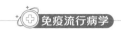

不适用;2=基本适用;3=高度相关)。要获得"高度相关"的评分,论文必须同时涉及所研究疾病结果的免疫学反应和机制,以及所研究人群的流行病学动态和影响。此外,展示了2015年综述的研究选择流程的PRISMA流程图和纳入与排除标准表,分别显示在图A.2和表A.1中。

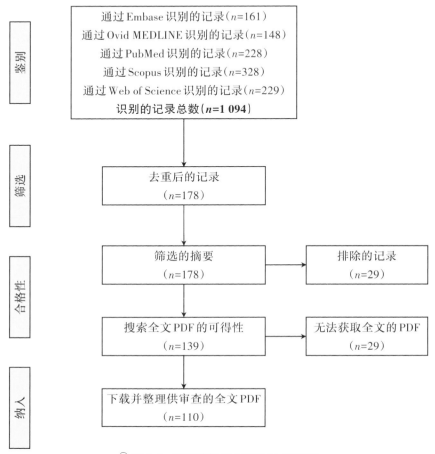

图A.2 研究选择的PRISMA流程图

注:基于Moher D、Liberati A、Tetzlaff J、Altman DG,PRISMA 小组(2009 年)的协议。

资料来源:Preferred Reporting Items for Systematic Reviews and Meta-Analyses:The PRISMA Statement. PLoS Med 6(7):e1000097. doi:10.1371/journal.Pmed 1000097 (©Krause 2020)。

 2019年春季更新的范围综述

2019年春季对Scopus进行的更新综述发现,自1959年以来共有279篇标题或摘要中包含免疫流行病学字样的文章(约每年5篇,历时60年)。其中,有23篇文章符合选择标准。将2015年综述(110篇文章)和2019年更新(23篇文章)的参考文献合并列在本书最后的参考文献中。

4 小结

　　自1959年以来,标题或摘要中包含"免疫流行病学"字样的论文发表数量相对较少,不足300篇。相比之下,同一时期标题或摘要中包含"流行病学"或"免疫学"字样(在医学主题词(MeSH)标签"human"下进行索引)的论文发表数量超过了150 000篇。尽管如此,免疫流行病学(用于标题或摘要中的术语)的发表数量随时间增加(见图1.3),表明对免疫流行病学这一跨学科领域的兴趣和认可不断增加。

　　2015年范围综述的检索策略包括书目记录的所有字段,而不仅限于标题、摘要和主题词(这是惯常做法)。这种策略捕捉到了作者隶属于如国立卫生研究院(NIH)国家癌症研究所癌症流行病学和遗传学部感染与免疫流行病学分支,或HUMIGEN LLC基因组免疫流行病学实验室的论文。此检索策略结合严格的选择过程,识别出了摘要中未出现"免疫流行病学"一词的相关论文。

　　在未来的免疫流行病学文献检索中可以采用几种策略。这些策略在表A.2中予以概述。在组合检索时,可以使用括号进行嵌套,或在单独的行中输入查询,以保持逻辑性。决定在检索中包含哪些查询将取决于所需的信息和筛选潜在相关参考文献的时间。建议至少将"所有字段"检索和"主题词"检索与布尔运算符OR结合使用。

　　2019年更新的2015年范围综述中发现的免疫流行病学文章数量相对较少,但在过去半个世纪中这一数量逐步增加,最终共有133篇文章符合所有纳入标准。这些结果表明,免疫流行病学确实是一个新兴领域。作者希望本附录的内容将是一个受欢迎的补充,并希望所提供的信息和指导对从事免疫流行病学领域的研究人员既有用又具有启发性。

表A.2　检索免疫流行病学文献的策略

字段	备　　注	PubMed 语法	Ovid MEDLINE 语法
文本词或关键词	注意截断。这条常规查询不包含作者地址,因此无法检索到所有被J.O.和K.F.筛选为相关的论文	Immunoepidemiolog*[tw] OR immuno-epidemiolog*[tw]	(Immunoepidemiolog* or immune-epidemiolog*). mp.
所有字段	"所有字段"包括作者地址,在Embase中还包括候选词。有22篇被K.F.和J.O.认为相关的文章之所以被纳入筛选过程,是因为它们的作者单位,而不是因为它们的标题或摘要中的内容	Immunoepidemiolog*[all fields] OR immuno-epidemio-log*[all fields]	(Immunoepidemiolog* or immuno-epidemiolog*).af.
作者地址	涉及免疫学部门的作者与流行病学部门的作者合作的论文可能是相关的。在最初筛选集中,通过此查询检索到的6篇论文中,有1篇被纳入	Immunolog*[ad] AND epidemiolog*[ad]	(immunolog* and epidemiolog*).ia,in.

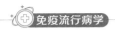

续表

字段	备注	PubMed 语法	Ovid MEDLINE 语法
主题词	在一些文献数据库中,编目员会使用层次控制词汇的主题词。此查询未检索到原始筛选集中的任何论文,但这是一个小型筛选集(在 MEDLINE 中不到 150 篇引文),我相信值得进一步调查	Epidemiology[mh] AND "allergy and immunology"[mh]	exp epidemiology/ and exp "allergy and immunology"/
相邻	在某些数据库中,可以搜索一个术语附近的另一个术语。此查询检索不到 1 000 篇 MEDLINE 引文,但需要进一步测试来确定最佳的邻近语句和截断方式	不可获取	(immunolog* adj2 epidemiolog*).af.
副主题	在一些文献数据库中,索引员会应用副标题以进一步为主题词提供上下文。这条查询相对敏感;被 K.F. 和 J.O. 筛选的论文中有三分之二具有这一特征。然而,它并不具备特异性;超过 80 000 条其他 MEDLINE 引用也有这一特征。实践中,它的实用性有限	Epidemiology[fs] AND immunology[fs]	(epidemiology and immunology).fs.

(翻译:冷瑞雪)

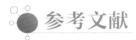 参考文献

[1] Abe M, Ozawa T, Minagawa F, Yoshino Y. Immunoepidemiological studies on subclinical infection in leprosy: Ⅱ. Geographical distribution of seropositive responders with special reference to their possible source of infection. Jpn J Lepr. 1990;59(3-4):162-8.

[2] Abraham AG, D'Souza G, Jing Y, Gange SJ, Sterling TR, Silverberg MJ, et al. Invasive cervical cancer risk among HIV-infected women: a North American multicohort collaboration prospective study. J Acquir Immune Defic Syndr. 2013;62(4):405-13.

[3] Acosta E. Antibodies to the metacestode of Taenia solium in the saliva from patients with neurocysticercosis. J Clin Lab Anal. 1990;4(2):90-4.

[4] Addai-Mensah O, Seidel M, Amidu N, Maskus DJ, Kapelski S, Breuer G, et al. Acquired immune responses to three malaria vaccine candidates and their relationship to invasion inhibition in two populations naturally exposed to malaria. Malar J. 2016;15(1):65.

[5] Adegnika AA, Breitling LP, Agnandji ST, Chai SK, Schutte D, Oyakhirome S, et al. Effectiveness of quinine monotherapy for the treatment of Plasmodium falciparum infection in pregnant women in Lambarene, Gabon. Am J Trop Med Hyg. 2005;73(2):263-6.

[6] Aidoo M, McElroy PD, Kolczak MS, Terlouw DJ, Ter Kuile FO, Nahlen B, et al. Tumor necrosis factor-alpha promoter variant 2 (TNF2) is associated with pre-term delivery, infant mortality, and malaria morbidity in western Kenya: Asembo bay cohort project IX. Genet Epidemiol. 2001;21(3):201-11.

[7] Aka PV, Kuniholm MH, Pfeiffer RM, Wang AS, Tang W, Chen S, et al. Association of the IFNL4-DeltaG allele with impaired spontaneous clearance of Hepatitis C virus. J Infect Dis. 2014;209(3):350-4.

[8] Anderson LA, Li Y, Graubard BI, Whitby D, Mbisa G, Tan S, et al. Human herpesvirus 8 seroprevalence among children and adolescents in the United States. Pediatr Infect Dis J. 2008;27(7):661-4.

[9] Arama C, Maiga B, Dolo A, Kouriba B, Traore B, Crompton PD, et al. Ethnic differences in susceptibility to malaria: what have we learned from immuno-epidemiological studies in West Africa? Acta Trop. 2015;146((Miller) Laboratory of Malaria and Vector Research, National Institute of Allergy and Infectious Diseases, National Institutes of Health, Rockville, MD 20852, United States):152-6.

[10] Arndts K, Specht S, Debrah AY, Tamarozzi F, Klarmann Schulz U, Mand S, et al. Immunoepidemiological profiling of onchocerciasis patients reveals associations with microfilaria loads and ivermectin intake on both individual and community levels. PLoS Negl Trop Dis. 2014;8(2):e2679.

[11] Aucan C, Traore Y, Fumoux F, Rihet P. Familial correlation of immunoglobulin G subclass responses to Plasmodium falciparum antigens in Burkina Faso. Infect Immun. 2001;69(2):996-1001.

[12] Barbedo MB, Ricci R, Jimenez MC, Cunha MG, Yazdani SS, Chitnis CE, et al. Comparative recognition by human IgG antibodies of recombinant proteins representing three asexual erythrocytic stage vaccine candidates of Plasmodium vivax. Mem Inst Oswaldo Cruz. 2007;102(3):335-9.

[13] Baum E, Jain A, Prachumsri JS, Sirichaisinthop J, Yan G, Felgner P. Seroprevalence to malaria parasites in tak province, Thailand reveals more frequent exposure to plasmodium sp. than estimated by epidemiological surveys. Am J Trop Med Hyg. 2013;89(5 Suppl. 1):204-5.

[14] Bhatia K, Goedert JJ, Modali R, Preiss L, Ayers LW. Merkel cell carcinoma subgroups by Merkel cell polyomavirus DNA relative abundance and oncogene expression. Int J Cancer. 2010;126(9):2240-6.

[15] Bloch P, Simonsen PE. Immunoepidemiology of Dracunculus medinensis infections I. Antibody responses in relation to infection status. Am J Trop Med Hyg. 1998;59(6):978-84.

[16] Bloch P, Simonsen PE. Immunoepidemiology of Dracunculus medinensis infections Ⅱ. Variation in antibody responses in relation to transmission season and patency. Am J Trop Med Hyg. 1998;59(6):985-90.

[17] Bourke CD, Maizels RM, Mutapi F. Acquired immune heterogeneity and its sources in human helminth infection. Parasitology. 2011;138(2):139-59.

[18] Bradley JE, Jackson JA. Immunity, immunoregulation and the ecology of trichuriasis and ascariasis. Parasite Immunol. 2004;26(11-12):429-41.

[19] Bueno LL, Lobo FP, Morais CG, Mourao LC, de Avila RAM, Soares IS, et al. Identification of a highly antigenic linear B cell epitope within Plasmodium vivax apical membrane antigen 1 (AMA-1). PLoS One. 2011;6(6):e21289.

[20] Bundy DAP, Medley GF. Immuno-epidemiology of human geohelminthiasis: ecological and immunological determinants of worm burden. Parasitology. 1992;104(Suppl):S105-S19.

[21] Campbell AR. Immunoepidemiology of schistosomiasis in ancient Nubia. Am J Phys Anthropol. 2009;101:290-98.

[22] Castellsague X, Naud P, Chow SN, Wheeler CM, Germar MJ, Lehtinen M, et al. Risk of newly detected infections and cervical abnormalities in women seropositive for naturally acquired human papillomavirus type 16/18 antibodies: analysis of the control arm of PATRICIA. J Infect Dis. 2014;210(4):517-34.

[23] Chaturvedi AK, Caporaso NE, Katki HA, Wong HL, Chatterjee N, Pine SR, et al. C-reactive protein and

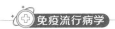

risk of lung cancer. J Clin Oncol. 2010;28(16):2719-26.

[24] Chaturvedi AK, Gaydos CA, Agreda P, Holden JP, Chatterjee N, Goedert JJ, et al. Chlamydia pneumoniae infection and risk for lung cancer. Cancer Epidemiol Biomark Prev. 2010;19(6):1498-505.

[25] Chaturvedi AK, Madeleine MM, Biggar RJ, Engels EA. Risk of human papillomavirus-associated cancers among persons with AIDS. J Natl Cancer Inst. 2009;101(16):1120-30.

[26] Chavez JM, Vicetti Miguel RD, Cherpes TL. Chlamydia trachomatis infection control programs: lessons learned and implications for vaccine development. Infect Dis Obstet Gynecol. 2011;2011:754060.

[27] Cohen CR, Koochesfahani KM, Meier AS, Shen C, Karunakaran K, Ondondo B, et al. Immunoepidemiologic profile of Chlamydia trachomatis infection: importance of heat-shock protein 60 and interferon-gamma. J Infect Dis. 2005;192(4):591-9.

[28] Cooper PJ. Intestinal worms and human allergy. Parasite Immunol. 2004;26(11-12):455-67.

[29] Davis CF, Dorak MT. An extensive analysis of the hereditary hemochromatosis gene HFE and neighboring histone genes: associations with childhood leukemia. Ann Hematol. 2010;89(4):375-84.

[30] Day KP. The endemic normal in lymphatic filariasis: a static concept. Parasitol Today. 1991;7(12):341-3.

[31] De Sousa TN, Kano FS, de Brito CF, Carvalho LH. The Duffy binding protein as a key target for a Plasmodium vivax vaccine: lessons from the Brazilian Amazon. Mem Inst Oswaldo Cruz. 2014;109(5):608-17.

[32] Do TN, Ucisik-Akkaya E, Davis CF, Morrison BA, Dorak MT. An intronic polymorphism of IRF4 gene influences gene transcription in vitro and shows a risk association with childhood acute lymphoblastic leukemia in males. Biochim Biophys Acta. 2010;1802(2):292-300.

[33] Dodoo D. Antibody levels to Msp1-Block 2 Hybrid, GLURP R2 and As202.11 and the risk of malaria in under 5 year old children of Burkina Faso and Ghana: an Afro-Immuno Assay project. Trop Med Int Health. 2012;17(Suppl. 1):44.

[34] Dodoo D, Aikins A, Kusi KA, Lamptey H, Remarque E, Milligan P, et al. Cohort study of the association of antibody levels to AMA1, MSP1 19, MSP3 and GLURP with protection from clinical malaria in Ghanaian children. Malar J. 2008;7:142.

[35] Duncan CJA, Hill AVS, Ellis RD. Can growth inhibition assays (GIA) predict blood-stage malaria vaccine efficacy? Hum Vaccin Immunother. 2012;8(6):706-14.

[36] Dunne DW, Riley EM. Immunity, morbidity and immunoepidemiology in parasite infections. Parasite Immunol. 2004;26(11-12):425-8.

[37] Egan AF, Morris J, Barnish G, Allen S, Greenwood BM, Kaslow DC, et al. Clinical immunity to Plasmodium falciparum malaria is associated with serum antibodies to the 19-kDa C-terminal fragment of the merozoite surface antigen, PfMSP-1. J Infect Dis. 1996;173(3):765-9.

[38] Elfaki TEM, Arndts K, Wiszniewsky A, Ritter M, Goreish IA, Atti El Mekki MEYA, et al. Multivariable regression analysis in Schistosoma mansoni-infected individuals in the Sudan reveals unique immunoepidemiological profiles in uninfected, egg+ and non-egg+ infected individuals. PLoS Negl Trop Dis. 2016;10(5):e0004629.

[39] Emmanuel B, Kawira E, Ogwang MD, Wabinga H, Magatti J, Nkrumah F, et al. African Burkitt lymphoma: agespecific risk and correlations with malaria biomarkers. Am J Trop Med Hyg. 2011;84(3):397-401.

[40] Engels EA. Epidemiology of thymoma and associated malignancies. J Thorac Oncol. 2010;5(10 Suppl 4):S260-5.

[41] Engels EA, Biggar RJ, Hall HI, Cross H, Crutchfield A, Finch JL, et al. Cancer risk in people infected with human immunodeficiency virus in the United States. Int J Cancer. 2008;123(1):187-94.

[42] Engels EA, Pfeiffer RM, Landgren O, Moore RD. Immunologic and virologic predictors of AIDS-related

nonhodgkin lymphoma in the highly active antiretroviral therapy era. J Acquir Immune Defic Syndr. 2010; 54(1):78-84.

[43] Fowkes FJ, Richards JS, Simpson JA, Beeson JG. The relationship between anti-merozoite antibodies and incidence of Plasmodium falciparum malaria: a systematic review and meta-analysis. PLoS Med. 2010; 7 (1):e1000218.

[44] Gabrie JA, Rueda MM, Rodriguez CA, Canales M, Sanchez AL. Immune profile of Honduran schoolchildren with intestinal parasites: the skewed response against geohelminths. J Parasitol Res. 2016; 2016: e1769585.

[45] Geiger SM. Immuno-epidemiology of Schistosoma mansoni infections in endemic populations co-infected with soil-transmitted helminths: present knowledge, challenges, and the need for further studies. Acta Trop. 2008;108(2-3):118-23.

[46] Gilchrist JJ, MacLennan CA. Invasive nontyphoidal Salmonella disease in Africa. EcoSal Plus. 2019;8(2): 1-23.

[47] Goedert JJ, Bower M. Impact of highly effective antiretroviral therapy on the risk for Hodgkin lymphoma among people with human immunodeficiency virus infection. Curr Opin Oncol. 2012;24(5):531-6.

[48] Goedert JJ, Swenson LC, Napolitano LA, Haddad M, Anastos K, Minkoff H, et al. Risk of breast cancer with CXCR4-using HIV defined by V3 loop sequencing. J Acquir Immune Defic Syndr. 2015;68(1):30-5.

[49] Gottstein B, Felleisen R. Protective immune mechanisms against the metacestode of Echinococcus multilocularis. Parasitol Today. 1995;11(9):320-6.

[50] Graham AL, Cattadori IM, Lloyd-Smith JO, Ferrari MJ, Bjornstad ON. Transmission consequences of coinfection: cytokines writ large? Trends Parasitol. 2007;23(6):284-91.

[51] Greenhouse B, Ho B, Hubbard A, Njama-Meya D, Narum DL, Lanar DE, et al. Antibodies to Plasmodium falciparum antigens predict a higher risk of malaria but protection from symptoms once parasitemic. J Infect Dis. 2011;204(1):19-26.

[52] Griffiss JM. Epidemic meningococcal disease: synthesis of a hypothetical immunoepidemiologic model. Rev Infect Dis. 1982;4(1):159-72.

[53] Griffiss JM, Broud DD, Silver CA, Artenstein MS. Immunoepidemiology of meningococcal disease in military recruits. I. A model for serogroup independency of epidemic potential as determined by serotyping. J Infect Dis. 1977;136(2):176-86.

[54] Heaton T, Rowe J, Turner S, Aalberse RC, De Klerk N, Suriyaarachchi D, et al. An immunoepidemiological approach to asthma: identification of in-vitro T-cell response patterns associated with different wheezing phenotypes in children. Lancet. 2005;365(9454):142-9.

[55] Hellriegel B. Immunoepidemiology—bridging the gap between immunology and epidemiology. Trends Parasitol. 2001;17(2):102-6.

[56] Helmby H. Schistosomiasis and malaria: another piece of the crossreactivity puzzle. Trends Parasitol. [2007;23(3):88-90.

[57] Hildesheim A, Wang CP. Genetic predisposition factors and nasopharyngeal carcinoma risk: a review of epidemiological association studies, 2000-2011: Rosetta Stone for NPC: genetics, viral infection, and other environmental factors. Semin Cancer Biol. 2012;22(2):107-16.

[58] Hollams EM, Deverell M, Serralha M, Suriyaarachchi D, Parsons F, Zhang G, et al. Elucidation of asthma phenotypes in atopic teenagers through parallel immunophenotypic and clinical profiling. J Allergy Clin Immunol. 2009;124(3):463.

[59] Hviid L. The immuno-epidemiology of pregnancy-associated Plasmodium falciparum malaria: a variant sur-

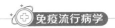

face antigen-specific perspective. Parasite Immunol. 2004;26(11-12):477-86.

[60] Hviid L. The role of Plasmodium falciparum variant surface antigens in protective immunity and vaccine development. Hum Vaccin. 2010;6(1):84-9.

[61] Jaenisch T. A description of the evolution of clinical features in 1916 dengue-infected patients across four Southeast Asian and three Latin American countries: are particular syndromes identifiable? Trop Med Int Health. 2011;16(Suppl. 1):75.

[62] Jaoko WG, Michael E, Meyrowitsch DW, Estambale BBA, Malecela MN, Simonsen PE. Immunoepidemiology of Wuchereria bancrofti infection: parasite transmission intensity, filaria-specific antibodies, and host immunity in two East African communities. Infect Immun. 2007;75(12):5651-62.

[63] Karunaweera ND, Dewasurendra R, Fernando D, Sereejaitham P, Suriyaphol P. Genetic markers and risk of malaria infections: genetic-epidemiology study in a low malaria endemic area of Sri Lanka. Am J Trop Med Hyg. 2010;83(5 Suppl. 1):219-20.

[64] Koshiol J, Kreimer AR. Lessons from Australia: human papillomavirus is not a major risk factor for esophageal squamous cell carcinoma. Cancer Epidemiol Biomark Prev. 2010;19(8):1889-92.

[65] Kreuels B, Verra F. Haemoglobinopathies: natural selection at work against Plasmodium falciparum malaria. In: Malaria: etiology, pathogenesis and treatments. New York: Nova Biomedical; 2012. p. 339-62.

[66] Lawn SD, Bangani N, Vogt M, Bekker L-G, Badri M, Ntobongwana M, et al. Utility of interferon-gamma ELISPOT assay responses in highly tuberculosis-exposed patients with advanced HIV infection in South Africa. BMC Infect Dis. 2007;7:99.

[67] Li D, Zhu Y, Wang M. Immuno-epidemiological investigation of recurrent spontaneous abortion. Zhonghua Yi Xue Za Zhi. 1998;78(2):94-7.

[68] Lundblom K, Murungi L, Nyaga V, Olsson D, Rono J, Osier F, et al. Plasmodium falciparum infection patterns since birth and risk of severe malaria: a nested case-control study in children on the coast of Kenya. PLoS One. 2013;8(2):e56032.

[69] MacDonald TT, Spencer J, Murch SH, Choy MY, Venugopal S, Bundy DAP, et al. Immunoepidemiology of intestinal helminthic infections 3. Mucosal macrophages and cytokine production in the colon of children with Trichuris trichiura dysentery. Trans R Soc Trop Med Hyg. 1994;88(3):265-8.

[70] Mandal NN, Achary KG, Kar SK, Bal MS. Immuno-epidemiology of bancroftian filariasis: a 14-year follow-up study in Odisha, India. Southeast Asian J Trop Med Public Health. 2014;45(3):547-55.

[71] Marks MA, Rabkin CS, Engels EA, Busch E, Kopp W, Rager H, et al. Markers of microbial translocation and risk of AIDS-related lymphoma. AIDS. 2013;27(3):469-74.

[72] Michael E, Simonsen PE, Malecela M, Jaoko WG, Pedersen EM, Mukoko D, et al. Transmission intensity and the immunoepidemiology of bancroftian filariasis in East Africa. Parasite Immunol. 2001;23(7):373-88.

[73] Moncunill G, Mayor A, Bardaji A, Puyol L, Nhabomba A, Barrios D, et al. Cytokine profiling in immigrants with clinical malaria after extended periods of interrupted exposure to Plasmodium falciparum. PLoS One. 2013;8(8):e73360.

[74] Morrison BA, Ucisik-Akkaya E, Flores H, Alaez C, Gorodezky C, Dorak MT. Multiple sclerosis risk markers in HLA-DRA, HLA-C, and IFNG genes are associated with sex-specific childhood leukemia risk. Autoimmunity. 2010;43(8):690-7.

[75] Mpairwe H, Amoah AS. Parasites and allergy: observations from Africa. Parasite Immunol. 2018;41(6):e12589.

[76] Murungi LM, Kamuyu G, Lowe B, Bejon P, Theisen M, Kinyanjui SM, et al. A threshold concentration

of antimerozoite antibodies is required for protection from clinical episodes of malaria. Vaccine. 2013;31 (37):3936-42.

[77]　Mutapi F. Heterogeneities in anti-schistosome humoral responses following chemotherapy. Trends Parasitol. 2001;17(11):518-24.

[78]　Mutapi F, Bourke C, Harcus Y, Midzi N, Mduluza T, Turner CM, et al. Differential recognition patterns of Schistosoma haematobium adult worm antigens by the human antibodies IgA, IgE, IgG1 and IgG4. Parasite Immunol. 2011;33(3):181-92.

[79]　Mutapi F, Mduluza T, Gomez-Escobar N, Gregory WF, Fernandez C, Midzi N, et al. Immuno-epidemiology of human Schistosoma haematobium infection: preferential IgG3 antibody responsiveness to a recombinant antigen dependent on age and parasite burden. BMC Infect Dis. 2006;6:96.

[80]　Mutapi F, Mduluza T, Roddam AW. Cluster analysis of schistosome-specific antibody responses partitions the population into distinct epidemiological groups. Immunol Lett. 2005;96(2):231-40.

[81]　Mutapi F, Ndhlovu PD, Hagan P, Woolhouse ME. Anti-schistosome antibody responses in children coinfected with malaria. Parasite Immunol. 2000;22(4):207-9.

[82]　Mutapi F, Ndhlovu PD, Hagan P, Woolhouse MEJ. A comparison of humoral responses to Schistosoma haematobium in areas with low and high levels of infection. Parasite Immunol. 1997;19(6):255-63.

[83]　Nahrevanian H, Gholizadeh J, Farahmand M, Assmar M, Sharifi K, Ayatollahi Mousavi SA, et al. Nitric oxide induction as a novel immunoepidemiological target in malaria-infected patients from endemic areas of the Islamic Republic of Iran. Scand J Clin Lab Invest. 2006;66(3):201-9.

[84]　Nakachi K, Hayashi T, Imai K, Kusunoki Y. Perspectives on cancer immuno-epidemiology. Cancer Sci. 2004;95(12):921-9.

[85]　Needham CS, Lillywhite JE. Immunoepidemiology of intestinal helminthic infections 2. Immunological correlates with patterns of Trichuris infection. Trans R Soc Trop Med Hyg. 1994;88(3):262-4.

[86]　Nurjadi D, Kain M, Marcinek P, Gaile M, Heeg K, Zanger P. Ratio of T-helper type 1 (Th1) to Th17 cytokines in whole blood is associated with human beta-defensin 3 expression in skin and persistent Staphylococcus aureus nasal carriage. J Infect Dis. 2016;214(11):1744-51.

[87]　Odegaard JI, Hsieh MH. Immune responses to Schistosoma haematobium infection. Parasite Immunol. 2014;36(9):428-38.

[88]　Oeuvray C, Roussilhon C, Theisen M, Muller-Graf C, Tall A, Rogier C, et al. Long-term clinical protection from falciparum malaria is strongly associated with IgG3 antibodies to merozoite surface protein 3. PLoS Med. 2007;4(11):e320.

[89]　Offeddu V, Olotu A, Osier F, Marsh K, Matuschewski K, Thathy V. High sporozoite antibody titers in conjunction with microscopically detectable blood infection display signatures of protection from clinical malaria. Front Immunol. 2017;8:488.

[90]　Oliveira RG, Easton A, Kepha S, Njenga SM, Mwandawiro CS, Lamberton PH, et al. Immuno-epidemiology of soil-transmitted helminth infections after repeated school-based deworming: a community-wide cross-sectional study in Western Kenya. Am J Trop Med Hyg. 2015;93(4 Supplement):138.

[91]　Oradovskaya IV, Fadeeva ID, Ulyanova NV, Chernetsova LF, Nikonova MF, Litvina MM. Six-year observation of immune state of persons affected by the Chernobyl accident. Radiat Prot Dosim. 1995;62(1-2):63-7.

[92]　Periasamy M, Datta M, Kannapiran M, Ramanathan VD, Venkatesan P. Neonatal bacillus Calmette-Guerin vaccination and environmental mycobacteria in sensitizing antimycobacterial activity of macrophages. Am J Med Sci. 2014;348(1):57-64.

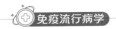

[93] Petridou ET, Chavelas C, Dikalioti SK, Dessypris N, Terzidis A, Nikoulis DI, et al. Breast cancer risk in relation to most prevalent IgE specific antibodies: a case control study in Greece. Anticancer Res. 2007;27(3 B):1709-13.

[94] Pit DSS, Polderman AM, Baeta S, Schulz-Key H, Soboslay PT. Parasite-specific antibody and cellular immune responses in humans infected with Necator americanus and Oesophagostomum bifurcum. Parasitol Res. 2001;87(9):722-9.

[95] Pritchard DI, Quinnell RJ, Slater AFG, McKean PG, Dale DD, Raiko A, et al. Epidemiology and immunology of Necator americanus infection in a community in Papua New Guinea: humoral responses to excretory-secretory and cuticular collagen antigens. Parasitology. 1990;100(2):317-26.

[96] Quinnell RJ, Bethony J, Pritchard DI. The immunoepidemiology of human hookworm infection. Parasite Immunol. 2004;26(11-12):443-54.

[97] Quinnell RJ, Woolhouse MEJ, Walsh EA, Pritchard DI. Immunoepidemiology of human necatoriasis: correlations between antibody responses and parasite burdens. Parasite Immunol. 1995;17(6):313-8.

[98] Rehman MQ, Beal D, Liang Y, Noronha A, Winter H, Farraye FA, et al. B cells secrete eotaxin-1 in human inflammatory bowel disease. Inflamm Bowel Dis. 2013;19(5):922-33.

[99] Remoue F, Cisse B, Ba F, Sokhna C, Herve JP, Boulanger D, et al. Evaluation of the antibody response to anopheles salivary antigens as a potential marker of risk of malaria. Trans R Soc Trop Med Hyg. 2006; 100(4):363-70.

[100] Robinson RD, Lindo JF, Neva FA, Gam AA, Vogel P, Terry SI, et al. Immunoepidemiologic studies of Strongyloides stercoralis and human T lymphotropic virus type I infections in Jamaica. J Infect Dis. 1994; 169(3):692-6.

[101] Ryan BM, Pine SR, Chaturvedi AK, Caporaso N, Harris CC. A combined prognostic serum interleukin-8 and interleukin-6 classifier for stage 1 lung cancer in the prostate, lung, colorectal, and ovarian cancer screening trial. J Thorac Oncol. 2014;9(10):1494-503.

[102] Sagna AB, Biram Sarr J, Gaayeb L, Senghor S, Poinsignon A, Faye N, et al. Use of the immuno-epidemiological biomarker of human exposure to anopheles bites in the monitoring of malaria transmission in (pre) elimination areas. Am J Trop Med Hyg. 2017;97(5 Supplement 1):96-7.

[103] Samudio M, Montenegro-James S, De Cabral M, Martinez J, Rojas De Arias A, Woroniecky O, et al. Differential expression of systemic cytokine profiles in Chagas' disease is associated with endemicity of Trypanosoma cruzi infections. Acta Trop. 1998;69(2):89-97.

[104] Shiels MS, Chaturvedi AK, Katki HA, Gochuico BR, Caporaso NE, Engels EA. Circulating markers of interstitial lung disease and subsequent risk of lung cancer. Cancer Epidemiol Biomark Prev. 2011; 20 (10):2262-72.

[105] Shiels MS, Engels EA, Shi J, Landi MT, Albanes D, Chatterjee N, et al. Genetic variation in innate immunity and inflammation pathways associated with lung cancer risk. Cancer. 2012;118(22):5630-6.

[106] Shiels MS, Pfeiffer RM, Hildesheim A, Engels EA, Kemp TJ, Park JH, et al. Circulating inflammation markers and prospective risk for lung cancer. J Natl Cancer Inst. 2013;105(24):1871-80.

[107] Simonsen PE, Meyrowitsch DW, Jaoko WG, Malecela MN, Michael E. Immunoepidemiology of Wuchereria bancrofti infection in two East African communities: antibodies to the microfilarial sheath and their role in regulating host microfilaraemia. Acta Trop. 2008;106(3):200-6.

[108] Skowronski DM, Chambers C, De Serres G, Sabaiduc S, Winter AL, Dickinson JA, et al. Age-related differences in influenza B infection by lineage in a community-based sentinel system, 2010-2011 to 2015-2016, Canada. J Infect Dis. 2017;216(6):697-702.

[109] Skowronski DM, Hottes TS, McElhaney JE, Janjua NZ, Sabaiduc S, Chan T, et al. Immuno-epidemiologic correlates of pandemic H1N1 surveillance observations: higher antibody and lower cell-mediated immune responses with advanced age. J Infect Dis. 2011;203(2):158-67.

[110] Soboslay PT, Geiger SM, Weiss N, Banla M, Luder CG, Dreweck CM, et al. The diverse expression of immunity in humans at distinct states of Onchocerca volvulus infection. Immunology. 1997;90(4):592-9.

[111] Stirnadel HA, Al-Yaman F, Genton B, Alpers MP, Smith TA. Assessment of different sources of variation in the antibody responses to specific malaria antigens in children in Papua New Guinea. Int J Epidemiol. 2000;29(3):579-86.

[112] Stirnadel HA, Beck HP, Alpers MP, Smith TA. Genetic analysis of IgG subclass responses against RESA and MSP2 of Plasmodium falciparum in adults in Papua New Guinea. Epidemiol Infect. 2000;124(1):153-62.

[113] Taylor-Robinson AW. A model of development of acquired immunity to malaria in humans living under endemic conditions. Med Hypotheses. 2002;58(2):148-56.

[114] Tertipis N, Hammar U, Nasman A, Vlastos A, Nordfors C, Grun N, et al. A model for predicting clinical outcome in patients with human papillomavirus-positive tonsillar and base of tongue cancer. Eur J Cancer. 2015;51(12):1580-7.

[115] Thomson GT, Chiu B, De Rubeis D, Falk J, Inman RD. Immunoepidemiology of post-Salmonella reactive arthritis in a cohort of women. Clin Immunol Immunopathol. 1992;64(3):227-32.

[116] Tindall B, Cooper DA, Burcham J, Gold J, Penny R. Clinical and immunologic sequelae of AIDS retrovirus infection. Aust NZ J Med. 1986;16(6):749-56.

[117] Tindall B, Cooper DA, Donovan B, Barnes T, Philpot CR, Gold J, et al. The Sydney AIDS Project: development of acquired immunodeficiency syndrome in a group of HIV seropositive homosexual men. Aust NZ J Med. 1988;18(1):8-15.

[118] Tsang RSW, Bruce MG, Lem M, Barreto L, Ulanova M. A review of invasive Haemophilus influenzae disease in the Indigenous populations of North America. Epidemiol Infect. 2014;142(7):1344-54.

[119] Ucisik-Akkaya E, Davis CF, Gorodezky C, Alaez C, Dorak MT. HLA complex-linked heat shock protein genes and childhood acute lymphoblastic leukemia susceptibility. Cell Stress Chaperones. 2010;15(5):475-85.

[120] Ucisik-Akkaya E, Dorak MT. A study of natural killer cell lectin-like receptor K1 gene (KLRK1/NKG2D) region polymorphisms in a European population sample. Tissue Antigens. 2009;73(2):177-83.

[121] Vestergaard LS, Lusingu JP, Nielsen MA, Mmbando BP, Dodoo D, Akanmori BD, et al. Differences in human antibody reactivity to Plasmodium falciparum variant surface antigens are dependent on age and malaria transmission intensity in Northeastern Tanzania. Infect Immun. 2008;76(6):2706-14.

[122] Wang AS, Pfeiffer RM, Morgan TR, O'Brien TR. Hepatitis C genotype 1 virus with low viral load and rapid virologic response to peginterferon/ribavirin obviates a protease inhibitor. Hepatology. 2014;59(6):2423-4.

[123] Wickramarachchi T, Illeperuma RJ, Perera L, Bandara S, Holm I, Longacre S, et al. Comparison of naturally acquired antibody responses against the C-terminal processing products of Plasmodium vivax merozoite surface protein-1 under low transmission and unstable malaria conditions in Sri Lanka. Int J Parasitol. 2007;37(2):199-208.

[124] Wilson S, Vennervald BJ, Dunne DW. Chronic hepatosplenomegaly in African school children: a common but neglected morbidity associated with schistosomiasis and malaria. PLoS Negl Trop Dis. 2011;5(8):e1149.

[125] Wipasa J, Okell L, Sakkhachornphop S, Suphavilai C, Chawansuntati K, Liewsaree W, et al. Short-lived IFNgamma effector responses, but long-lived IL-10 memory responses, to malaria in an area of low malaria endemicity. PLoS Pathog. 2011;7(2):e1001281.

[126] Wojcik GL, Thio CL, Kao WH, Latanich R, Goedert JJ, Mehta SH, et al. Admixture analysis of sponta-neous hepatitis C virus clearance in individuals of African descent. Genes Immun. 2014;15(4):241-6.

[127] Woolhouse MEJ. Immunoepidemiology of intestinal helminths: pattern and process. Parasitol Today. 1992;8(4):111.

[128] Woolhouse MEJ. A theoretical framework for the immunoepidemiology of helminth infection. Parasite Immunol. 1992;14(6):563-78.

[129] Woolhouse MEJ. A theoretical framework for the immunoepidemiology of blocking antibodies to helminth infection. Parasite Immunol. 1994;16(8):415-24.

[130] Woolhouse MEJ. Immunoepidemiology of human schistosomes: taking the theory into the field. Parasitol Today. 1994;10(5):196-202.

[131] Yobo CM, Sadia-Kacou AM, Adja AM, Eilanga-Ndile E, Sagna AB, Guindo-Coulibaly N, et al. Influ-ence of rubber and palm cultivations on human exposure to Aedes aegypti evaluated by using an immuno epidemiological biomarker. Am J Trop Med Hyg. 2017;97(5 Supplement 1):192-3.

[132] Yobo CM, Sadia-Kacou CAM, Adja MA, Elanga-Ndille E, Sagna AB, Guindo-Coulibaly N, et al. Evalu-ation of human exposure to Aedes bites in rubber and palm cultivations using an immunoepidemiological biomarker. Biomed Res Int. 2018;2018:3572696.

[133] Yu G, Fadrosh D, Ma B, Ravel J, Goedert JJ. Anal microbiota profiles in HIV-positive and HIV-negative MSM. AIDS. 2014;28(5):753-60.